普通高等学校“十四五”省级规划教材
高等医药院校教材

医用物理学

第4版

（供临床、卫生、口腔、检验、影像、麻醉、护理、药学、眼视光、全科医学、预防医学、生物技术、生物科学等专业使用）

主　编　陈月明　方立铭

副主编　黄　海　赵　艳

编　委（以姓氏笔画为序）

吴跃胜　张拥军　周　杨

施　灿　柴林鹤　黄龙文

韩莲芳

中国科学技术大学出版社

内 容 简 介

本书是在第3版的基础上，根据医学类各专业的培养目标以及各兄弟院校的教学改革经验编写而成的。重点强调基本概念、基本理论和方法及其在医学中的应用，内容包括物体的弹性、骨的力学特性、流体的运动、血液的流动、振动、波动和声、分子动理论、液体的表面现象、热力学基础、静电场、心电场和心电图、稳恒磁场、生物磁效应、稳恒电流、生物膜电位、波动光学、几何光学和几种医用光学仪器、激光及其医学应用、量子力学基础、X射线、原子核与放性以及核磁共振。这些均是构成医学生科学素养的重要组成部分，是一名医学工作者必备的知识内容。

医用物理学在为学生系统地打好必要的物理学基础，培养学生树立科学的世界观，增强学生分析问题和解决问题的能力，培养学生的探索精神和创新意识等方面，具有其他课程不能替代的重要作用。

本书适合高等医药院校临床、卫生、口腔、检验、影像、麻醉、护理、药学、眼视光、全科医学、预防医学、生物技术、生物科学等专业使用，也可供其他院校相关专业的师生和研究人员作为参考书使用。

图书在版编目(CIP)数据

医用物理学 / 陈月明，方立铭主编 . -- 4版 . -- 合肥 ：中国科学技术大学出版社，2025.6 -- ISBN 978-7-312-06315-2

Ⅰ. R312

中国国家版本馆CIP数据核字第20250HB529号

医用物理学

YIYONG WULIXUE

出版 中国科学技术大学出版社
安徽省合肥市金寨路96号，230026
http://press.ustc.edu.cn
https://zgkxjsdxcbs.tmall.com

印刷 安徽省瑞隆印务有限公司

发行 中国科学技术大学出版社

开本 787 mm×1092 mm 1/16

印张 16.75

字数 429千

版次 2008年7月第1版 2025年6月第4版

印次 2025年6月第18次印刷

定价 48.00元

前　　言

“医用物理学”是高等医学教育中的一门专业基础课程。它不仅要求学生掌握物理学的基本原理和方法，而且要求学生学会将这些知识应用于医学实践中，解决实际问题。

“医用物理学”课程内容非常丰富，涉及生物力学、医学超声、生物电磁学、生物光学、医学影像物理学、医学激光技术、放射治疗物理、生物医学工程原理等。这些内容覆盖了物理学的基础知识，探讨了物理学在医学领域中的应用。

我们多年来的教学实践证明，物理学与医学紧密结合，适用针对性的教学内容设计，可以激发学生学习物理学的兴趣，使他们真正认识到物理学在医学中的重要作用，是医学各专业不可缺少的基础课程。为了使教师和学生更好地掌握医学中必备的物理学知识及物理学在医学中的应用，我们对《医用物理学》(第 3 版)做了修订。

《医用物理学》(第 4 版)保留了原教材的结构，主要增加和修订的内容是：

(1) 在每一章明确提出了教学目标要求，将其分为掌握、熟悉和了解三个层次，教学内容与教学要求层次相对应，便于学生重点掌握和学习。

(2) 新增与教材配套的课件及课程思政模块，读者可通过扫描相关章节的二维码，获得对应的课件习及课程思政内容。

(3) 修订了原教材中不规范的文字、符号及不合理部分。

《医用物理学》(第 4 版)由陈月明、方立铭任主编，黄海、赵艳任副主编。本书的编者有方立铭(第 1 章、第 4 章)，周杨(第 2 章、第 10 章)，黄龙文(第 3 章、第 5 章)，施灿(第 4 章)，韩莲芳(第 6 章)，黄海(第 7 章、第 11 章)，赵艳(第 8 章)，张拥军(第 9 章)，陈月明(绪论、第 1 章、第 10 章、第 12 章、第 15 章)，柴林鹤(第 13 章、第 14 章)，吴跃胜(第 15 章)。与本书配套的数字内容请参见相关内容部分。由于各种原因，前 3 版部分编委没有参加《医用物理学》(第 4 版)的编写和修订工作，在此，向他们表示衷心的感谢！

本书在编写及修订工作过程中得到了各编者所在单位的关心和支持，在此我们表示真诚的感谢！

本书适用于高等医药院校临床、卫生、口腔、检验、影像、麻醉、护理、药学、眼视光、全科医学、预防医学、生物技术、生物科学等专业，也可供其他相关专业的师生和研究人员作为参考书。我们建议的参考学时为72～108学时。

尽管我们在编写和修订工作过程中付出了很大努力，但书中难免会有不妥之处或需要进一步完善的内容，恳请读者提出宝贵意见，我们将不胜感激。

编　者

2025年3月

目　　录

绪　　论

课程思政

众所周知，客观世界是由运动着的物质组成的。虽然物质的形态各种各样，但总体上可分为两大类：一类是实物，大到天体，小到微观粒子等；另一类是场，如引力场、电场、磁场等。

物质的运动包括宇宙中所有的一切变化过程，其中有简单的机械运动，也有复杂的思维活动等；物理与化学的变化、生物的生长、思维活动等都属于物质运动的不同形式。各种不同形式的物质运动是相互交错、相互渗透的，它们既服从共同的运动规律，又有各自独特的运动特点，这样就形成了各门学科不同的内涵和研究内容。

0.1　物理学的内涵及其研究内容

物理学(Physics)是一门以实验为基础的自然科学，它注重于研究物质的基本结构、能量(相互作用)、空间、时间，特别是它们各自的性质与彼此之间的相互关系、运动形式及其相互转化的规律。其研究的规律具有普适性。

物理学的研究对象是物理现象、物质结构、物质相互作用、物质运动规律。物理学涉及的领域非常广泛，包括力学、热学、电磁学、光学、原子物理学、量子力学、相对论等。这些领域都对人类社会的发展和进步作出了重要贡献，推动了现代科技的发展和应用。在未来的发展中，物理学将继续发挥重要的作用。

17—19 世纪的科学家如牛顿、伽利略、法拉第、麦克斯韦等奠定了力学、电磁学、热力学、光学等物理科学的理论基础，推动了科学技术的迅速发展。

20 世纪初，普朗克、爱因斯坦、玻尔等对光的本性认识和基础研究，使得人们对物质结构的认识深入到了原子层次。狭义相对论的研究以及描述能量与质量转换规律的爱因斯坦方程的发现，成为研究基本粒子和原子能的基础；普朗克的量子论、爱因斯坦的光电效应研究及其光量子学说、玻尔的原子模型、海森堡的测不准原理以及哥本哈根学派的波动力学和矩阵力学研究奠定了量子力学基础，导致了半导体、大规模集成电路、计算机芯片的飞速发展；光受激辐射理论导致了 20 世纪 60 年代激光的诞生。所有这一切，大大促进了现代物理学的发展，推动了人类社会的进步。如今人类享受的核能、激光与光通信、超导与纳米技术、大规模集成电路与超级计算机和互联网等高科技正是基于物理学的发展。

无论是哪一种复杂的运动，它除了具有其各自的运动规律和特点外，都服从物理学中的基本规律。如宏观运动服从牛顿运动定律；微观运动服从相对论和量子力学的原理；一切运动过程都服从能量转换和守恒定律。因此，物理学的基本规律是学习其他自然科学所必备的基础。

0.2 物理学与医学之间的关系

物理学的理论和定律具有普遍性，是其他自然科学和应用技术的基础。人类生命现象及其过程，同样不可避免地要涉及物理学中所讨论的规律和理论，医学属于研究生命现象的科学。生命活动是一种高级的复杂的物质运动形式，是以物理和化学的过程为基础的，因此，物理学与医学关系非常密切。物理学的基本知识是学习医学不可缺少的基础。

一方面，根据物理学与医学研究的对象、特点、内容和方法可知：物理学是医学研究的基础、工具和发展动力。

物理学是医学研究的基础。物理学起源于人类的生产活动和科学实践。现代医学是与物理学的进步相辅相成的。例如，超声诊断仪是在物理学声学基础上发展起来的；血液在心血管系统中的运动是服从物理学中的流体动力学基本定律的；要了解骨骼和肌肉的作用，必须具备力学知识等。

物理学是医学研究的工具。在基础医学研究和医学的预防、诊断、治疗、药物制备和检验等方面的发展中，物理学的方法和技术是医学研究和发展的工具。如：显微镜在医疗中的使用，使医学工作者可以观察到人体肉眼看不到的细胞，为发现致病因子控制传染病的流行创造了条件；电针、激光、热像仪、针灸、推拿仪等为医学研究增添了内容和为医学发展提供了有效的工具；放射性同位素的广泛应用及用顺磁共振法研究有机体内的游离基的浓度等均为癌症的早期诊断和治疗开辟了途径。

物理学是医学研究的发展动力。物理学的每一个新的发现或技术发展到一个新阶段，都会给生命科学和医学提供更新更好的仪器和方法。大量采用物理学的设备和方法，如今已成为现代医学发展的一个重要特征。物理学家伦琴发现 X 射线后，X 射线很快就被应用于临床医学，大大地丰富了诊断内容和手段，为早期发现和诊断疾病提供了有效的手段和工具，而且 X 射线诊断疾病技术不断发展，推动了数字化放射摄影技术的形成，并在此基础上发展成为现代医学影像学；如今的电子显微镜的应用更促使生物科学和医学进展到了超显微层次的分子、电子水平，进入对微观机制的探讨之中。这也就说明了物理学的发展推动了医学的发展，是医学发展的动力。

综上所述，物理学在医学发展中的贡献体现在两个方面：一是为医学提供了现代化的实验、诊断及治疗和预防手段；二是为医学提供了一定的理论基础和方法。物理学的发展，推动着医学的发展，从而提高了人类生存质量。

另一方面，物理学与医学是人类科学知识宝库中的两个重要分支，社会的发展和科学的进步推动了这两个学科的结合，又形成了新的交叉学科——医学物理学。物理理论和技术的成熟必须要寻找新的发展领域，其中核物理、核技术的成熟和发展是推动医学物理和技术学科发展的基础之一。长期的实践证明：物理学与医学的结合给物理学的发展也带来了巨大的活力，同时也给医学诊疗技术带来了革命。越来越多的物理学家从事医学方面的研究工作，并有很多人因此获得物理学或者生理与医学诺贝尔奖。2003 年诺贝尔生理或医学奖就授予了物理学家——美国的 P. C. Lauterbur 和英国的 P. Mansfield，他们因在核磁共振成像（MRI）方面的贡献而获奖。

由此可知，学习医用物理学课程，既是为医学专业的后续课程打基础，也是将来从事现代化的医疗卫生和科学研究工作的需要。

0.3　物理学的研究方法

物理学的研究方法就是以基本的数理逻辑为假设前提，运用实验手段验证假设，用科学语言论述学说。其主要的基本特点是：假设必须以基本公理为前提；推理运算必须遵循严密的逻辑规律；结果必须通过严格的实践或实验验证。

一般地说，物理学的研究方法主要是以观察、实验为基础，经过科学抽象，运用数学工具，概括总结出经验定律，提出假说，进一步发展成为理论，再通过实验进行检验，循环往复，使之不断丰富，不断深化，不断完善。

物理学的观察就是在自然条件下观察所要研究的对象，而医学观察就是将人体置于一定的条件下进行研究的过程，这是获取相关资料信息的主要来源。例如，血液流变学是对血液的黏度、流动、聚集等流变特性进行研究。利用仪器对血样进行观察实验，可以得到血液的流变学指标。再运用液体流动原理，计算出血液的黏度、血浆黏度、红细胞比容、红细胞变形性及聚集性指标等。人类的血液病、心血管疾病、肿瘤等多种疾病都伴有这些指标的变化。所以对血液流变指标的观察，对有关疾病诊断、病情的观察和治疗效果的判断都是重要的依据。通过对这些指标变化的观察，可发现潜在的疾病并及时作出预测，有利于早预防、早诊断、早治疗。

实验就是在人为的条件下，使物理现象反复再现，从而研究该现象中的各种因果关系。在观察和实验所取得的大量资料基础上，经过分析、概括、判断和推理，把事物的本质和内在联系抽象到更一般的形式，提出相应的假说或建立实验定律。医学上也需要这样的实验，例如，在运用超声波的热作用对恶性肿瘤的治疗中，要注意在实验中，用于一般诊断的超声波强度要很低，以防止温度过高伤害人体。经过大量的实验，可将超声波强度控制在一定的范围内，使其仅能在人体局部温度升高，引起血管扩张，对肿瘤部位的组织进行抑制和破坏以达到治疗效果。

假说是根据一定的科学事实和科学理论对研究中的问题所提出的假设性的看法和说明。假说在科学发展过程中具有十分重要的作用。恩格斯在《自然辩证法》中明确指出："只要自然科学在思维着，它的发展形式就是假说。"假说既是科学研究的主要方法，又是科学认识发展的必要环节。例如，麦克斯韦为了解释在变化磁场中的导体回路上所产生的感应电流的现象，提出了感生电场的假说；为了解决安培环路定律在传导电流不连续时所遇到的困难，提出了位移电流的假说。这两个假说在电磁场理论的建立过程中起着极为重要的作用。再如普朗克为了解释他导出的与实验结果完全一致的辐射公式提出了能量量子化的假说。又如爱因斯坦为解释光电效应实验提出的光量子假说。德布罗意从 X 射线表现出来的波和粒子的双重特性出发，在光的波粒二象性思想的启示下，提出了物质波的假说。

理论必须经过反复验证，被证明能正确反映客观规律方能建立。例如，物理学中认为，当润湿体在细管中流动时，若管中有气泡，液体的流动就会受阻，气泡多时可能发生阻塞，这种现象称为气体栓塞。同样，在临床医学中，输液及静脉注射时，应注意防止气泡出现，护士们都会认真地把输液管中的气泡排尽，方可给病人输液，这样就能防止因输液时气泡进入血管引起气体栓塞，危及病人的生命安全。

从物理学的发展历史来看，随着物理学研究内容的变化，物理学的研究方法也在变化着，并不断得到丰富和提高。在古代，人们主要是靠不充分的观察和简单的推理，直接地、粗略地去把握物理现象的一般特性。随着近代自然科学的兴起，观察方法就从以自然观察为主发展到以仪器观测为主，将科学实验和数学方法相结合，使精确的、定量的物理学研究有了很快的发展。对数据的处理需求，也促进了分析、归纳和演绎等逻辑方法的发展。这样，科学方法的发展，使物理学作为一门实验科学的特点显著地呈现出来。18 世纪末到 19 世纪末，实验方法、数学方法、假说方法和理论概括方法都有了显著的提高和发展，统计方法也被引进了物理学。20 世纪以来，科学实验在精密、快速和自动化方面达到了新的水平；物理学理论的公理化和数学化的特点更加突出；科学想象、理想实验、创造性思维等方法，对于现代物理学的发展起到了重要的作用。

我们通过学习医用物理学，能对物质最普遍、最基本的运动形式和规律有比较全面的认识，可以掌握物理学中的基本概念和基本原理以及研究问题的方法，同时在科学实验能力、计算能力以及创新思维和探索精神等方面受到严格的训练，可以培养分析问题和解决问题的能力，提高科学素质，努力实现知识、能力、素质的协调发展，为今后的工作和学习打下必要的基础。

（陈月明）

本章课件

第 1 章　物体的弹性　骨的力学特性

课程思政

在物理学上，物体在外力作用下发生形状和大小的改变，称为形变(deformation)。弹性(elasticity)是指物体发生形变时，当外力撤销后能恢复原来大小和形状的性质。研究物体在形变时的力学性质，在工程技术和生物医学方面都具有重要意义。

本章主要讨论物体的弹性形变及骨的力学性质。

【本章学习要求】

了解：骨骼的力学特性。

熟悉：应力与应变的关系。

掌握：物体弹性的基本概念：形变、应变、应力、模量。

1.1　应变和应力

1.1.1　应变

产生形变的物体同时受外力和内力的作用。在一定形变限度内，当外力撤消后物体能够完全恢复原来大小和形状的形变，称为弹性形变(elastic deformation)。当外力超过某一限度，撤消外力后物体不能够完全恢复原来大小和形状的形变，称为范(塑)性形变(plastic deformation)。较为常见的是长度、体积、形状这三种形变。为表示形变程度，我们引入应变(strain)这一概念，它表示物体受外力作用时，其长度、体积或形状发生的相对变化。

1. 张应变

长度为 l_0 的物体受外力牵拉作用时，产生了一个长度改变量 Δl。我们用物体在外力作用下产生的长度改变量 Δl 和物体原长 l_0 的比值来表示变化程度，称为张应变(tensilestrain)，用 ε 表示，即

$$\varepsilon = \frac{\Delta l}{l_0} \tag{1-1}$$

当物体受到压力作用时，Δl 为物体缩短的量，此时，式(1-1)表示压应变。

2. 体应变

物体各部分在各个方向上受到同等压强时体积发生变化而形状不变，则体积变化量 ΔV 与原体积 V_0 之比称为体应变(volume strain)，以 θ 表示，即

$$\theta = \frac{\Delta V}{V_0} \tag{1-2}$$

3. 切应变

如图 1-1 所示，长方形物体下底面固定，在上表面施加一与表面相切的作用力 $\boldsymbol{F}$，由于物体处于平衡状态，所以下底面也受到一与 $\boldsymbol{F}$ 大小相等、方向相反的切向力的作用，此时物体上下两面将发生相对位移 Δx，若垂直距离为 d，我们用比值 $\frac{\Delta x}{d}$ 来表示剪切形变的程度，称为切应变(shearing strain)，以 γ 表示，即

$$\gamma = \frac{\Delta x}{d} = \tan\varphi \tag{1-3}$$

在弹性限度内 φ 很小，有 $\tan\varphi \approx \varphi$，则切应变为

$$\gamma = \frac{\Delta x}{d} \approx \varphi \tag{1-4}$$

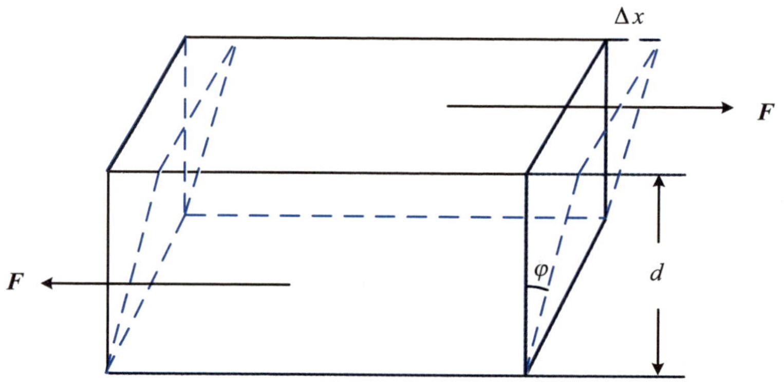

图 1-1　切应变

以上三种应变都是无量纲的。它们只是表示相对形变的程度，而与物体原来的长度、体积或形状都没有关系。

1.1.2　应力

物体在外力作用下发生形变时，在物体内部各个相邻的宏观部分之间存在着相互作用且大小与外力相等的弹性力，此力使物体具有趋向于恢复原状的性质。我们用单位面积上的弹力作为恢复趋势的定量表示，称为应力(stress)。它的单位是牛顿·米$^{-2}$(N·m^{-2})。对应上述三种应变有以下三种应力。

1. 张应力

设有一粗细均匀、截面积为 S 的棒，在棒的两端施加大小相等、方向相反的拉力 $\boldsymbol{F}$，如图 1-2 所示。

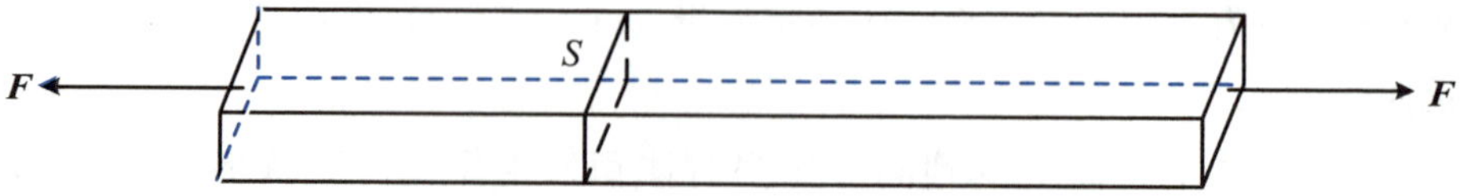

图 1-2　张应力

在棒上任取一横截面 S，被此横截面分开的两部分存在相互作用，这种相互作用称为张力。对整个棒来说，张力是内力，对被分开的部分来说，它又是外力，而且是作用在整个截面上的，其大小与所施加的拉力 $\boldsymbol{F}$ 相等，在横截面上均匀分布。横截面上的力与横截面积的比称为应力，用 σ 表示，即

$$\sigma = \frac{F}{S} \tag{1-5}$$

当棒处于拉伸状态时，这一应力称为张应力（tensile stress）；当棒两端处于压缩状态时，张应力为负值，也称为压应力（compressive stress）。张应力和压应力都是垂直于横截面的，因此又都称为正应力。若横截面上的力不是均匀分布的，这时求某一点的张应力应采用求导数的方法，即

$$\sigma = \frac{\mathrm{d}F}{\mathrm{d}S} \tag{1-6}$$

2. 体应力

当物体受到来自各个方向的均匀压力，且物体是各向同性时，可发生体积变化。如处在静止液体中的固体，不论固体的形状如何，液体的静压强总是垂直于固体的表面，并且在固体内的任一平面都有垂直于该面的压强作用，此时在物体内部各个方向的截面上都有同样大小的压应力，或者说具有同样的压强。因此，可用压强 $\boldsymbol{P}$ 来表示体应力（volume stress）。

3. 切应力

如图 1-1 所示，长方形物体上下表面分别受到与表面相切的大小相等方向相反的力 $\boldsymbol{F}$ 的作用，则物体发生切应变。在物体内部任取一与表面平行的横截面，显然横截面上下两部分也受到与截面相切且与 $\boldsymbol{F}$ 大小相等的力的相互作用，这种力是沿切向的内力，也叫剪切力。剪切力 $\boldsymbol{F}$ 与截面积 S 之比，称为切应力（shearing stress），用 τ 表示，即

$$\tau = \frac{F}{S} \tag{1-7}$$

某一点的切应力则为

$$\tau = \frac{\mathrm{d}F}{\mathrm{d}S} \tag{1-8}$$

总之，应力就是作用在物体单位截面积上的内力。应力反映物体发生形变时的内力情况。应变也叫胁变，应力也叫胁强。在复杂形变中，截面上各点的应力不一定相等，方向也可以和截面成某一角度，因此可以同时受到切应力和正应力作用。

【例 1-1】 人骨骼上的二头肌臂上部的肌肉可以对相连的骨骼施加约 600 N 的力。设二头肌的横截面积为 50 cm^2，腱将肌肉下端连到肘关节下面的骨骼上。设腱的截面积约为 0.5 cm^2，试求二头肌和腱的张应力。

解　张应力是作用在单位面积上的内力，对二头肌：

$$\sigma = \frac{F}{S} = \frac{600}{50 \times 10^{-4}} = 1.2 \times 10^5 (\mathrm{N \cdot m^{-2}})$$

对腱：

$$\sigma = \frac{F}{S} = \frac{600}{0.5 \times 10^{-4}} = 1.2 \times 10^7 (\mathrm{N \cdot m^{-2}})$$

1.2 弹性模量

1.2.1 弹性与塑性

物体发生形变而产生的应力与应变的关系反映了材料在受力状态下的性质，因此常需要通过测定材料的应力与应变曲线来研究材料的性质。不同材料应力-应变曲线不同，图 1-3 所示的是某金属材料进行拉伸实验得到的应力-应变曲线，应力是张应力，应变是张应变。曲线的第一阶段由 O 点到 A 点为一直线，应力与应变成正比。A 点称为正比极限(proportional limit)。随着应力的增大应变也相应地有较大的增大，这时应力与应变不再成正比。但是由 O 点到 B 点之间将引起形变的外力除去后，材料可以沿着原曲线返回，即恢复原来的形状，形变消失。这表明，在 OB 范围内材料具有弹性，所以将 B 点称为弹性极限(elastic limit)。当应力超过 B 点后，如到达 C 点，这时除去外力，应变不会变为零，材料不会沿实线返回，而是沿虚线返回，存在剩余形变 OO'。再增大外力直到 D 点材料发生断裂。由 B 点到 D 点材料发生的不再是弹性形变，而是范(塑)性形变。材料断裂时的应力称为抗张强度(tensile strength)。若对材料进行的是压缩实验，则断裂点的应力称为抗压强度(compressive strength)。

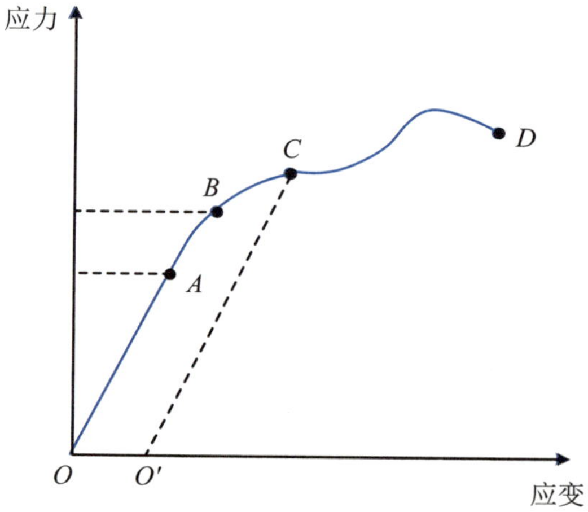

图 1-3　应力-应变曲线

如果材料的断裂点 D 离弹性极限 B 点较远，即材料能产生较大的塑性形变，表示它具有塑性；如果 D 点离 B 点较近，则材料具有脆性。

1.2.2 弹性模量

从应力-应变曲线可以看出，在正比极限范围内，应力与应变成正比。这就是著名的胡克定律(Hooke's law)。不同的材料这一比例系数不同，此比值称为物质的弹性模量(modulus of elasticity)。弹性模量的单位为 $N \cdot m^{-2}$。

1. 杨氏模量

当材料受到张应力或压应力作用时，在正比极限范围内，胡克定律的形式为

$$\frac{F}{S} = E\frac{\Delta l}{l_0} \tag{1-9}$$

式中，比例系数 E 称为材料的杨氏模量：

$$E = \frac{\sigma}{\varepsilon} = \frac{\dfrac{F}{S}}{\dfrac{\Delta l}{l_0}} = \frac{l_0 F}{S\Delta l} \tag{1-10}$$

表 1-1 中列出了一些常见材料的弹性模量和极限强度。

表 1-1　一些常见材料的弹性模量和极限强度

材　料	弹性模量（$\times 10^9 N \cdot m^{-2}$）			极限强度（$\times 10^7 N \cdot m^{-2}$）	
	E	K	G	抗张强度	抗压强度
铝	70.00	70	25	20	35
铜	110	120	40	40	—
玻璃	70	36	30	5	110
钢	200	158	80	50	—
骨拉伸	16	—	—	12	—
骨压缩	9	—	—	17	
腱	0.02	—	—	—	—
血管	0.000 2	—	—	—	—
木材	10	10	10	—	
橡胶	0.001	—	—	—	

注：表中所列仅是每种材料的代表值，对于非均匀材料，压缩或拉伸时杨氏模量是不同的。

2. 体变模量

在体积形变中，压强与体应变的比值叫作体变模量（bulk modulus），以 K 表示

$$K = -\frac{p}{\theta} = -\frac{p}{\dfrac{\Delta V}{V_0}} = -V_0\frac{p}{\Delta V} \tag{1-11}$$

式中，负号表示体积缩小时压强是增加的。体变模量的倒数称为压缩率，记为 k，即

$$k = \frac{1}{K} = -\frac{\Delta V}{pV_0} \tag{1-12}$$

物质的 k 值越大越容易被压缩。

3. 切变模量

在剪切情况下，切应力与切应变的比值称为切变模量（shear modulus），切变模量也称刚性模量，以 G 表示。即

$$G = \frac{\tau}{\gamma} = \frac{\dfrac{F}{S}}{\varphi} = \frac{Fd}{S\Delta x} \tag{1-13}$$

大多数材料的切变模量是杨氏模量的 $\frac{1}{2} \sim \frac{1}{3}$。

弹性模量表示材料变形的难易程度，弹性模量越大，材料越不容易变形。当材料受力较

小时，应力与应变成正比，弹性模量为常数。当材料受力较大时，应力与应变表现为非线性关系，其弹性模量不再为常数。一般称弹性模量与形变有关的物体为非线性弹性体，大多数生物材料均为非线性弹性体。

【例 1-2】 一横截面积为 1.5 cm^2 的圆柱形的骨样品，在其上端加上一质量为 10 kg 的重物，则其长度缩小了 0.006 5%，求骨样品的杨氏模量。

解 应变为

$$\varepsilon = \frac{\Delta l}{l_0} = 6.5 \times 10^{-5}$$

应力为

$$\sigma = \frac{F}{S} = \frac{mg}{S} = \frac{10 \times 9.8}{1.5 \times 10^{-4}} = 6.53 \times 10^{5}(\mathrm{N \cdot m^{-2}})$$

杨氏模量为

$$E = \frac{\sigma}{\varepsilon} = \frac{6.53 \times 10^{5}}{6.5 \times 10^{-5}} = 1.0 \times 10^{10}(\mathrm{N \cdot m^{-2}})$$

1.3 形变势能

在弹性限度内，物体在外力作用下发生了弹性形变。在这一过程中，外力对弹性物体做功，并以弹性势能的形式储存在弹性物体中，也就是说外力所做的功转变成了弹性物体的形变势能。

我们先来讨论一长为 l_0、横截面积为 S 的均匀直棒在拉伸形变时的形变势能。

设施加在棒上的拉力为 F，棒被拉伸到 l（拉伸形变时横截面积 S 的变化忽略不计），根据胡克定律，有

$$\frac{F}{S} = E\frac{l - l_0}{l_0}$$

所以

$$F = \frac{ES}{l_0}(l - l_0)$$

外力 F 将棒拉伸 $\mathrm{d}l$ 所做的元功用 $\mathrm{d}A$ 表示，则

$$\mathrm{d}A = F\mathrm{d}l$$

外力 F 将棒由 l_0 拉长到 l 所做的总功为上式的积分，即

$$\begin{aligned} A &= \int \mathrm{d}A = \int F\mathrm{d}l = \int_{l_0}^{l} \frac{ES}{l_0}(l - l_0)\mathrm{d}l \\ &= \frac{1}{2}\frac{ES}{l_0}(l - l_0)^2 \\ &= \frac{1}{2}\frac{ES}{l_0}\Delta l^2 \end{aligned} \tag{1-14}$$

对一定的材料来说，E，l_0，S 均为常数，令

$$k = \frac{ES}{l_0} \tag{1-15}$$

k 称为弹性物体的劲度系数。将 k 代入式(1-14),得

$$A = \frac{1}{2}k\Delta l^2 \tag{1-16}$$

外力所做的功 A 全部转变为棒的形变势能 E_p,即 $A = E_p$,则有

$$E_p = \frac{1}{2}k \cdot \Delta l^2 \tag{1-17}$$

或

$$E_p = \frac{1}{2}E\left(\frac{\Delta l}{l_0}\right)^2 \cdot Sl_0 \tag{1-18}$$

式中,$\frac{\Delta l}{l_0}$为应变,Sl_0 为棒的体积。显然,$\frac{1}{2}E\left(\frac{\Delta l}{l_0}\right)^2$ 是单位体积内的形变势能,称为形变势能密度,用 ω_p 表示,即

$$\omega_p = \frac{1}{2}E\left(\frac{\Delta l}{l_0}\right)^2 \tag{1-19}$$

同理,可以求出在体变或切变情况下的形变势能密度,分别用 ω_k 和 ω_g 表示,有

$$\omega_k = \frac{1}{2}K\left(\frac{\Delta V}{V_0}\right)^2 \tag{1-20}$$

$$\omega_g = \frac{1}{2}G\left(\frac{\Delta x}{d}\right)^2 = \frac{1}{2}G\varphi^2 \tag{1-21}$$

由此可以看出,物体发生弹性形变时,其形变势能密度为弹性模量与应变平方的积的二分之一。对不同类型的弹性形变,应该用该应变所对应的弹性模量。

1.4　骨的力学特性

人体骨骼系统是人体重要的力学支柱,起着支撑重量、维持体形、完成运动和保护内脏器官的作用。各种骨因其所在的部位不同而有不同的形状、大小和功能。

骨组织是一种特殊的结缔组织,它既有一定的结构形状及力学特性,又有很强的自我修复功能与力学适应性。骨折是常见的临床疾病,研究骨折经常使用强度与刚度的概念,强度是指在载荷作用下抵抗破坏的能力,刚度表示在载荷作用下抵抗变形的能力,骨的这两种最基本的物理性能取决于它的成分和结构。

实验表明,骨骼是典型的非线性弹性体,这一点从图 1-4 所示的应力-应变曲线上可以看出。另一方面,骨骼在不同方向的载荷作用下表现出不同的力学性能,即骨是各向异性的材料,而且骨的力学性质随年龄、性别、部位、组成成分等因素的不同而异。

1.4.1　骨的受力

人体的骨骼受不同方式的力或力矩作用时会有不同的力学反应。骨骼的变形、破坏与其受力方式有关。人体骨骼受力形式多种多样,可根据外力和外力矩的方向,将骨骼的受力分为拉伸与压缩、剪切、扭转、弯曲和复合载荷五种。

1. 拉伸与压缩

拉伸与压缩载荷是施加于骨表面大小相等、方向相反的载荷，例如，人在做悬垂运动或者举重时，四肢长骨就是受到这种载荷的作用。图 1-4 所示的是人的润湿长骨的轴向拉伸与压缩实验曲线即应力-应变曲线。拉伸曲线和压缩曲线形状相近，都有较长的直线段。在这一阶段应力与应变成正比，服从胡克定律，所以可认为骨骼具有弹性，但拉伸与压缩时的杨氏模量不同。例如，成人股骨拉伸时杨氏模量为 $14.6\times10^{9}\ \mathrm{N\cdot m^{-2}}$，压缩时杨氏模量为 $8.0\times10^{9}\ \mathrm{N\cdot m^{-2}}$。骨骼最常承受的载荷是压缩载荷，压缩载荷能够刺激骨骼生长，促进骨骼愈合，较大压缩载荷能使骨缩短和变粗。骨组织在压缩载荷作用下破坏的表现主要是骨单位的斜行劈裂。骨破坏的压缩极限强度大于拉伸极限强度。例如，成人股骨拉伸极限强度为 $1.24\times10^{8}\ \mathrm{N\cdot m^{-2}}$，而压缩极限强度为 $1.7\times10^{8}\ \mathrm{N\cdot m^{-2}}$。

2. 剪切

在与骨骼横截面平行的方向施加载荷，这种载荷就是剪切。这时骨的横截面上的应力是切应力。人的骨骼所能承受的剪切载荷比拉伸和压缩载荷低得多，比如成人股骨横向剪切极限强度只有 $8.4\times10^{7}\ \mathrm{N\cdot m^{-2}}$。

3. 扭转

当骨骼的两端受到与其轴线相垂直的一对大小相等方向相反的力偶作用时，会使骨骼沿轴线形成受扭转状态。这一对力偶产生的力矩，称为扭矩，用 $\boldsymbol{M}$ 表示，扭矩 $\boldsymbol{M}$ 就是扭转载荷。骨骼受到扭转载荷作用时，横截面承受切应力作用，其分布如图 1-5 所示。切应力的大小除与扭矩 $\boldsymbol{M}$ 成正比外，还与点到轴线的距离成正比，在轴线处切应力为零，越靠近边缘切应力越大，在边缘处的切应力最大。人的四肢长骨是中空的，这种截面对抗扭来说是合理的，中空处切应力为零，而在外缘切应力较大处相应的截面尺寸较大，增强了抗扭能力。

扭转现象在日常生活中经常会见到，比如短道速滑运动员在转弯时的下肢骨就会受到这种扭转作用。

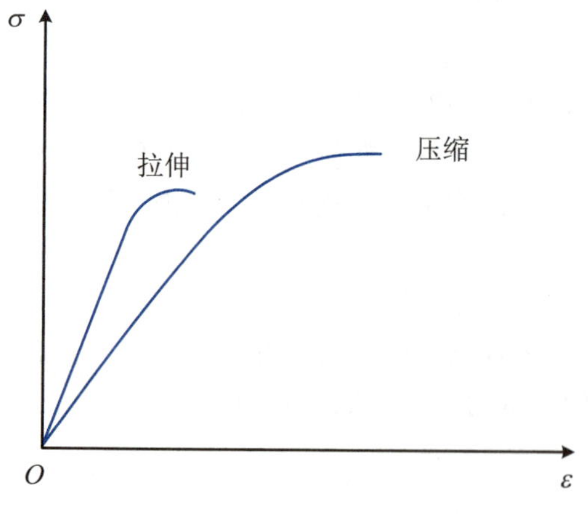

图 1-4　长骨的应力-应变曲线

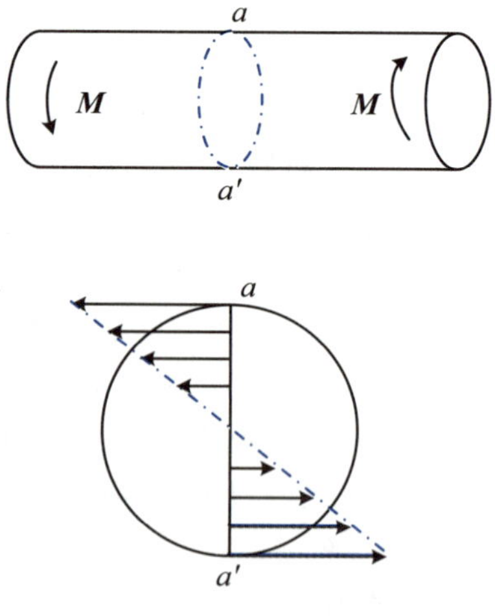

图 1-5　骨骼受扭转载荷作用示意图

4. 弯曲

当骨骼受到使其轴线发生弯曲的载荷作用时，骨骼会发生弯曲形变。这种载荷可以是垂直轴线的横向力，也可以是包括骨骼轴线在内的平面中的一对大小相等、方向相反的力偶矩的作用。骨骼产生弯曲形变时，在轴线处有一层骨没有产生应力和应变，称为中性层，如图 1-6 所示。

图中的轴线 OO'表示中性层。图 1-6 给出了骨骼受弯曲载荷作用时的应力分布。横截面上的应力为正应力，应力的大小与至中性层的距离成正比。在凸侧骨骼受拉伸作用，在凹侧骨骼受压缩作用。由于成人骨骼的抗拉伸能力低于抗压缩能力，因此在发生弯曲破坏时，断裂先从凸面开始，然后凹面才开始断裂。未成年人骨首先自压缩侧破裂。成人股骨受弯曲载荷时的极限强度为 $2.12\times10^{8}\ \mathrm{N\cdot m^{-2}}$，比拉伸和压缩时的极限强度都大得多，所以骨骼有较好的抗弯性能。由于轴线附近各层的应变和应力都比较小，它们对抗弯所起的作用不大，因此，可用空心材料代替实心材料，既节省材料又减轻重量，却不至于严重影响材料的抗弯强度。用空心管代替实心柱，用工字梁代替方形梁，就是常见的例子。许多动物的骨骼都是管状的，尤其是鸟类，减轻骨骼的重量对它们来说无疑是非常重要的，它们的骨骼正是比较薄的管子。例如，天鹅的翅骨内外径之比为 0.9，其横截面积只有同样强度的实心骨骼的 38%。人骨大多数也是空心的，例如，人的股骨内外径之比为 0.5，其横截面积只有同样抗弯强度的实心骨的 78%。在受力比较大的股骨部分，长有许多交叉的骨小梁，以此来提高抗弯强度。

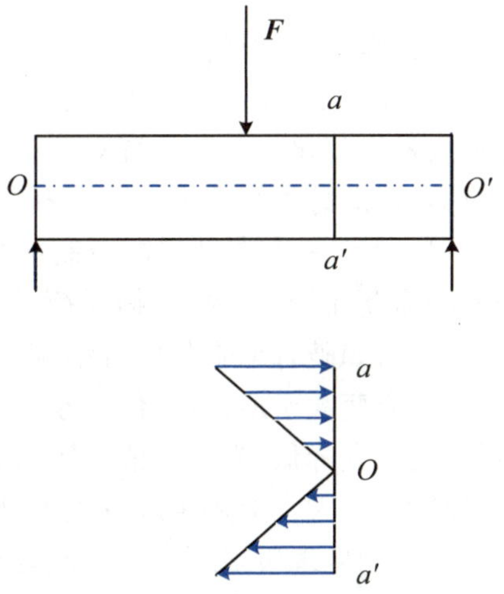

图 1-6　骨骼受弯曲载荷作用示意图

5. 复合载荷

上面讨论的都是骨骼受单一载荷作用的情况。实际生活中骨骼只受一种载荷作用的情况很少，大多是同时受到两种或两种以上载荷的作用，这种载荷为复合载荷。例如，股骨头经常受到的载荷就是压缩和弯曲两种作用复合而成的载荷。

1.4.2　骨的力学特性

1. 骨的力学特性与骨的结构有关

骨主要由骨质构成，骨质分为两种：一种构成骨的表层，致密而坚硬，称为密质骨；另一种是分布在骨的内部成蜂窝状的疏松体，称为松质骨，松质骨具有一定的韧性，能承受较大的弹性形变。密质骨和松质骨的分布因骨的种类不同有所不同，长骨的密质骨在中间的骨干部分，很厚，向两端逐渐变薄，松质骨主要分布在长骨的两端；短骨表面有一层较薄的密质骨，内部充满松质骨；扁骨是由密质骨构成内外两层骨板，中间夹有一层松质骨。骨的成分中有骨胶原和骨矿物质。骨胶原是存在于筋腱和韧带中的一种纤维蛋白，胶原纤维能拉长到本身线度的 20%以上，骨胶原使骨质具有较大的抗拉强度和韧性；骨矿物质有很大的抗压强度，使骨具有很大的抗压强度。因此骨的构成类似于钢筋混凝土，既有一定的强度和硬度，又有一定的弹性和韧性。

人类的骨骼为了适应各种运动，在力学性能上具有一定的特点：

(1) 骨骼是一个典型的力学体系。骨骼反应非常灵敏，信号系统特别发达，有利于运动，并且有较好的适应性和忍耐性。骨骼各个部件的结构是多层网状结构体系，其应力分布最合理;关节之间摩擦力最小,受力性能最好。

(2) 骨骼的力学性能有一定的变异性。骨骼结构的机械性能因年龄、性别、职业、个体差异和环境差异有所不同。例如,由于骨骼的有机成分因着年龄的不同而各异,老年人的骨骼比较松脆,而儿童的则较有韧性。

(3) 骨骼的力学体系处于平衡状态。人体的姿态和生理弧度虽固定,但在运动过程中经常会发生变化。骨骼系统对这种变化有较大的适应性,保持重心稳定,最大限度地防止弯曲应力,帮助骨组织密度的分布和截面处于最佳态势。

(4) 骨骼具有自动反馈控制的特点。反馈控制系统是指在最佳应力作用下,骨组织随功能的需要而处于一种生物平衡状态,即在单位时间内,一部分组织被吸收转化,另一部分增生形成,如破骨细胞与成骨细胞的活动相辅相成,一般来说,作用力增大时,应力与应变也增大,当应变大于最佳值,但小于适应性上限时,成骨细胞活动占优势,骨质增生,加大承载面积,使应变降低;当应变值小于最佳值,但高于适应性下限时,破骨细胞占优势,引起骨萎缩,使应变增大。上述生理过程如此重复,形成一个自动反馈控制系统,使骨骼受力始终保持在一定的生理极限之内。因此,经常受力的部分较致密,否则将萎缩。

2. 骨的疲劳特性

骨在超过其强度极限的情况下会发生骨折(断裂)。在较低应力重复作用下有时也会发生断裂,这种在没有显著的残余形变下的断裂,称为疲劳断裂(tired rupture)。实验表明,疲劳断裂在靠近髓腔表面部分是平整光滑的,存在着磨光的痕迹;在外面则呈颗粒状,十分粗糙。这种现象是因为在重复应力作用下,先在表面发生裂痕,之后逐步深入到内部所造成的。随着裂痕的扩展,横截面逐渐削弱,然后在某一偶然振动或冲击下达到破坏,裂痕是尖锐的横向裂口。

疲劳骨折也称为应力骨折,多见于运动员和体力劳动者。疲劳骨折的机制是以过度负荷,引起肌肉和韧带疲劳,骨结构在反复应力刺激下导致结构改变而发生骨折。骨折的形态与应力有关,例如,舞蹈演员经常经受旋转应力,故胫骨骨折呈纵形,股骨颈呈压迫性应力骨折。

疲劳骨折可用骨放射性扫描-闪烁图法来确诊。可以发现疲劳骨折有如下的特征:

(1) 疲劳骨折折断而无永久性弯曲或塑性形变。

(2) 周期性负荷引起的骨折,开始于应力集中点,会形成蚌壳式裂纹。

(3) 反复负荷作用下的骨疲劳,引起的骨折是低负荷的情形,通常有两种:高负荷的低反复和正常负荷的高反复。

(4) 骨的疲劳极限可以通过疲劳实验加以测定,约为 $3.52\times10^{3}\ \mathrm{N\cdot cm^{-2}}$。

在周期性应力作用下,若周期变化的应力不超出某一极限值时,骨骼能无限期地抵抗这一应力而不至于发生疲劳裂痕,该极限值被称为持久极限(sustaining limit)。但当重复应力中的最大应力超过持久极限时,在一定数目的循环中,将发生疲劳破坏。

3. 长骨的力学性质

长骨是人体骨骼的主要受力部分,长骨的中间部位是骨干,两端是骨骺,而内部是中空的骨髓腔。骨干松质骨少密质骨厚,有较大的强度和硬度,抗压强度较高,是松质骨的 4～5 倍,所以骨干的力学性质接近脆性材料。骨骺密质骨较薄,松质骨发达且粗大,因此承载面积大,受力比较均匀,可以承受较大的载荷,能产生较大的弹性形变而不损伤,抗拉性能较好,高于骨干,但抗压强度较低,只是骨干的 22%,所以骨骺的力学性质接近塑性材料。由于长骨有塑性材料的弹性和韧性，又有脆性材料的强度和硬度，所以长骨既抗拉又抗压。表 1-2 给出了人的胫骨与其他常用材料强度的比较，由表中可以看出，长骨的抗压能力与花岗岩相近，而抗拉强度却比花岗岩大 20 倍。长骨除受拉伸与压缩的载荷作用外，更多的是受扭转或弯曲的载荷作用。受扭转作用时，横截面上主要是切应力的作用，在截面中心部位切应力最小，在边缘处切应力最大；受弯曲作用时，横截面上主要是正应力的作用，在中性层正应力最小，在边缘处正应力最大。长骨的横截面可近似地视为空心圆截面，与实心圆截面相比，在截面积相等的情况下，相当于将实心圆中心部位受应力很小的部分挖去填在截面的外缘，增大了外缘的尺寸，相应地增加了外缘对应力的承受能力。因此，空心圆截面对抗扭和抗弯来说是合理截面。人体长骨中部为骨髓腔，不仅具有生理作用，而且从力学角度来说也是完全合理的结构。

表 1-2　人的胫骨与其他常用材料的强度

	钢	骨	花岗岩	红　松
密度($kg \cdot m^{-3}$)	7.8×10^3	1.92×10^3	2.6×10^3	0.63×10^3
抗拉强度($MN \cdot m^{-2}$)	424	93～120	5	6.5
抗压强度($MN \cdot m^{-2}$)	424	121～210	135	42.4

4. 骨的应力刺激

(1) 一定范围内的应力刺激，会影响骨的组织、结构和形态，从而影响骨的力学性质。

骨是活性物质，在不断地生长发育。应力刺激对骨细胞的生长和吸收起着调节作用。一定范围内经常性的、间歇式的压应力刺激，能助长骨的生长，使骨的形态变粗增厚，密度加大，改善骨的力学性质。有实验表明，若骨的密度增加 5%，则抗断裂性能增加 30%。应力增加可引起骨增生是因为应力增加使骨骼中的基质呈碱性，这使基质中偏碱性的磷酸盐沉淀下来，骨骼中的无机盐成分因此而增加，骨骼的密度、抗压性就得到增加。相反，如应力减少，则骨骼就会萎缩，引起骨质疏松。因为应力的减少使骨骼中基质呈酸性，这将溶解骨中一部分无机盐，并将这些无机盐排出体外，使骨骼萎缩，产生骨质疏松。实验表明，病人卧床休息期间每天可失去 0.5 g 钙，而宇航员在失重情况下每天失去 3 g 钙。骨密度的变小，会使骨的强度大大降低。骨的应力刺激减少，会使骨吸收大于骨的生长，结果是骨骼萎缩，骨质疏松。因此，要促进骨的生长，必须有经常性的应力刺激，尤其是压应力刺激。压应力刺激是应力刺激的主要因素，对骨组织的影响最大。体育锻炼是应力刺激的好形式，不仅刺激和影响肌肉组织，而且刺激骨组织的生长。

(2) 应力刺激对骨损伤的修复、愈合和再生起重要作用。

骨组织是能再生和修复的组织，修复和再生后其化学成分和物理性质与原来的骨组织完全相同。应力刺激会使受伤后的骨组织进行再生，骨痂可以不断地形成和增殖。所以，必须对骨损伤和骨折的断端施加应力，使其发生形变，骨组织将在形变的情况下产生骨痂。一般而言，应力越大，骨痂越丰富，且增殖迅速，这能够促进骨的愈合和再生，最终成为与受伤前完全相同的骨组织。

习　题

1-1 杨氏模量的物理含义是什么？

1-2 动物骨头有些是空心的，从力学角度来看它有什么意义？

1-3 松弛的二头肌，伸长 5 cm 时，所需的力为 25 N，而这条肌肉处于紧张状态时，产生同样伸长量则需 500 N 的力。如果把二头肌看作是一条长为 0.2 m、横截面积为 50 cm^2 的圆柱体，求其在上述两种情况下的杨氏模量。

（2×10^4 N・m^{-2}；4×10^5 N・m^{-2}）

1-4 股骨是大腿中的主要骨骼。若成年人股骨的最小截面积是 6.0×10^{-4} m^2。试问受压负荷为多大时将发生碎裂？又假设直到碎裂前，应力与应变的关系还满足线性关系，试求发生碎裂时的应变（已知：股骨的抗压强度为 1.7×10^8 N・m^{-2}，杨氏模量为 9.0×10^9 N・m^{-2}）。

（1.02×10^5 N；0.019）

1-5 在边长为 0.2 m 的立方体的两个相对面上，各施以 9.8×10^2 N 的切向力，它们大小相等、方向相反，施力后两相对面的相对位移为 0.000 1 m。求此物体的：

(1) 切变模量；

(2) 形变势能密度；

(3) 形变势能。

（4.9×10^8 N・m^{-2}；6.1×10^3 N・m^{-2}；4.9×10^{-2} J）

1-6 某人的一条腿骨长 0.6 m，平均横截面积为 3 cm^2。站立时，两腿支撑着 800 N 的体重，问此人此时每条腿骨要缩短多少（已知骨的杨氏模量为 10^{10}N・m^{-2}）？

（8×10^{-5} m）

（方立铭　陈月明）

本章课件

第 2 章　流体的运动　血液的流动

课程思政

气体和液体统称为流体(fluid)。与固体不同,它们没有固定的形状,各部分之间的作用力很小,容易产生相对运动,流动性是其基本特征。研究流体运动规律的学科称为流体动力学(Hydrodynamics)。

流体的运动广泛存在于动物的生命运动过程以及其他自然现象中,掌握流体的运动规律对研究人体循环系统、呼吸过程以及了解相关的医疗设备都十分重要。流体动力学也是生物力学、空气动力学、水力学等学科的理论基础。

本章将介绍流体运动的一些基本概念和规律,主要内容包括理想流体(ideal fluid)的流动、黏性流体(viscose fluid)的流动和血液(blood)的流动等。

【本章学习要求】

了解:血液流动时的物理特性、血管中血流速度和血压的分布规律。

熟悉:层流、湍流及雷诺数的基本概念,能运用黏性流体伯努利方程解决问题。

掌握:理想流体和稳定流动的基本概念;连续性方程和理想流体伯努利方程的物理意义并能熟练应用;牛顿黏滞定律和泊肃叶定律的物理意义及其应用。

2.1　理想流体的流动

2.1.1　理想流体

实际流体都有可压缩性(compressibility)和黏滞性(viscosity)。可压缩性是指流体的体积随压强的不同而改变的性质。实际液体的可压缩性很小,例如,对水增加 1 000 atm 的压强,仅使水的体积缩小 5%左右;气体虽易压缩,但它的流动性好,除密闭容器中的气体外,只要有很小的压强差就可以使气体迅速流动起来,从而使各处的密度趋于均匀。因此,实际液体和流动中的气体都可近似看成是不可压缩的。黏滞性是指当流体各层之间有相对运动时,相邻两层间存在内摩擦力(internal friction)。许多液体的黏性很小,气体的黏性则更小,因此,由黏滞性造成的影响在某些情况下也可以忽略。

实际流体的运动十分复杂,影响因素很多。在一些实际问题中,考虑到可压缩性和黏滞性很小,只是影响运动的次要因素,而决定流体运动的主要因素是其流动性,为了简化研究问题,常常采用理想流体模型来分析问题。所谓理想流体,就是绝对不可压缩、完全没有黏滞性的流体。

2.1.2 稳定性流动

流体可以看成是由许多粒子组成的，在流体流动过程中的任一时刻，流体所占空间每一点处的粒子都具有一定的速度，即 $\boldsymbol{v}=\boldsymbol{v}(x,y,z,t)$，通常将这种流速随空间的分布称为流体速度场，简称流场(field of flow)。为了形象地描述流场，在任一时刻，可以在流场中画出一系列假想的曲线，使曲线上每一点的切线方向与此刻流经该点的流体粒子的速度方向一致，这些曲线就称为这一时刻流体的流线(stream line)。

如果流场中各点的速度不随时间变化而变化，即 $\boldsymbol{v}=\boldsymbol{v}(x,y,z)$，则这样的流动称为稳定流动(steady flow)。流体做稳定流动时，流线的形状不随时间变化而变化，流线与流体粒子的运动轨迹相重合。如图 2-1 所示，A，B，C 是流场中的三个点，并处在同一流线上，流体流经这三点的速度虽各不相同，但在稳定流动的情况下，A，B，C 三点的速度都不随时间变化而变化。一般情况下，流场中各点的流速虽随时间变化而变化，但在实际问题中，常遇到的情况是整个流动过程中流速随时间变化而发生的变化并不显著，所以可以忽略其变化，这时可近似认为流体在做稳定流动。

如果在稳定流动的流场中划出一个小截面 S_1，如图 2-2 所示，由过其周边各点的流线所围成的管状区域称为流管(tube of flow)。由于每一点有唯一确定的流速，所以流线不可能相交，流管内外的流体都不会穿越管壁。可以把全部流动的流体看成是由许多流管组成的，只要掌握每一流管中流体的运动规律，就可以了解全部流体的运动规律。

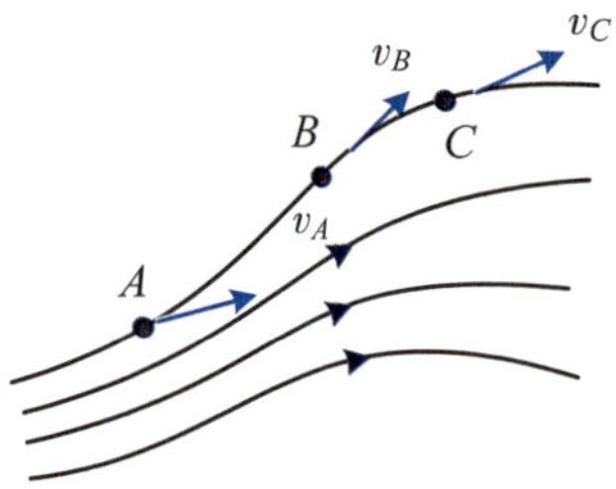

图 2-1 流线

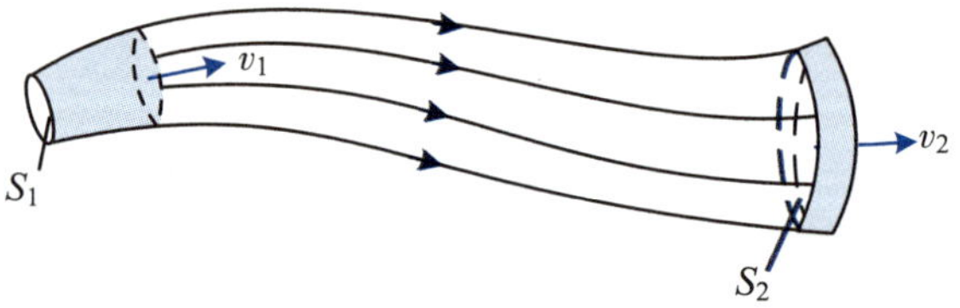

图 2-2 流管

2.1.3 连续性方程

在稳定流动的流场中任取一段细流管，如图 2-2 所示，流管的任一横截面上各点的物理量都可以看成是均匀的。设截面 S_1 和 S_2 处的流速大小分别为 v_1 和 v_2，流体密度分别为 ρ_1 和 ρ_2。经过一段时间 Δt，通过截面 S_1 流进该流管段的流体(图 2-2 中 S_1 附近阴影部分)质量为

$$m_1=\rho_1(v_1\Delta t)S_1=\rho_1S_1v_1\Delta t$$

同时，通过截面 S_2 流出该流管段的流体(图中 S_2 附近阴影部分)质量为

$$m_2=\rho_2(v_2\Delta t)S_2=\rho_2S_2v_2\Delta t$$

根据质量守恒原理及稳定流动的特点有 $m_1=m_2$，即

$$\rho_1S_1v_1\Delta t=\rho_2S_2v_2\Delta t$$

$$\rho_1S_1v_1=\rho_2S_2v_2 \tag{2-1}$$

式(2-1)对于该流管中任意两个横截面都适用,所以在同一流管中任一横截面处有

$$\rho S v = \text{常量} \tag{2-2}$$

上式表明,流体做稳定流动时,同一流管中任一截面处的流体密度、流速和该截面的面积 S 的乘积为一常量,这个关系称为稳定流动时的连续性方程(continuity equation)。$\rho S v$ 是单位时间内流过截面 S 处的流体质量,常称为质量流量,因此该连续性方程又称为质量流量守恒定律。

如果是不可压缩流体做稳定流动,此时,$\rho_1 = \rho_2$,从式(2-1)和式(2-2)中可得到

$$S_1 v_1 = S_2 v_2 \tag{2-3}$$

$$S v = \text{常量} \tag{2-4}$$

上述是不可压缩流体做稳定流动时的连续性方程,$Q = Sv$ 是单位时间内通过任一截面 S 的流体体积,常称为体积流量,所以式(2-4)又称为体积流量守恒定律。由此可以看出,不可压缩流体做稳定流动时,同一流管中,截面积大处流速小,截面积小处流速大,流速与截面积成反比。

2.1.4　伯努利方程

理想流体做稳定流动时,根据功能原理可以得到流体在流管中各处的流速、压强和高度之间的关系。

设理想流体在重力场中做稳定流动。在流场中任取一细流管,在 t 时刻截取一段流体 XY 作为研究对象,如图 2-3 所示。设经过极短时间间隔 Δt 后,此段流体由 XY 流动到 $X'Y'$ 位置。由于所取的流管可以无穷细,并且时间间隔 Δt 可以无穷短,则对介于 XX' 间的流体,可认为其中各点的压强、流速及相对于参考面的高度都相同,分别以 P_1, v_1 及 h_1 表示。XX' 部分的截面积也可认为相同均为 S_1,则该部分流体体积 $\Delta V_1 = S_1 v_1 \Delta t$。同理,用 P_2, v_2, h_2 及 S_2 表示 YY' 间流体的压强、速度、相对于参考面的高度及截面积,其体积为

$$\Delta V_2 = S_2 v_2 \Delta t$$

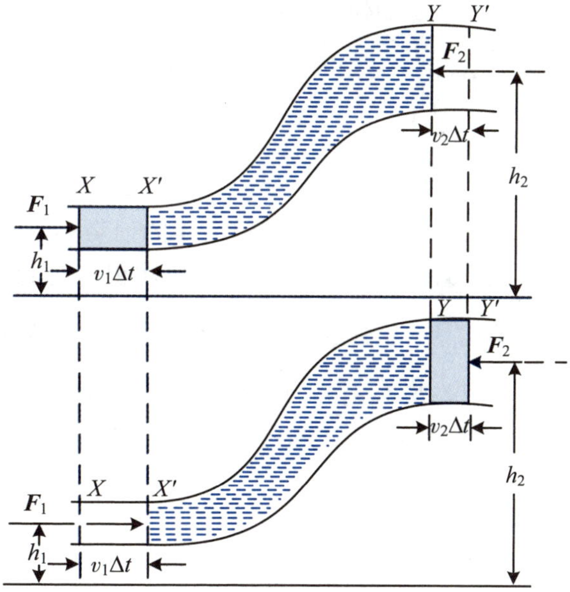

图 2-3　伯努利方程的推导

由于理想流体完全没有黏性,因此 XY 段流体在流动过程中所受的外力只有周围流体对它的压力,而对其做功的只有流管中 XY 段外流体对它的压力,如图 2-3 中的 $\boldsymbol{F}_1$ 和 $\boldsymbol{F}_2$,且有

$$F_1 = P_1 S_1, \qquad F_2 = P_2 S_2$$

$\boldsymbol{F}_1$ 沿着流体流动方向做正功,$\boldsymbol{F}_2$ 逆着流动方向做负功。X 面的位移为 $v_1 \Delta t$,Y 面的位移为 $v_2 \Delta t$,所以,在 Δt 时间内,流体从 XY 流动到 $X'Y'$ 时,外力所做的总功为

$$A = F_1v_1\Delta t - F_2v_2\Delta t = P_1S_1v_1\Delta t - P_2S_2v_2\Delta t$$

式中，$S_1v_1\Delta t$ 和$S_2v_2\Delta t$ 分别为流管XX'段和YY'段的流体 ΔV_1 和 ΔV_2。由于是理想流体做稳定性流动，所以 $\Delta V_1 = \Delta V_2$，用 ΔV 表示，上式可表示为

$$A = P_1\Delta V - P_2\Delta V \tag{2-5a}$$

设 XX'段流体的机械能为E_1，YY'段流体的机械能为E_2，XY 段流体流动到$X'Y'$过程中其机械能增加量为 ΔE。由图 2-3 可看出，在流动过程中 $X'Y$ 段流体的运动状态没有变化，其机械能没有变化，机械能增加量 ΔE 相当于XX'段流体流动到 YY'过程中的机械能变化量。由连续性方程可知，该两段流体质量相同，设为 m，则

$$\Delta E = E_2 - E_1 = \left(\frac{1}{2}mv_2^2 + mgh_2\right) - \left(\frac{1}{2}mv_1^2 + mgh_1\right) \tag{2-5b}$$

由功能原理有

$$A = \Delta E$$

将式(2-5a)和式(2-5b)代入上式可得

$$P_1\Delta V - P_2\Delta V = \left(\frac{1}{2}mv_2^2 + mgh_2\right) - \left(\frac{1}{2}mv_1^2 + mgh_1\right)$$

以 ΔV 除各项并移项得

$$P_1 + \frac{1}{2}\rho v_1^2 + \rho gh_1 = P_2 + \frac{1}{2}\rho v_2^2 + \rho gh_2 \tag{2-6a}$$

式中，$\rho = \dfrac{m}{\Delta V}$为流体的密度。

因为 X 和 Y 是在流管上任意选取的两个截面，所以对同一流管的任一垂直截面来说，上式可表示为

$$P + \frac{1}{2}\rho v^2 + \rho gh = 常量 \tag{2-6b}$$

式(2-6a)或式(2-6b)称为理想流体的伯努利方程(Bernoulli's equation)。该方程说明，理想流体在流管中做稳定流动时，单位体积的动能、重力势能以及该点的压强之和为一常量。式中三项均具有压强的量纲，其中$\frac{1}{2}\rho v^2$ 项与流速有关，常称为动压(dynamical pressure)，P 和ρgh 项与流速无关，常称为静压(static pressure)。如果流体在水平管中流动($h_1 = h_2$)，则流体的势能在流动过程中不变，式(2-6b)变成

$$P + \frac{1}{2}\rho v^2 = 常量 \tag{2-7}$$

由此可知，在水平管中流动的流体，流速小的地方压强大，流速大的地方压强小。

【例 2-1】 设有流量为 0.12 $m^3 \cdot s^{-1}$的水流过如图 2-4 所示的管子。A 点的压强为 2×10^5 Pa，A 点的截面积为 100 cm^2，B 点的截面积为 60 cm^2。假设水的黏性可以忽略不计，求 A，B 两点的流速和B 点的压强。

解 已知 $Q = 0.12\ m^3 \cdot s^{-1}$，$S_A = 1\times10^{-2}\ m^2$，$S_B = 6\times10^{-3}\ m^2$，$P_A = 2\times10^5$ Pa，$h_A = 0$，$h_B = 2$ m，$\rho = 1\times10^3\ kg \cdot m^{-3}$，$g = 9.8\ m \cdot s^{-2}$。由题意知，水可看成理想流体做稳定性流动，根据连续性方程有

$$S_Av_A = S_Bv_B = Q$$

$$v_A = \frac{Q}{S_A} = \frac{0.12}{1 \times 10^{-2}} = 12\ (\mathrm{m \cdot s^{-1}})$$

$$v_B = \frac{Q}{S_B} = \frac{0.12}{6 \times 10^{-3}} = 20\ (\mathrm{m \cdot s^{-1}})$$

又根据伯努利方程有

$$P_A + \frac{1}{2}\rho v_A^2 + \rho g h_A = P_B + \frac{1}{2}\rho v_B^2 + \rho g h_B$$

$$P_B = P_A + \frac{1}{2}\rho v_A^2 + \rho g h_A - \frac{1}{2}\rho v_B^2 - \rho g h_B$$

$$= 2 \times 10^5 + \frac{1}{2} \times 1\,000 \times 12^2$$

$$- \frac{1}{2} \times 1\,000 \times 20^2 - 1\,000 \times 9.8 \times 2$$

$$= 5.24 \times 10^4 (\mathrm{Pa})$$

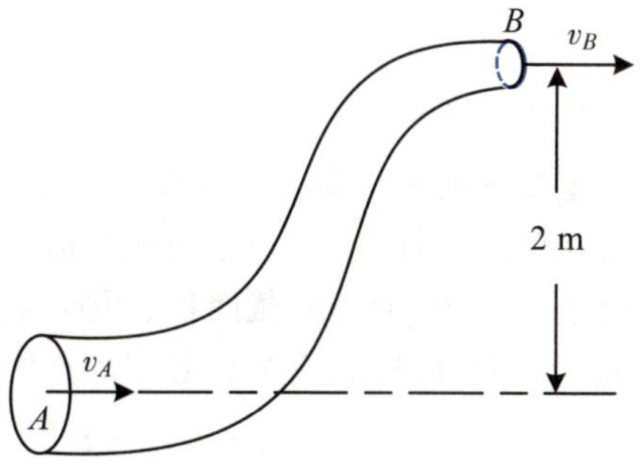

图 2-4

2.1.5　伯努利方程的应用

伯努利方程反映了流体在流动过程中的压强、流速和高度三者之间的关系，这个规律在流体力学中十分重要，在实际中应用极其广泛。

1. 体位对血压的影响

若流管中流体的流速不变或流速的改变极小，可以忽略不计，由伯努利方程可得

$$P_1 + \rho g h_1 = P_2 + \rho g h_2$$

或

$$P + \rho g h = 常量$$

上述关系表明，在流速不变时，理想流体在稳定流动过程中，高处的压强较小，而低处的压强则较大。两点的压强差为

$$P_1 - P_2 = \rho g (h_2 - h_1)$$

应用上述关系，可说明体位变化对血压的影响。图 2-5 表示某人站立和平卧时，头部、心脏以及脚部三处动脉血压的数值。由图可以看出，当人体平卧时，各处的动脉血压几乎相同；而站立时，三处的血压显著不同，脚部血压最高，头部最低。这是因为平卧时，三处的高度差别不大，所以三处血压仅有少许差别。但站立时，头部和脚部相对于供血的心脏部位高

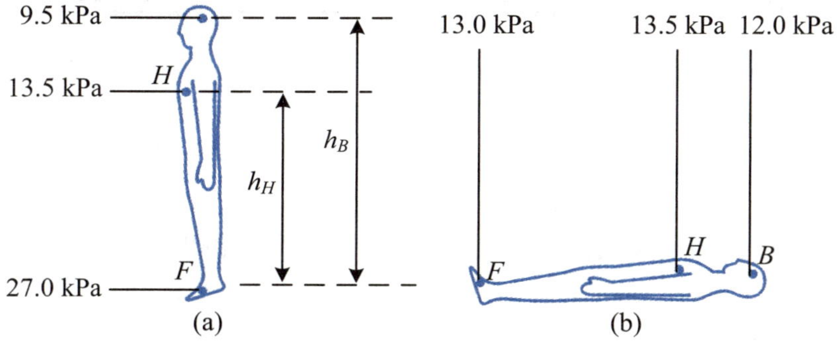

图 2-5　体位对血压的影响

度有明显的差别，所以最高处的头部 ρgh 最大，P 最小，脚部处的 ρgh 最小，P 最大。因此，测量血压时一定要注意体位和测量部位高度带来的影响。

2．流量计

图 2-6 所示的是文丘里流量计的结构原理图。它是一段水平管，两端的截面积与被测管道处截面一样大，中间逐渐缩小以保证流动的稳定性。测量时，将两端水平地连接到被测管道上。设粗、细处的截面积、压强、流速分别为 S_1，P_1，v_1 和 S_2，P_2，v_2，两处竖直管内的液面高度差为 h，根据伯努利方程和连续性方程可得到

$$P_1 + \frac{1}{2}\rho v_1^2 = P_2 + \frac{1}{2}\rho v_2^2$$

$$S_1 v_1 = S_2 v_2$$

将上面两式联立求解，并将 $P_1 - P_2 = \rho gh$ 代入可得

$$v_1 = S_2\sqrt{\frac{2gh}{S_1^2 - S_2^2}}$$

因此，流体的流量为

$$Q = S_1 v_1 = S_1 S_2\sqrt{\frac{2gh}{S_1^2 - S_2^2}}$$

式中，S_1 和 S_2 为已知，只要测出两竖直管中液面的高度差 h，就可求出管中液体的流量。此装置稍作改变即可用来测气体的流量。

3．流速计

毕托管(Pitot tube)是一种测流体流速的装置，其形式很多，但原理都相同，图 2-7 所示的是它的结构原理图，其中直管下端管口的截面与流体的流动方向平行，而弯管的开口 B 迎着流来的流体，形成流速为零的滞止区，A，B 置于同一高度，根据伯努利方程有

$$P_A + \frac{1}{2}\rho {v_A}^2 = P_B + \frac{1}{2}\rho {v_B}^2$$

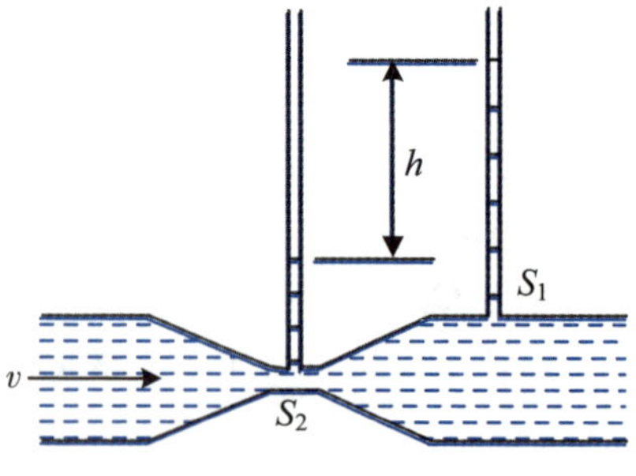

图 2-6　文丘里流量计

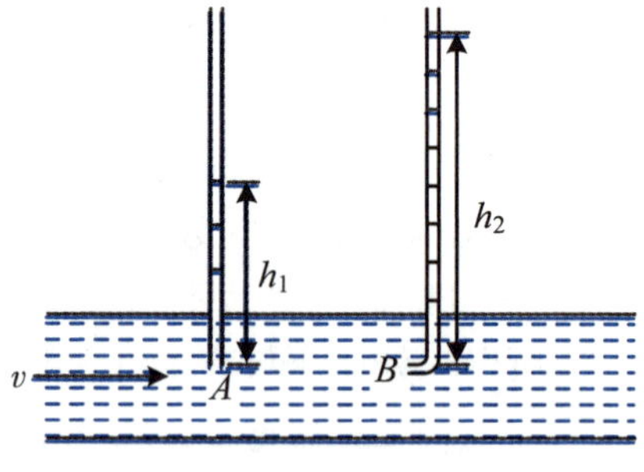

图 2-7　流速计原理

因为 $v_B = 0$，v_A 就是要测的流速 v，所以

$$\frac{1}{2}\rho v^2 = P_B - P_A$$

测出 A，B 处的压强差即可得到流体的流速。如图 2-7 所示，测出两管中液面的高度差，即

$$P_B - P_A = \rho g(h_2 - h_1)$$

代入上式，可得流体流速为

$$v = \sqrt{2g(h_2 - h_1)}$$

2.2　黏性流体的流动

2.2.1　层流和湍流

实际流体如甘油、糖浆之类的黏性是不能忽略的，称之为黏性流体。黏性流体的流动状态有层流（laminar flow）、湍流（turbulent flow）以及过渡流动。

1. 层流

流体的分层流动称为层流。在层流状态下，相邻两层流体之间只做相对滑动，流层间没有横向混杂。甘油是典型的黏性流体，若在一垂直放置的滴定管中倒入无色甘油，上面再加上一段着色的甘油，打开下端活塞时甘油将缓慢往下流动，观察着色甘油的流动状况可看出在同一横截面上各点处流体流动速度不同，如图 2-8 所示。管轴处流体的流速最大，离管轴越远，流速越小，与管壁接触的液层附着在管壁上，速度为零；液体沿竖直方向分成许多平行于管轴的圆筒形薄层，各流层间有相对滑动，说明流体是分层流动的，如图 2-9 所示。

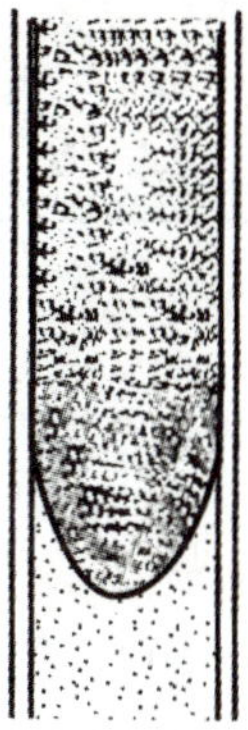

图 2-8　黏滞液体的流动

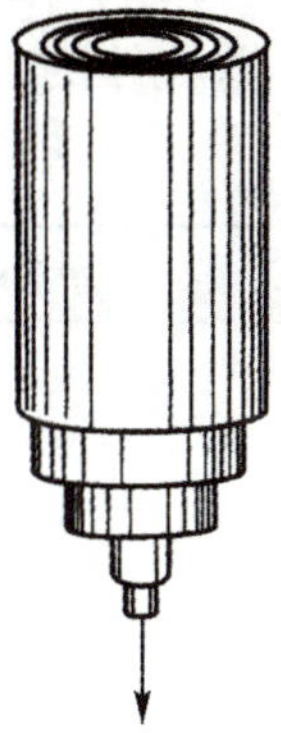

图 2-9　分层流动示意图

2. 湍流

当流体流动的速度超过一定数值时，流体就不再保持分层流动状态，而有可能向各个方向运动，使各流层间的质点相互混合，整个流动显得杂乱而不稳定，并可能形成漩涡，这样的流动称为湍流。流体做湍流所消耗的能量比层流多，湍流区别于层流的特点之一是它能发出声音。现实生活中遇到的流体的流动有许多是湍流，如湍急的河流、空气的流动等。

介于层流与湍流间的流动状态很不稳定，称之为过渡流动。

2.2.2　牛顿黏滞定律

实际流体在流动过程中具有黏滞性，这是因为流体在做层流时，相邻两层流体做相对滑动，两流层之间存在着切向的阻碍相对滑动的相互作用力，这种作用力是由流体分子间的相互作用力引起的，称之为内摩擦力或黏性力（viscous force）。

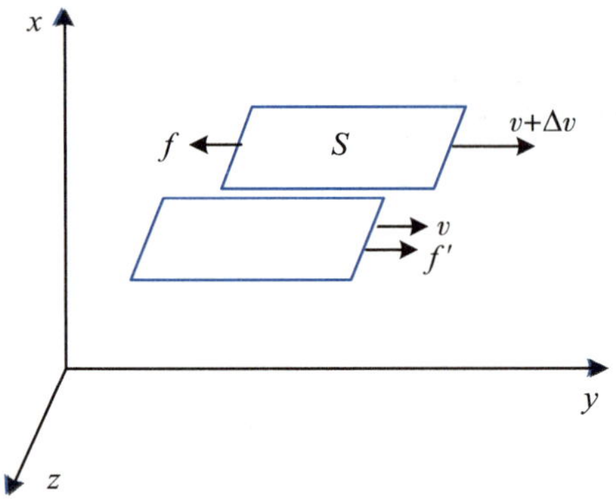

图 2-10　黏性力、速度梯度

在层流中,黏性力的大小与相邻两层流体流速变化的快慢程度有关。如图 2-10 所示,流体沿 yz 平面分层流动,设相距 Δx 的两流层速度差为 Δv,比值$\frac{\Delta v}{\Delta x}$表示在 Δx 距离内速度的平均变化率。若两流层无限接近,则

$$\lim_{\Delta x \to 0} \frac{\Delta v}{\Delta x} = \frac{\mathrm{d}v}{\mathrm{d}x}$$

称为速度梯度(velocity gradient)。它表示流层速度沿 x 方向的变化率。实验表明,两流层间的黏性力 f 的大小与两流层的接触面积 S 以及该处的速度梯度$\frac{\mathrm{d}v}{\mathrm{d}x}$成正比,即

$$f = \eta S \frac{\mathrm{d}v}{\mathrm{d}x} \tag{2-8}$$

上式称为牛顿黏滞定律,式中比例系数 η 称为流体的黏度(viscosity)。黏度是一个反映流体黏性的物理量,其大小取决于流体的性质,并且同温度有关。一般来说,液体的黏度值随温度升高而减小,气体的黏度值随温度升高而增大。在国际单位制中,η 的单位是 $\mathrm{N \cdot s \cdot m^{-2}}$ 或 $\mathrm{Pa \cdot s}$,有时也用 P (Poise,泊),$1\ \mathrm{P} = 0.1\ \mathrm{Pa \cdot s}$。

表 2-1 列出了一些流体的 η 值。

表 2-1　常见液体和气体的黏度

流　体	T (℃)	η ($\times 10^{-3}$ Pa·s)	流　体	T (℃)	η ($\times 10^{-3}$ Pa·s)
水	0	1.794	乙醇	20	1.20
水	37	0.69	甘油	20	830
水	100	0.284	蓖麻油	17.5	1 225
血浆	37	1.1～1.4	空气	0	0.001 7
血清	37	0.9～1.2	空气	20	0.001 8
血液	37	2.0～4.0	空气	100	0.002 2

在生物力学中,牛顿黏滞定律常写成

$$\tau = \eta \dot{\gamma} \tag{2-9}$$

式中,切应力 $\tau = \frac{f}{s}$ 表示作用在流层单位面积上的黏性力,$\dot{\gamma} = \frac{\mathrm{d}\gamma}{\mathrm{d}t} = \frac{\mathrm{d}v}{\mathrm{d}x}$为切变率,即切应变 γ 随时间的变化率。

遵循牛顿黏滞定律的流体称为牛顿流体,其黏度在一定温度下是常量,即流层间的切应力与切变率成正比,水、血浆等都属于牛顿流体。不遵循牛顿黏滞定律的流体称为非牛顿流体,其黏度不是常量,切应力与切变率呈非线性关系,如血液、原油等。血液是一种非均匀的黏性液体,含有大量血细胞。分析血液的黏性,对于某些疾病的诊断具有重要的参考价值。

2.2.3 雷诺数

黏性流体的流动状态是层流还是湍流，不仅取决于流速 v，还与流体的密度 ρ、黏度 η 以及管子的半径 r 有关。1883 年雷诺综合考虑上述各种因素后指出，圆形管道中的流动由层流变成湍流的条件可用雷诺数(Reynods number)来判别：

$$Re = \frac{\rho v r}{\eta} \tag{2-10}$$

雷诺数是一个无量纲的数。实验结果表明：

① $Re < 1\,000$ 时，流体做层流；

② $Re > 1\,500$ 时，流体做湍流；

③ $1\,000 < Re < 1\,500$ 时，流动状态不稳定，为过渡流动。

从式(2-10)可以看出，流体的黏度愈小，密度愈大，流速愈大，愈容易发生湍流，而细的管中不易出现湍流。如管子是弯曲的，则在 Re 值较低处也可发生湍流，弯曲程度愈大，Re 的临界值愈低。因此流体在管道中流动时，在急弯或分支处易发生湍流。人的心脏、主动脉以及支气管中的某些部位是容易出现湍流的地方，临床医生常根据从听诊器中听到的湍流声来辨别血流和呼吸是否正常。

【例 2-2】 设主动脉的内半径为 0.01 m，血液的流速、黏度、密度分别为 $v = 0.25\ \text{m}\cdot\text{s}^{-1}$，$\eta = 3.0\times10^{-3}\ \text{Pa}\cdot\text{s}$，$\rho = 1.05\times10^{3}\ \text{kg}\cdot\text{m}^{-3}$，试判断血液在主动脉中的流动状态。

解　雷诺数

$$Re = \frac{1.05\times10^{3}\times0.25\times0.01}{3.0\times10^{-3}} = 875$$

这一数值小于 1 000，所以血液在主动脉中做层流。

2.2.4 黏性流体的运动规律

1. 黏性流体的伯努利方程

在讨论理想流体的功能关系时，流体的黏性和可压缩性可忽略不计。讨论黏性流体的运动规律时，可压缩性仍可忽略，但流体的黏性必须考虑。黏性流体在流动过程中由于存在黏性力，流体必须克服黏性力做功而消耗部分能量。对如图 2-3 所示的流管，如果是黏性流体做稳定流动，用 $\Delta E'$ 表示单位体积的流体从 XY 运动到 $X'Y'$ 的过程中因存在黏性力而引起的能量损耗，可得到黏性流体做稳定流动时的伯努利方程

$$P_1 + \frac{1}{2}\rho v_1^{2} + \rho g h_1 = P_2 + \frac{1}{2}\rho v_2^{2} + \rho g h_2 + \Delta E' \tag{2-11}$$

如果流体在等截面的水平细管中做稳定性流动，由于 $h_1 = h_2$，$v_1 = v_2$，由上式可知

$$P_1 = P_2 + \Delta E'$$

可以看出 $P_1 > P_2$。因此在等截面的水平细管两端，必须维持一定的压强差，才能使黏性流体做稳定流动。

若流体在开放的等截面管中做稳定流动，由于 $v_1 = v_2$，$P_1 = P_2 = P_0$，则有

$$\rho g h_1 - \rho g h_2 = \Delta E'$$

即两端必须有高度差才能维持稳定流动。

2．泊肃叶定律

实验表明，在等截面水平细圆管内做层流的黏性流体，其体积流量与管子两端的压强差 ΔP、管的半径 R、管子的长度 L 以及流体的黏度 η 有以下关系：

$$Q = \frac{\pi R^4 \Delta P}{8\eta L} \tag{2-12}$$

上式称为泊肃叶定律。此结论可以通过力的平衡原理导出。

设黏性流体在图 2-11 所示的等截面水平细管中做稳定性的层流，管的半径为 R，管长为 L，管左端压强为 P_1，右端压强为 P_2，且 $P_1 > P_2$，使流体水平向右流动，管壁处流体速度由于黏性 $v=0$。

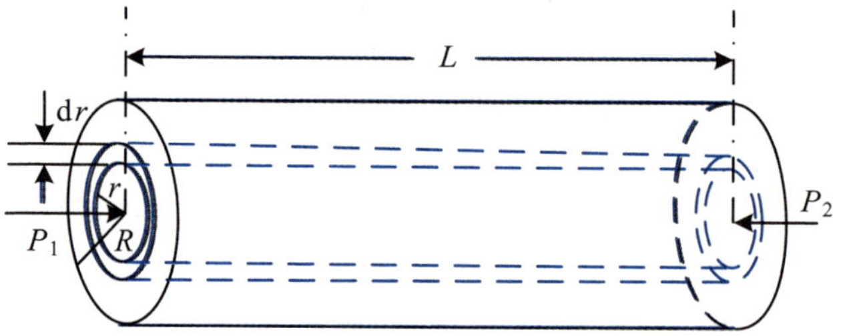

图 2-11　泊肃叶定律的推导

在管中取与管同轴、半径为 r 的圆柱形流体为研究对象，分析其受力情况。在水平方向上，它所受到的两端外力的压力差为

$$F = (P_1 - P_2)\pi r^2$$

周围流体沿水平方向上作用在该圆柱形流体的黏性力为

$$f = -\eta 2\pi r L \frac{\mathrm{d}v}{\mathrm{d}r}$$

因为 v 随 r 增大而减小，在 r 处的速度梯度 $\frac{\mathrm{d}v}{\mathrm{d}r}$ 为负值，所以上式负号表示黏性力为绝对值。

由于管内流体做稳定性层流，所以根据力的平衡原理，水平方向上的合力应为零，即

$$(P_1 - P_2)\pi r^2 = -\eta 2\pi r L \frac{\mathrm{d}v}{\mathrm{d}r}$$

整理上式可得

$$\mathrm{d}v = -\frac{P_1 - P_2}{2\eta L} r \mathrm{d}r$$

对上式积分可得

$$v = -\frac{P_1 - P_2}{4\eta L} r^2 + C$$

其中，C 为积分常数。根据 $r=R$ 时，$v=0$ 可求得

$$C = \frac{P_1 - P_2}{4\eta L} R^2$$

所以

$$v = \frac{P_1 - P_2}{4\eta L}(R^2 - r^2) \tag{2-13}$$

式(2-13)给出了流体的速度沿管径方向的变化规律，从式中可知管轴处($r=0$)流体的流速最大，为$\frac{P_1-P_2}{4\eta L}R^2$。

为求管中流体的流量，可在管中取一半径为 r、厚度为 $\mathrm{d}r$ 的圆管状流体元作为研究对象，该流体元的横截面积为 $2\pi r\mathrm{d}r$，流体通过该截面的流量 $\mathrm{d}Q$ 为

$$\mathrm{d}Q = v2\pi r\mathrm{d}r$$

式中，v 是流体在半径 r 处的流速，将式(2-13)代入得

$$\mathrm{d}Q = \pi\frac{P_1-P_2}{2\eta L}(R^2-r^2)r\mathrm{d}r$$

将上式对整个圆管横截面求定积分

$$Q = \pi\frac{P_1-P_2}{2\eta L}\int_0^R(R^2-r^2)r\mathrm{d}r$$

所以通过整个圆管横截面的流体流量为

$$Q = \frac{\pi R^4(P_1-P_2)}{8\eta L}$$

如令 $R_\mathrm{f}=\frac{8\eta L}{\pi R^4}$，称为流阻，泊肃叶定律可写为

$$Q = \frac{\Delta P}{R_\mathrm{f}} \tag{2-14}$$

当管子的长度、半径以及流体的黏度确定时，R_f 是一定值，式(2-14)表明黏性流体在等截面水平细管中做稳定性层流时，流量 Q 与管两端的压强差 ΔP 成正比，与 R_f 成反比。这个规律与电路中欧姆定律相似，可参考电路的串、并联规律处理流管的串、并联问题。因为 R_f 与管半径的四次方成反比，所以半径的微小变化就会对流阻造成很大影响，在血液循环系统中，由于血管可以收缩和舒张，其管径的变化对血液流量的影响十分显著。

3. 斯托克斯定律

当物体在黏性流体中做匀速运动时，物体表面附着一层流体，此层流体随物体一起运动，因而与周围流层之间存在黏性力，物体在运动过程中必须克服这一阻力。如果物体是球形，且流体相对于球体做层流，这时球体所受的阻力为

$$f = 6\pi\eta vR \tag{2-15}$$

式中，R 是球体半径，v 是球体相对于流体的速度，η 是流体的黏度，式(2-15)称为斯托克斯定律，根据此式可以计算球体在黏性流体中的沉降速度。

设在黏性流体中有一半径为 R 的小球，它受重力作用而下沉，在下沉过程中小球所受合力为

$$F = \frac{4}{3}\pi R^3\rho g - \frac{4}{3}\pi R^3\sigma g - 6\pi\eta vR$$

其中，ρ 为球体密度，σ 为流体密度，$\frac{4}{3}\pi R^3\rho g$ 为球体所受铅垂向下的重力，$\frac{4}{3}\pi R^3\sigma g$ 为向上的浮力，$6\pi\eta vR$ 为向上的阻力。

在此合力作用下，开始小球向下加速下沉，随着速度 v 的增大，阻力愈来愈大，最后当合力 $F=0$ 时，小球将匀速下沉。此时

$$\frac{4}{3}\pi R^3(\rho-\sigma)g = 6\pi\eta vR$$

所以沉降速度为

$$v = \frac{2}{9\eta}R^2(\rho - \sigma)g \tag{2-16}$$

从式(2-16)可知小球的沉降速度与颗粒大小,密度差以及重力加速度成正比,与流体的黏度成反比。如果沉降的颗粒很小或密度差很小,如空气中的尘埃,黏性液体中的细胞、大分子、胶粒等,其沉降速度很慢,可利用高速离心机来增加 g 值,从而加快沉降的速度。在生物化学中常用到沉降系数的概念,它是沉降速度与离心机向心加速度的比值。

式(2-16)也常用来测定液体的黏度,把已知半径和密度的小球放入待测液体中下沉,测出它的沉降速度,就可计算出液体的黏度。

2.3 血液的流动

2.3.1 血液循环的物理模型

图 2-12 是人体血液循环系统的示意图,它是一个由心脏和血管组成并充满了血液的闭合系统,其中心脏是推动血液流动的动力器官。血液是含有大量红细胞等颗粒的黏性较大的液体,整个循环系统由体循环和肺循环两部分组成。体循环始于左心室,血液从左心室射出后,经主动脉、动脉、小动脉到毛细血管,与组织进行 CO_2 和 O_2 以及各种物质交换后,由小静脉、静脉、腔静脉回流到心脏的右心房;而肺循环则始于右心室,静脉血液从右心室射出后,经肺动脉和各分支血管到肺部,与肺泡进行 O_2 和 CO_2 的气体交换,再经分支肺静脉、大肺静脉返回到心脏的左心房。两个循环过程的力学原理相似,所不同的是,在一个心动周期内,左心室内压强变化幅度要比右心室大得多。从物理学角度看,心脏相当于两个单向唧筒,一个提供体循环的动力,另一个提供肺循环的动力,两个循环串联起来形成一个统一的闭合回路,血液在这个闭合回路中周而复始地循环流动。

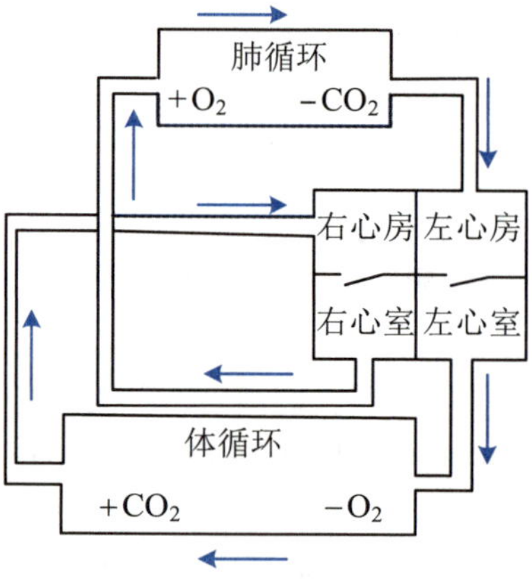

图 2-12　人体血液循环示意图

2.3.2 循环系统中的血流速度

心脏的射血是断续的,但由于血管的弹性,血流本身的惯性以及内外摩擦等原因,使血液在血管中的流动是连续的。当心脏收缩时,由心脏射出的血液进入原已充满血液的主动脉内,使得该处的动脉管腔扩大,心脏推动血液所做功转化为血管的弹性势能。心脏停止收缩,扩张的血管壁也跟着收缩,驱使血液向前流动,结果又使前面的血管壁跟着扩张,如此往复。这种过程与波动在弹性介质中的传播类似,常称为脉搏波。脉搏波的传播速度为 8~10

$m \cdot s^{-1}$，这与血液的流动速度有根本性区别。

血液在循环系统中的流动可近似视为不可压缩流体在管中做稳定流动。由于血管的垂直总截面面积从动脉到毛细血管逐渐增大，而从毛细血管到静脉又逐渐变小，血流量不变，由连续性原理可知，血液在血管中的平均流速从动脉到毛细血管逐渐减慢，而从毛细血管到静脉又逐渐加快，如图 2-13 所示。

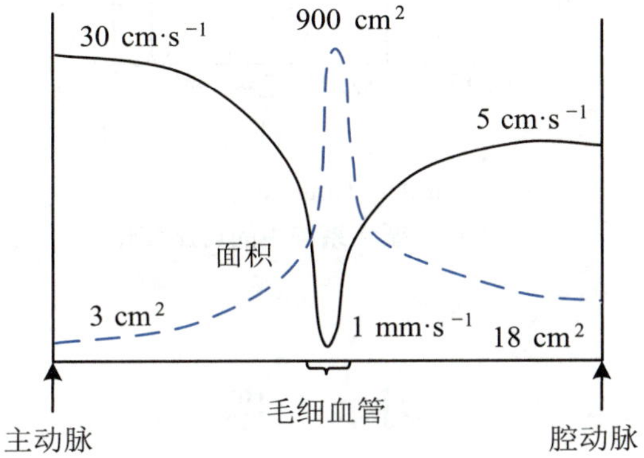

图 2-13　血流速度与血管总截面积的关系

2.3.3　血流过程中的血压分布

血压是血管内流动的血液对管壁的侧压强，主动脉的血压随着心脏的收缩和舒张周期性变化。当心脏收缩而向主动脉射血时，主动脉的血压上升，其最大值称为收缩压(systolic pressure)。当心脏舒张时，主动脉弹性回缩，将血液注入各分支血管，血压随之下降，其最低值称为舒张压(diastolic pressure)。收缩压与舒张压之差称为脉压(pulse pressure)，脉压随着血管远离心脏而变小，到了小动脉几乎消失。一个心动周期中动脉血压的平均值 $\bar{P}$ 称为平均动脉压(mean arterial pressure)，常用来说明主动脉中血压的平均情况。如图 2-14 所示，平均动脉压等于图中积分面积与心动周期之比，即

$$\bar{P} = \left(\frac{1}{T}\right)\int_0^T p(t)\mathrm{d}t$$

为计算方便，医学上常用$\frac{1}{3}$收缩压加上$\frac{2}{3}$舒张压来估算。

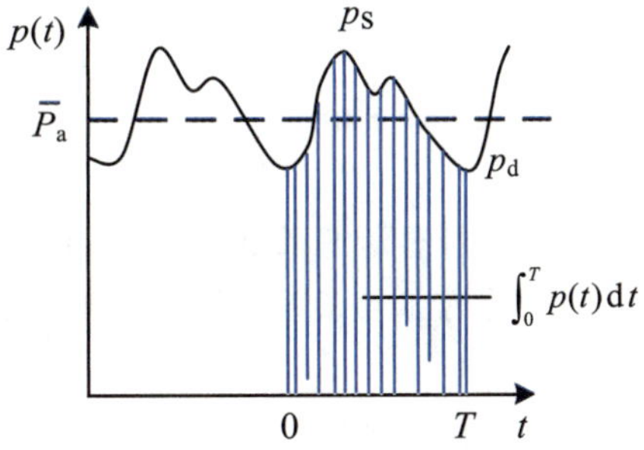

图 2-14　动脉血压的变化

血液是一种黏性较大的流体，在从主动脉向外周流动的过程中，由于内摩擦的作用而消耗能量，所以血管中的血压是不断下降的，图 2-15 所示的是整个心血管系统中的血压变化情况。

心脏由于形状结构特殊以及它受到神经系统控制和外周血流等的影响，其内部的血流情况比血管中复杂得多。近几年有人利用核磁共振成像技术，观察心脏流场的流线及涡旋，由此了解心脏内的血流规律，为心脏内血液流动的研究提供了一种新的研究方法。

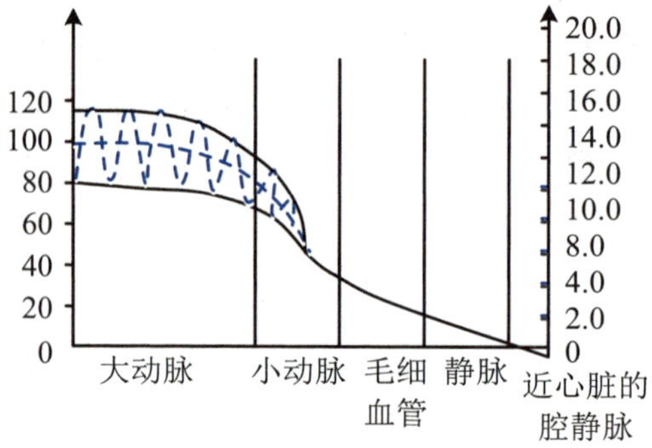

（单位：mmHg，1 mmHg = 133.3 Pa）

图 2-15　循环系统中的血压变化

习　题

2-1 水在粗细不均匀的水平管中做稳定流动，已知截面 S_1 处的压强为110 Pa，流速为 0.2 m·s^{-1}，截面 S_2 处的压强为 5 Pa，内摩擦不计，求 S_2 处的流速。

（0.5 m·s^{-1}）

2-2 水在截面不同的水平管中做稳定流动，出口处的截面积为管的最细处的 3 倍，若出口处的流速为 2 m·s^{-1}，内摩擦不计，问最细处的压强为多少？若在此处开一小孔，水会不会流出来？

（85 kPa）

2-3 一注射器，管内径为 4 cm，活塞受力 0.64 N，求药液射出的速度（药液密度 $\rho = 1 \times 10^3$ kg·m^{-3}）。

（1.01 m·s^{-1}）

2-4 注射器活塞面积为 1.2 cm^2，注射时用针头截面积为 1 mm^2，当注射器水平放置时用 4.9 N 的力推动活塞，使活塞移动了 4 cm，问药水从注射器中流出所需的时间为多少？

（0.53 s）

2-5 一直立圆柱形容器，高 0.2 m，直径 0.1 m，顶部开启，底部有一面积为 1.0×10^{-4} m^2 的小孔，水管以 1.4×10^{-4} m^3·s^{-1}的流量向容器充水。问容器内水面可上升的高度是多少？若达到该高度时不再放水，求容器内的水流光所需的时间。

（0.1 m；11.2 s）

2-6 一条半径为 3 mm 的小动脉被一硬斑部分阻塞，此狭窄段的有效半径为 2 mm，血流平均速度为 50 cm·s^{-1}，若已知血液的黏度为 3.0×10^{-3} Pa·s，密度为 1.05×10^3 kg·m^{-3}，试求：

（1）未变窄处的血流平均速度；

（2）是否会发生湍流；

（3）狭窄处的血流动压强。

（0.22 m·s^{-1}；不会发生湍流；131 Pa）

2-7 正常人的主动脉平均内半径为 1 cm，血液黏度为 4×10^{-3} Pa·s，密度为 1.05×10^{3} kg·m^{-3}，若血液在主动脉中做层流，血液的最大平均流速是多少？

(0.38 m·s^{-1})

2-8 20 ℃的水在半径为 1×10^{-2} m 的水平均匀圆管内流动，如果在管轴处的流速为 0.1 m·s^{-1}，由于黏滞性，水沿管子流动 10 m 后，压强降落了多少？

(40 Pa)

2-9 假设排尿时，尿从计示压强为 40 mmHg 的膀胱经尿道后由尿道口排出，已知尿道长 4 cm，体积流量为 21 cm^{3}·s^{-1}，尿的黏度为 6.9×10^{-4} Pa·s，求尿道的有效直径。

(1.4 mm)

2-10 将红细胞近似看成是一个半径为 2.0×10^{-6} m 的小球，它的密度是 1.09×10^{3} kg·m^{-3}。试计算它在重力作用下在 37 ℃的血液中沉淀 1 cm 所需的时间。如果利用一台加速度为 10^{5} g 的超速离心机离心，问沉淀同样的距离所需的时间又为多少(血液黏度为 1.2×10^{-3} Pa·s，密度为 1.04×10^{3} kg·m^{-3})？

(2.8×10^{4} s；0.28 s)

(周杨)

本章课件

课程思政

第 3 章　振动、波动和声

物体在某一中心位置附近来回往复地运动，称为机械振动(mechanical vibration)，如钟摆的摆动、心脏的跳动。机械振动在弹性介质中的传播过程称为机械波(mechanical wave)。除机械振动和机械波外，还有其他形式的振动和波。尽管各种振动和波有本质的区别，但是，它们有着一些共同的规律。

本章将着重介绍机械振动和机械波的一些基本知识，然后在此基础上介绍声波、超声波以及超声波在医学上的一些应用。

【本章学习要求】

了解：简谐振动的动力学特征、波的强度与波的衰减；声学的基本概念，超声波的特性及其在医学上的应用。

熟悉：简谐振动的旋转矢量表示方法以及简谐振动的能量；波的产生与传播。

掌握：简谐振动方程及同方向、同频率的简谐运动的合成；平面简谐波的波动方程、波的干涉现象和规律、声强级和响度级。

3.1　简 谐 振 动

一般来说，具体的振动形式是多种多样的，较为复杂。但是，任何复杂的振动都可以看成是由两个或两个以上的理想振动——简谐振动合成的。因而讨论简谐振动是讨论所有振动的基础。下面通过弹簧振子的运动来讨论简谐振动的基本规律。

3.1.1　简谐振动的动力学特征

如图 3-1 所示，在一个光滑的水平面上，一个质量可以忽略、劲度系数为 k 的轻质弹簧，一端固定，另一端连接一个质量为 m 的小球，这种由轻质弹簧和小球组成的系统称为弹簧振子。设弹簧不伸长不缩短时小球处于 O 点，由于小球处于该点时所受合力为零，所以，这点称为平衡位置。若使小球离开平衡位置 O 点，然后释放，则在弹性力的作用下，小球将会在平衡位置附近来回往复运动，小球所做的这种运动称为简谐振动(simple harmonic vibration)。

取 O 点为坐标原点，过 O 点的水平线为 x 轴，若小球在 t 时刻位于坐标轴上 x 处，即小球的位移为 $\boldsymbol{x}$ 时，根据胡克定律，小球所受的弹性力 $\boldsymbol{F}$ 为

$$\boldsymbol{F} = -k\boldsymbol{x} \tag{3-1}$$

式(3-1)中负号表示小球所受的弹性力方向与其位移方向相反，即弹性力的方向始终指向平衡位置。这种始终指向平衡位置的力，称为回复力。式(3-1)告诉我们：做简谐振动的物体所受的回复力大小与位移大小成正比，而方向与位移方向相反。这是简谐振动的一个重要特征，称为简谐振动的动力学特征。

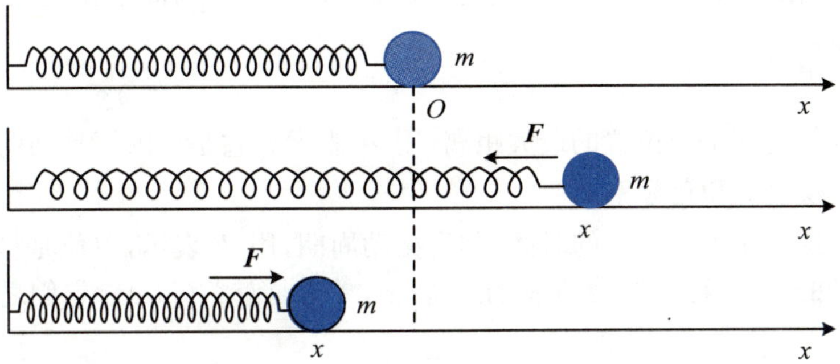

图 3-1　弹簧振子的振动

3.1.2　简谐振动方程

根据牛顿第二定律 $\boldsymbol{F}=m\boldsymbol{a}$，结合 $a=\frac{\mathrm{d}v}{\mathrm{d}t}=\frac{\mathrm{d}^2x}{\mathrm{d}t^2}$，由式(3-1)可得

$$m\frac{\mathrm{d}^2x}{\mathrm{d}t^2}=-kx$$

令 $\omega^2=\frac{k}{m}$，则上式变为

$$\frac{\mathrm{d}^2x}{\mathrm{d}t^2}=-\omega^2x \tag{3-2}$$

式(3-2)是一个二阶微分方程，称为简谐振动的微分方程。其解可表示为

$$x=A\cos(\omega t+\varphi) \tag{3-3}$$

或

$$x=A\sin(\omega t+\phi)\qquad\left(\varphi=\phi-\frac{\pi}{2}\right) \tag{3-4}$$

式(3-3)中的 A，φ 和式(3-4)中的 A 和 ϕ 是积分常数，且通常取 $A>0$。式(3-3)和式(3-4)描述了简谐振动的位移随时间按余弦(或正弦)规律变化，它反映了简谐振动的又一个重要特征，称为简谐振动的运动学特征。式(3-3)和式(3-4)又称为简谐振动方程。本书中采用式(3-3)的余弦形式表示简谐振动方程。

将式(3-3)对时间 t 求一阶和二阶导数，可得到简谐振动物体的振动速度和加速度

$$v=\frac{\mathrm{d}x}{\mathrm{d}t}=-\omega A\sin(\omega t+\varphi) \tag{3-5}$$

$$a=\frac{\mathrm{d}^2x}{\mathrm{d}t^2}=-\omega^2A\cos(\omega t+\varphi) \tag{3-6}$$

3.1.3 简谐振动的特征量

式(3-3)中的 A，ω 和 φ 都是常数，它们是决定一个简谐振动的三个重要物理量，知道这三个量，就可决定振动系统在任一时刻的运动状态，我们称其为简谐振动三要素，或称为简谐振动的特征量。

1．振幅 A

表示振动物体离开平衡位置的最大距离，用 A 表示。它是反映振动强弱的特征量。

2．周期 T、频率 ν 和角频率 ω

物体完成一次全振动所需要的时间，称为振动周期，用 T 表示，单位是秒(s)。物体在 1 秒内完成全振动的次数，称为振动频率，用 ν 表示，单位是赫兹(Hz)。它们之间的关系为

$$\nu = \frac{1}{T}$$

或

$$T = \frac{1}{\nu} \tag{3-7}$$

由式(3-3)，得

$$\begin{aligned} x &= A\cos(\omega t + \varphi) \\ &= A\cos[\omega(t + T) + \varphi] \\ &= A\cos(\omega t + \varphi + \omega T) \end{aligned}$$

由于余弦函数的周期是 2π，所以，有

$$\omega T = 2\pi$$

即

$$\omega = \frac{2\pi}{T} = 2\pi\nu \tag{3-8}$$

不难看出，ω 表示振动物体在 2π 秒内完成全振动的次数，称为角频率，单位是 $\mathrm{rad \cdot s^{-1}}$。周期 T、频率 ν 和角频率 ω 都是反映振动快慢的特征量。

对于给定的弹簧振子，m，k 都是一定的，考虑到 $\omega^2 = \dfrac{k}{m}$，所以

$$T = \frac{2\pi}{\omega} = 2\pi\sqrt{\frac{m}{k}} \tag{3-9}$$

$$\nu = \frac{\omega}{2\pi} = \frac{1}{2\pi}\sqrt{\frac{k}{m}} \tag{3-10}$$

T，ν 完全由弹簧振子本身的性质所决定，与其他因素无关。这种由振动系统本身决定的周期和频率，称为系统的固有周期和固有频率。

3．相位 $\omega t + \varphi$ 和初相位 φ

式(3-3)中 $\omega t + \varphi$ 称为相位，其中 φ 表示 $t = 0$ 时的相位，称其为初相位，简称初相，它反映振动的步调。相位和初相位的单位都是弧度(rad)。

为了后面学习的需要，我们引进相差的概念。所谓相差，是指两个同频率(或角频率)简谐振动相位的差值。设有两个简谐振动

$$x_1 = A_1\cos(\omega t + \varphi_1)$$

$$x_2 = A_2\cos(\omega t + \varphi_2)$$

则它们的相差为

$$\Delta\varphi = (\omega t + \varphi_2) - (\omega t + \varphi_1) = \varphi_2 - \varphi_1$$

即任一时刻两个简谐振动的相差都等于它们初相的差值。当 $\Delta\varphi = \pm 2k\pi\ (k = 0,1,2,\cdots)$，即 π 的偶数倍时，两振动步调一致，称为同相；当 $\Delta\varphi = \pm(2k+1)\pi\ (k = 0,1,2,\cdots)$，即 π 的奇数倍时，两振动步调相反，称为反相。

3.1.4　振幅、初相与初始条件的关系

$t = 0$ 时物体的运动状态称为初始条件。设初始条件为：$t = 0$ 时，$x = x_0$，$v = v_0$，由简谐振动方程和其速度方程，我们有

$$x_0 = A\cos\varphi$$
$$v_0 = -\omega A\sin\varphi$$

由上两式可得

$$A = \sqrt{x_0^2 + \frac{v_0^2}{\omega^2}} \tag{3-11}$$

$$\tan\varphi = -\frac{v_0}{\omega x_0} \tag{3-12}$$

上述关系式称为振幅、初相与初始条件的关系。由此可知，只要已知初始条件，就可确定简谐振动的振幅和初相。

【例 3-1】　设有一弹簧振子，小球质量 $m = 0.02\ \text{kg}$，弹簧劲度系数 $k = 0.02\pi^2\ \text{N}\cdot\text{m}^{-1}$，当外力将小球拉到距平衡位置 $x = 6.0\ \text{cm}$ 处时，撤去外力，求下面两种情况下的振动方程：

(1) 以撤去外力的瞬间为计时起点；

(2) 以小球第一次回到 $x = 0$ 处为计时起点。

解　由题可知，$A = 6.0\ \text{cm}$，$\omega = \sqrt{\dfrac{k}{m}} = \sqrt{\dfrac{0.02\pi^2}{0.02}} = \pi\ (\text{rad}\cdot\text{s}^{-1})$，欲求振动方程，现在只要求出初相位 φ 即可。

(1) 以撤去外力的瞬间为计时起点，即 $t = 0$ 时，$x = 6.0\ \text{cm}$，由 $x = A\cos(\omega t + \varphi)$，得

$$\cos\varphi = 1$$

即

$$\varphi = 0$$

故振动方程为

$$x = 6.0\cos\pi t\ \text{cm}$$

(2) 以小球第一次回到 $x = 0$ 处为计时起点，即 $t = 0$ 时，$x = 0$，由

$$x = A\cos(\omega t + \varphi)$$

得

$$\cos\varphi = 0$$

即

$$\varphi = \pm\frac{\pi}{2}$$

由于 $t=0$ 时，小球向 x 轴负向运动

$$v=-\omega A\sin\varphi<0$$

所以，只能取 $\varphi=\frac{\pi}{2}$，故振动方程为

$$x=6.0\cos\left(\pi t+\frac{\pi}{2}\right)\ \text{cm}$$

3.1.5 简谐振动的旋转矢量图示法

简谐振动除了用振动方程(三角函数式)表示外，还可以用振动曲线和旋转矢量图来表示。下面介绍简谐振动的旋转矢量图示法。

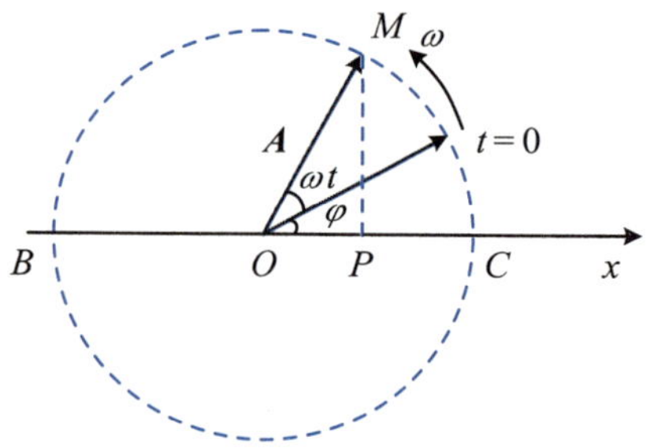

图 3-2　简谐振动的旋转矢量图示法

如图 3-2 所示，由 x 轴的原点 O 引出一长度为 A 的矢量 $\boldsymbol{A}$，让矢量 $\boldsymbol{A}$ 以 ω 角速度绕原点 O 逆时针匀速旋转，则矢量末端 M 在 x 轴上的投影点 P 便在 BC 范围内来回往复运动。若 $t=0$ 时，$\boldsymbol{A}$ 与 x 轴的夹角为 φ，则经过 t 时间后，$\boldsymbol{A}$ 与 x 轴的夹角为 $\omega t+\varphi$，显然，投影点 P 相对于原点 O 的位移为

$$x=A\cos(\omega t+\varphi)$$

此式与式(3-3)相同，即 P 点的运动是简谐振动，且振幅等于矢量 $\boldsymbol{A}$ 的长度 A，角频率等于矢量 $\boldsymbol{A}$ 的旋转角速度 ω，初相等于 $\boldsymbol{A}$ 在 $t=0$ 时与 x 轴的夹角 φ。反之，对于给定的简谐振动 $x=A\cos(\omega t+\varphi)$，我们可以作出相应的一个旋转矢量。因此，我们可以借助旋转矢量末端在 x 轴上的投影来表示简谐振动，这种方法称为简谐振动的旋转矢量图示法。

3.1.6 简谐振动的能量

下面我们以弹簧振子为例来讨论简谐振动的能量。利用简谐振动方程及其速度方程，可得任意时刻一个弹簧振子的弹性势能 E_p 和动能 E_k：

$$E_p=\frac{1}{2}kx^2=\frac{1}{2}kA^2\cos^2(\omega t+\varphi) \tag{3-13}$$

$$E_k=\frac{1}{2}mv^2=\frac{1}{2}m\omega^2A^2\sin^2(\omega t+\varphi) \tag{3-14}$$

由 $\omega^2=\frac{k}{m}$，可得弹簧振子的机械能：

$$E=E_k+E_p=\frac{1}{2}kA^2$$

可见弹簧振子的动能和势能都随时间做周期性变化，势能达最大时，动能为零，动能最大时，势能为零，但总机械能不随时间改变，即其能量守恒。这一结论对任一简谐振动系统都成立。

3.1.7 两个同方向、同频率简谐振动的合成

在实际问题中，常遇到一个物体同时参与几个振动的情形。如两个声波同时传入人耳内，这时引起的鼓膜的振动将是两个声波振动的合成。一般来说，振动合成的问题较为复杂，下面只讨论一种简单的简谐振动的合成——两个同方向、同频率简谐振动的合成。

设一物体在同一直线上同时参与两个同频率的简谐振动，若这两个简谐振动的位移可表示为

$$x_1 = A_1\cos(\omega t + \varphi_1)$$
$$x_2 = A_2\cos(\omega t + \varphi_2)$$

由于两振动是同方向的，所以，任意时刻合振动的位移为

$$x = x_1 + x_2$$

下面利用简谐振动旋转矢量图示法求合振动的位移 x。如图 3-3 所示，由 x 轴的原点 O 分别引出矢量 $\boldsymbol{A}_1$，$\boldsymbol{A}_2$，其长度分别等于振幅 A_1，A_2，与 x 轴的夹角分别为 φ_1，φ_2，当矢量 $\boldsymbol{A}_1$，$\boldsymbol{A}_2$ 以角速度 ω 绕原点 O 逆时针匀速旋转时，它们的末端在 x 轴上的投影便分别表示简谐振动 x_1 和 x_2。

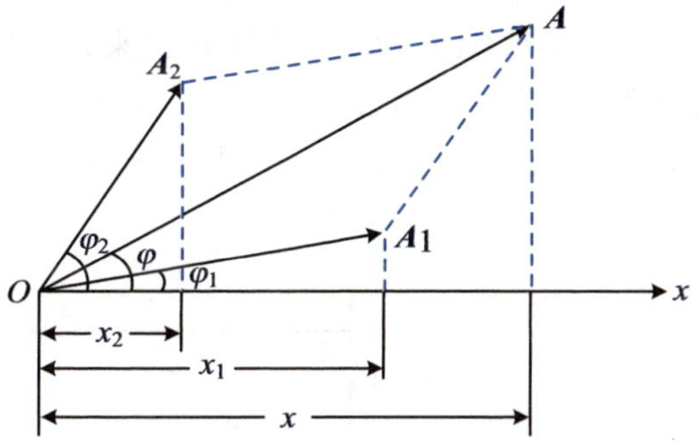

图 3-3 用旋转矢量法求合振动

若按平行四边形法则作 $\boldsymbol{A}_1$，$\boldsymbol{A}_2$ 的合矢量 $\boldsymbol{A}$，当矢量 $\boldsymbol{A}_1$，$\boldsymbol{A}_2$ 旋转时，由于它们的相对位置保持不变，因此，由它们组成的平行四边形形状也不变，也就是说，合矢量 $\boldsymbol{A}$ 的长度不变，且以同一角速度 ω 绕原点 O 逆时针匀速旋转，显然，合矢量 $\boldsymbol{A}$ 的末端在 x 轴上的投影也表示一简谐振动。由于合矢量 $\boldsymbol{A}$ 的末端在 x 轴上的投影 $x = x_1 + x_2$，所以，合矢量 $\boldsymbol{A}$ 所表示的简谐振动就是 $\boldsymbol{A}_1$，$\boldsymbol{A}_2$ 的合振动。

设合振动方程为 $x = A\cos(\omega t + \varphi)$，由图 3-3 可见

$$A = \sqrt{A_1^2 + A_2^2 + 2A_1A_2\cos(\varphi_2 - \varphi_1)} \qquad (3\text{-}15)$$

$$\tan\varphi = \tan\frac{A_1\sin\varphi_1 + A_2\sin\varphi_2}{A_1\cos\varphi_1 + A_2\cos\varphi_2} \qquad (3\text{-}16)$$

由式(3-15)可以看出，合振动的振幅 A 不仅与两个分振动的振幅 A_1 和 A_2 有关，还与两个分振动的相差 $(\varphi_2 - \varphi_1)$ 密切相关，下面就几种特殊情况进行讨论：

① 若分振动的相差

$$\varphi_2 - \varphi_1 = \pm 2k\pi \qquad (k = 0,1,2,\cdots)$$

则

$$A = \sqrt{A_1^2 + A_2^2 + 2A_1A_2} = A_1 + A_2 \qquad (3\text{-}17)$$

即两个分振动同相时，合振幅最大，为两分振动振幅之和。我们称两振动合成加强。

② 若分振动的相差

$$\varphi_2 - \varphi_1 = \pm(2k + 1)\pi \qquad (k = 0,1,2,\cdots)$$

则

$$A = \sqrt{A_1^2 + A_2^2 - 2A_1A_2} = |A_1 - A_2| \qquad (3\text{-}18)$$

即两个分振动反相时，合振幅最小，为两分振动振幅之差的绝对值。我们称两振动合成减弱。特别地，当 $A_1 = A_2$ 时，$A = 0$，即两振动完全抵消，合成结果振动消失了。

③ 当相差为其他值时，合振幅介于 $A_1 + A_2$ 和 $|A_1 - A_2|$ 之间，即

$$|A_1 - A_2| < A < A_1 + A_2$$

3.2　波的产生与传播

3.2.1　机械波的产生与传播

在弹性介质中，由于质点间存在着相互作用的弹性力，如果某一质点因外界扰动而引起振动时，周围的质点也会跟着振动起来，这样振动就会由近及远地传播出去，这种机械振动在弹性介质中的传播过程，称为机械波。图 3-4 所示表示抖动绳子一端所形成的机械波。事实上，凡是振动的传播过程，都可称为波或波动。本节以机械波为例，讨论波的基本规律。

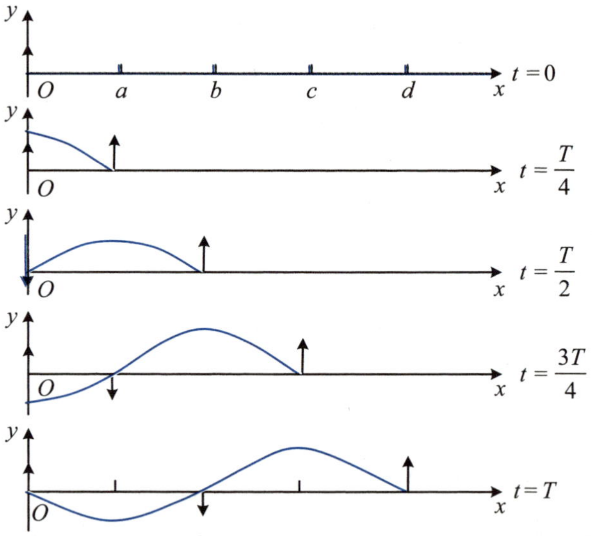

图 3-4　机械波的产生和传播

由图 3-4 不难看出，要产生机械波，必须具备两个条件：一是要有首先做振动的质点或物体，即波源；二是要有传播这种振动的弹性介质。在波动过程中，介质中的各个质点都在各自的平衡位置附近振动，并没有沿波的传播方向移动，即波传播的是振动状态，而且各个质点的振动周期与波源相同。

在波动中，如果质点的振动方向与波的传播方向互相垂直，这种波称为横波（transverse wave）。由于横波的振动方向与传播方向互相垂直，横波传播时介质要发生切变，所以，只有能够承受切变的固体才能传播横波，液体和气体不能传播横波。如果质点的振动方向与波的传播方向互相平行，这种波称为纵波（longitudinal wave）。由于纵波传播时介质的形变是压缩和膨胀，所以，固体、液体和气体都能传播纵波。

3.2.2　波面和波线

为了形象地描述波在空间的传播情况，我们引进波面和波线的概念。某一时刻振动相位相同的点连成的面称为同相面或波面，最前面的那个波面则称为波前（wave front）或波阵面。波面可以有各种形状，在各向同性的均匀介质中，由于波动在各个方向传播速度相同，点波源激起的波，其波面是一系列的同心球面，称为球面波。波面为平面的波，称为平面波。

表示波传播方向的线，称为波线。在各向同性介质中，波线与波面总是相互垂直的，如图 3-5 所示。

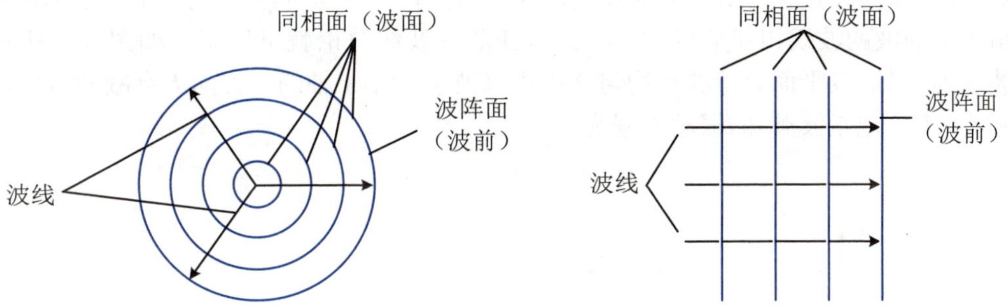

图 3-5　波面与波线

3.2.3　波长、波速、波的周期和频率

波线上相差为 2π 的两个质点之间的距离，叫作波长（wavelength），通常用 λ 表示。在波线上，相距一个波长的两质点振动步调完全相同，而在其内部没有振动步调完全相同的两点，因此，波长表示的是一个完整波的长度。显然，同一波线上相距 Δx 距离的两点，其振动相差为

$$\Delta\varphi = \frac{2\pi\Delta x}{\lambda} \tag{3-19}$$

在波的传播过程中，一个波长的波通过波线上某点所需的时间，称为波的周期（period of wave），通常用 T 表示。单位时间内通过波线上某点是整波的数目，称为波的频率（frequency of wave），用 ν 表示。波的同期和波的频率是互为倒数关系的，分析如图 3-4 所示的波的传播过程不难得出：波的周期（频率）等于波源的振动周期（频率）。

波速（wave velocity），即波的传播速度，是指单位时间内振动传播的距离，常用 u 表示。它的大小取决于介质的性质，与波的周期（或频率）无关。

由于波传播一个波长的距离需要一个周期的时间，因此，波速、波长和波的周期之间有如下关系：

$$u = \frac{\lambda}{T} = \lambda\nu \tag{3-20}$$

由式（3-20）可知，波长取决于介质和波源。不同波源激发的波在同一介质中传播时，由于波速是恒定的，波长仅取决于波源的周期（或频率）。由同一波源激发的波在不同介质中传播时，由于波的频率不变，所以波长随介质不同而不同。

3.3 平面简谐波的波动方程

波源做简谐振动时在介质中所产生的波，叫作简谐波(simple harmonic wave)，简谐波是最简单、最基本的波。由于任何复杂的振动都可以看作是由若干个简谐振动合成的，因此，一切复杂的波也可看作是由若干个简谐波叠加而成的。波面为平面的简谐波称为平面简谐波。对于机械波来说，质点的位移既是位置的函数又是时间的函数，若用函数式描述任一质点在任一时刻的位移，则这个函数式称为波动方程。下面讨论平面简谐波的波动方程。

由于平面波的波线相互平行，因此，只需任取一波线讨论就可以了。如图 3-6 所示，任取一波线为 x 轴，设平面简谐波在均匀介质中以波速 $\boldsymbol{u}$ 沿 x 轴的正方向无衰减的传播，原点 O 处质点(不一定是波源)的振动方程为

$$y_0 = A\cos(\omega t + \varphi)$$

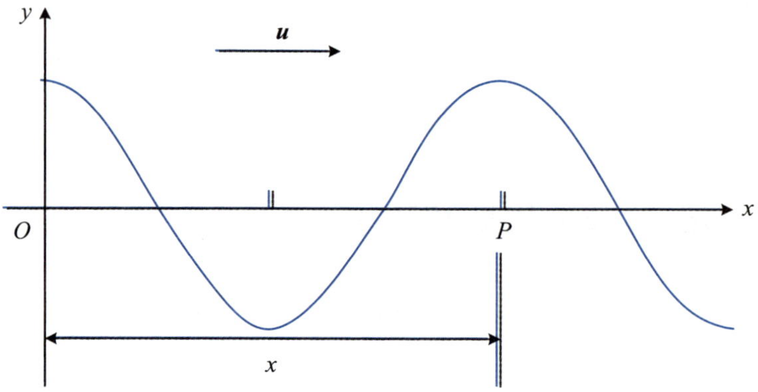

图 3-6 平面简谐波波动方程的推导

现在考虑 x 轴上任一点 P(不妨设在 O 的右边)，它到 O 点的距离为 x，由于 P 点的振动是由 O 点无衰减传过来的，且振动由 O 点传到 P 点所需的时间为 $\frac{x}{u}$，所以，P 点的振动状态比 O 点落后 $\frac{x}{u}$ 的时间，换句话说，P 点在 t 时刻的振动状态是 O 点在 $t-\frac{x}{u}$ 时刻的振动状态，因此，P 点的振动方程为

$$y = A\cos\left[\omega\left(t - \frac{x}{u}\right) + \varphi\right] \tag{3-21}$$

因为 P 点是 x 轴上任意一点，所以式(3-21)表示的是 x 轴上任一质点在任一时刻的位移。我们称其为平面简谐波的波动方程。根据 ω，ν，T，λ 间的关系，式(3-21)的波动方程可改写成如下几种形式：

$$y = A\cos\left[2\pi\left(\frac{t}{T} - \frac{x}{\lambda}\right) + \varphi\right] \tag{3-22}$$

$$y = A\cos\left[2\pi\left(\nu t - \frac{x}{\lambda}\right) + \varphi\right] \tag{3-23}$$

$$y = A\cos\left(\omega t - \frac{2\pi x}{\lambda} + \varphi\right) \tag{3-24}$$

在图 3-6 中，若平面简谐波在均匀介质中以波速 u 沿 x 轴的负方向无衰减的传播，由于 O 点的振动是由 P 点传过来的，P 点的振动状态比 O 点提前$\frac{x}{u}$时间，换句话说，P 点在 t 时刻的振动状态是 O 点在 $t+\frac{x}{u}$时刻的振动状态，因此，这时的波动方程需将式(3-21)～式(3-24)中的 x 前面"－"号改为"＋"号。如式(3-21)改写成为

$$y = A\cos\left[\omega\left(t + \frac{x}{u}\right) + \varphi\right] \tag{3-25}$$

【例 3-2】 一列频率为 5 Hz 的平面简谐波以 200 $\text{m}\cdot\text{s}^{-1}$的速度沿 x 轴正方向无衰减地传播，已知坐标原点处质点的振幅为 0.06 m，若取原点处质点经过平衡位置且向 y 轴负向运动时作为计时起点，求：

(1) 坐标原点处质点的振动方程；

(2) 平面简谐波的波动方程；

(3) $x=5$ m 处的质点的振动方程；

(4) 离原点 20 m 和 30 m 两点处质点振动的相位差。

解 (1) 由题知，坐标原点处质点振动的振幅 $A=0.06$ m，频率为 $\nu=5$ Hz，由于坐标原点处质点在 $t=0$ 时，$y_0=0$，$v_0<0$，所以坐标原点处质点振动的初相为$\frac{\pi}{2}$，故坐标原点处质点方程为

$$y = 0.06\cos\left(10\pi t + \frac{\pi}{2}\right)(\text{m})$$

(2) 平面简谐波的波动方程为

$$y = 0.06\cos\left[10\pi\left(t - \frac{x}{200}\right) + \frac{\pi}{2}\right](\text{m})$$

(3) $x=5$ m 处的质点的振动方程为

$$y = 0.06\cos\left[10\pi\left(t - \frac{5}{200}\right) + \frac{\pi}{2}\right] = 0.06\cos\left(10\pi t + \frac{\pi}{4}\right)(\text{m})$$

(4) 离原点 20 m 和 30 m 两点处质点振动的相位差为

$$\Delta\varphi = \left[10\pi\left(t - \frac{20}{200}\right) + \frac{\pi}{2}\right] - \left[10\pi\left(t - \frac{30}{200}\right) + \frac{\pi}{2}\right] = \frac{\pi}{2}$$

3.4 波的强度与波的衰减

3.4.1 波的强度

当波传播到介质中某质点处时，该质点将发生振动，因而具有动能，同时该处介质因发生形变而具有弹性势能。原来静止的质点，动能和势能都为零，由于波的传播，质点发生振

动而具有了能量。显然，这一能量是来自波源。由此可见，波的传播过程实际上不仅仅是振动状态的传播过程，同时也是能量的传递过程。我们将单位时间内通过垂直于波的传播方向单位面积的平均能量称为波的强度(intensity of wave)，通常用 I 表示，单位为 $W \cdot m^{-2}$。理论上可以推导波的强度为

$$I = \frac{1}{2}\rho u \omega^2 A^2 \tag{3-26}$$

式中，ρ 为介质的密度，u 为波速，ω 为振动的角频率，A 为振幅。上式表明，波的强度与振幅的平方、频率的平方成正比。在介质和波源一定时，I 仅与 A^2 成正比。

3.4.2 波的衰减

波在介质中传播时，一方面，由于波束的发散和反射等原因，波的能量分布面积增大，另一方面，由于介质的黏滞性和热传导性等原因，介质对波的能量有吸收，因此，波动在介质中传播时，它的强度将随着传播距离的增加而减弱，这种现象称为波的衰减。下面讨论两种情况下波的衰减规律：平面波由于介质吸收而衰减；球面波由于波的能量分布面积增大而衰减。

1. 平面波的衰减规律

设平面波在均匀介质中沿 x 轴的正方向传播，在 $x=0$ 处的强度为 I_0，在 x 处波的强度衰减为 I，通过厚度为 dx 的一层介质后，波的强度减少 $-dI$，实验表明，$-dI$ 与入射波的强度 I 和所通过的厚度 dx 成正比，即

$$-dI = \mu I dx$$

比例系数 μ 称为介质的吸收系数，μ 越大，介质对波的吸收越厉害。介质吸收系数 μ 与介质的性质有关，例如，声波在空气中的吸收系数比在水中约大一千倍，所以声波在空气中衰减比在水中快得多。此外，μ 还与波的频率(或波长)有关，例如，声波在空气中的吸收系数与频率的平方成正比，所以高频超声波在空气中衰减极快。

解上面的微分方程，并利用 $x=0$ 时，$I=I_0$，得

$$I = I_0 e^{-\mu x} \tag{3-27}$$

式(3-27)表明，平面波在传播过程中，其强度随传播距离的增加按指数规律衰减。

2. 球面波的衰减规律

对于球面波，如果在距离波源为 r_1 和 r_2 处取两球面，其强度分别为 I_1 和 I_2，则在不考虑介质的吸收情况下，单位时间内通过这两球面的平均能量必然相等，即

$$I_1 \cdot 4\pi r_1^2 = I_2 \cdot 4\pi r_2^2$$

故

$$\frac{I_1}{I_2} = \frac{r_2^2}{r_1^2} \tag{3-28}$$

式(3-28)表明，球面波在传播过程中，若不考虑介质的吸收，其强度与离开波源的距离平方成反比。

3.5 波的干涉

3.5.1 波的叠加原理

大量事实证明，几列波在同一介质中传播时，无论它们相遇与否，都保持自己原有的特性（振动方向、频率、波长等），按照自己原来的传播方向继续前进，在它们相遇区域内，各个质点的振动位移是各波在该点所引起的振动位移的矢量和，波的这种独立性和叠加性，称为波的叠加原理（principle of superposition of wave）。

波的叠加原理可以在日常生活中得到验证。例如，水面上几个水面波可以互不干扰地相互贯穿，然后按照各自原来的方式继续传播；又如，交响乐队演奏时，尽管许多乐器在空间激起的波很复杂，但人们仍能清晰地分辨出各个乐器所演奏的旋律。

3.5.2 波的干涉

一般来说，振动频率不同、振动方向不同、相位不同的几列波在某一点叠加时，所引起的合振动是很复杂的。但是，两个振动频率相同、振动方向相同、相差恒定或初相相同的波源所激起的波相遇时，在相遇区域内的某些点振动始终加强，而在另外一些点振动始终减弱或完全抵消，这种现象称为波的干涉（interference of wave）。满足振动频率相同、振动方向相同、相位差恒定或初相相同的两波源，称为相干波源（coherent sources），由相干波源激发的波称为相干波（coherent wave），上面的三个条件称为相干条件。

下面具体讨论相干波相遇时为什么会发生干涉现象以及发生干涉现象时，何处振动最强，何处振动最弱。

设有两相干波源 O_1 和 O_2，其振动方程分别为

$$y_{01} = A_1\cos(\omega t + \varphi_1)$$
$$y_{02} = A_2\cos(\omega t + \varphi_2)$$

式中，ω 是两波源的角频率，A_1 和 A_2 分别是它们的振幅，φ_1 和 φ_2 分别是它们的初相位。它们激发的波无衰减在空间传播到 P 点相遇，如图 3-7 所示，若 $O_1P = x_1$，$O_2P = x_2$，则这两列波在 P 点引起的分振动分别是

$$y_1 = A_1\cos\left(\omega t - \frac{2\pi x_1}{\lambda} + \varphi_1\right)$$

$$y_2 = A_2\cos\left(\omega t - \frac{2\pi x_2}{\lambda} + \varphi_2\right)$$

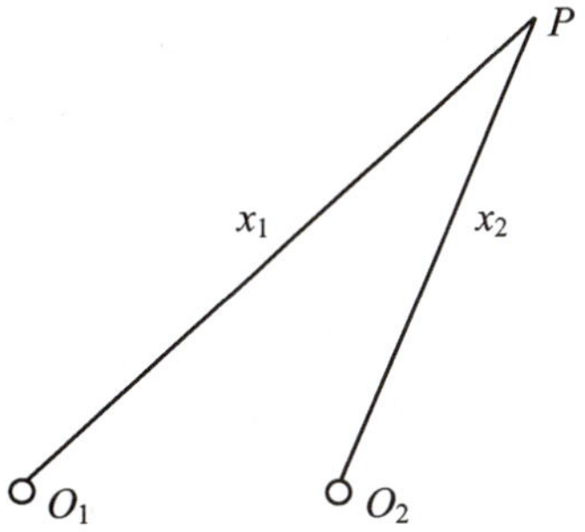

图 3-7　波的干涉

根据叠加原理，P 点的合振动为

$$y = y_1 + y_2 = A\cos(\omega t + \varphi)$$

式中，合振动的振幅

$$A = \sqrt{A_1^2 + A_2^2 + 2A_1A_2\cos\Delta\varphi} \tag{3-29}$$

其中

$$\Delta\varphi = \varphi_2 - \varphi_1 - 2\pi\frac{x_2 - x_1}{\lambda} \tag{3-30}$$

为两列相干波在 P 点引起的振动的相位差。式中的初相位 φ 满足

$$\tan\varphi = \frac{A_1\sin\left(\varphi_1 - \frac{2\pi x_1}{\lambda}\right) + A_2\sin\left(\varphi_2 - \frac{2\pi x_2}{\lambda}\right)}{A_1\cos\left(\varphi_1 - \frac{2\pi x_1}{\lambda}\right) + A_2\cos\left(\varphi_2 - \frac{2\pi x_2}{\lambda}\right)}$$

由式(3-29)和式(3-30)可知，两列相干波在空间相遇时，对任一定点，相位差 $\Delta\varphi$ 是一个恒量，因而对每一点来说，其合振幅 A 是恒量。而对于不同的相遇点，它们到波源的路程差 $x_2 - x_1$ 一般并不相同，因而相位差 $\Delta\varphi$ 不同，振动的合振幅也不同。所以，有些点振幅始终最大，即振动始终加强，有些点振幅始终最小，即振动始终减弱。

当相遇点到波源的路程差 $x_2 - x_1$ 满足

$$\Delta\varphi = \varphi_2 - \varphi_1 - 2\pi\frac{x_2 - x_1}{\lambda} = \pm 2k\pi \quad (k = 0,1,2,\cdots) \tag{3-31}$$

的各点时，合振幅 $A = A_1 + A_2$ 为最大，称为干涉加强。当满足

$$\Delta\varphi = \varphi_2 - \varphi_1 - 2\pi\frac{x_2 - x_1}{\lambda} = \pm(2k+1)\pi \quad (k = 0,1,2,\cdots) \tag{3-32}$$

的各点时，合振幅 $A = |A_1 - A_2|$ 为最小，称为干涉减弱。若 $A_1 = A_2$，则 $A = 0$，称为干涉相消。

如果两相干波源的初相位相等，即 $\varphi_1 = \varphi_2$，则上述干涉加强和减弱的条件可以简化。若用 $\delta = x_2 - x_1$ 表示两波源到相遇点的路程差，我们称其为波程差。显然，当

$$\delta = x_2 - x_1 = \pm k\lambda \quad (k = 0,1,2,\cdots) \tag{3-33}$$

时，即波程差等于波长的整数倍时，干涉加强。当

$$\delta = x_2 - x_1 = \pm(2k+1)\frac{\lambda}{2} \quad (k = 0,1,2,\cdots) \tag{3-34}$$

时，即波程差等于半波长的奇数倍时，干涉减弱。

3.5.3 驻波

驻波是一种特殊的干涉现象。两列振幅相同的相干波，当它们在同一直线上沿相反方向传播时，叠加而成的波，称为驻波(standing wave)。驻波可用图 3-8 所示的装置来演示。将一根水平的细弦线一端系在音叉的末端 A 上，另一端绕过滑轮 P 后，悬一砝码 m，使弦线上产生一定的张力，B 处有一尖劈，可左右移动以调节 AB 间的距离。音叉振动时，绳上产生的波向右传播，到达 B 点时发生反射，在弦线上又引起从右向左的反射波。由于入射波和反射波满足同频率、同振动方向、相差恒定的相干条件，于是在绳上发生干涉现象。结果形成如图 3-8 所示的波动状态。

从图 3-8 中可以看出，驻波中的每一点都在振动，但它们的振幅不同。有些点振幅为零，这些点称为波节(node)，有些点振幅最大，这些点称为波腹(loop)。波腹和波节均等间距排列，相邻两波节的中点是波腹，相邻两波腹的中点是波节，越靠近波节的点，振幅越小。

按波节的位置可以把驻波分成若干段，每一段内质点振动的振幅虽然不同，但它们的相位相同，它们同时到达各自的正最大的位置，然后同时沿同一方向经过平衡位置，并同时到达负最大的位置。相邻的两段质点的振动相位相反，一段的质点到达正最大位置时，另一段的质点却到达负最大位置，并同时沿相反的方向经过平衡位置。也就是说，在同一段内，各点的振动相位完全相同，在相邻两段之间却突变了一个 π，即：同段同相，邻段反相。由于各段之间没有振动状态或相位的传播，驻波的图像是一个整体原地踏步的图形，故称之为驻波。

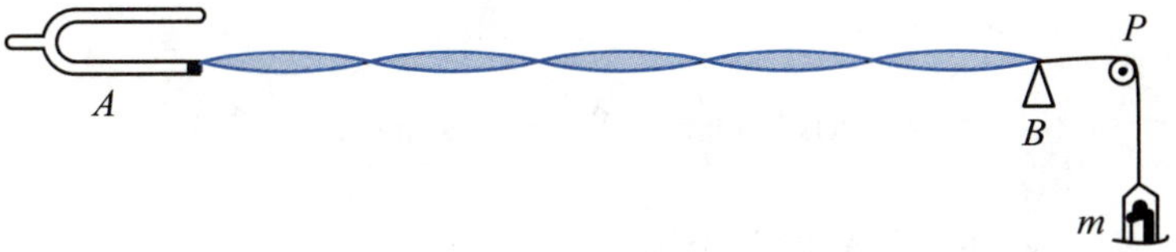

图 3-8　驻波实验

下面借助图 3-9 说明驻波的形成。图中虚线表示向右传播的波，细实线表示向左传播的波，粗实线表示合成的波。图中画出了这两列波以及它们合成的驻波在 $t=0, \frac{1}{8}T, \frac{1}{4}T, \frac{3}{8}T, \frac{1}{2}T$ 各时刻的波形。从图中可以看到，不论什么时刻，合成波在波节的位置(图中以“N”表示)总是不动的，在两波节之间同一段上所有的点，振动相位都相同，各段的中点振幅最大(图中用“L”表示)，这就是波腹。相邻两分段上各点的振动相位相反。这些结论均与实验事实一致。

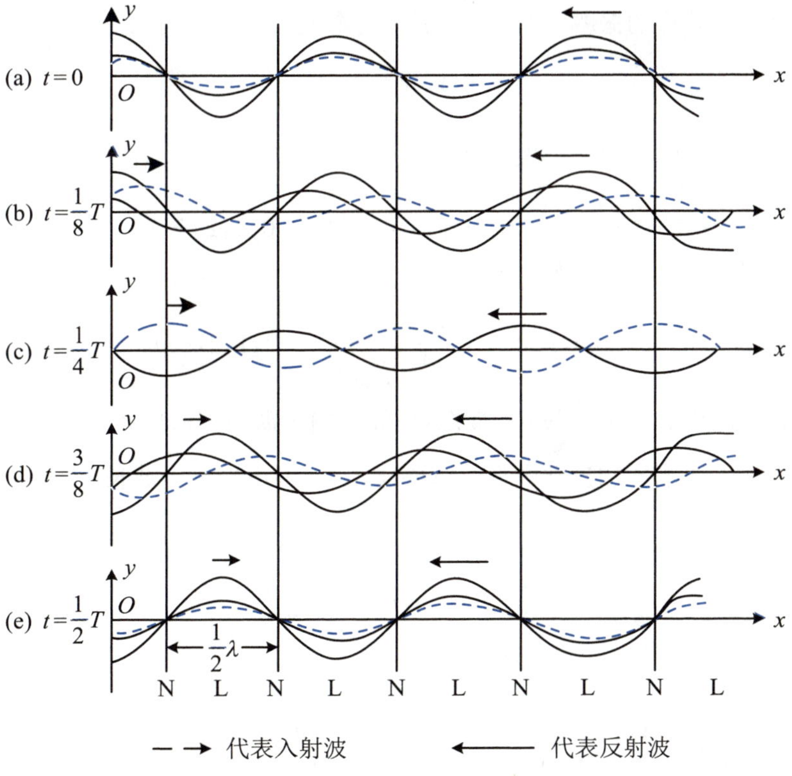

图 3-9　驻波的形成

下面对驻波的特性给以定量的分析。设有两列同振幅、反方向传播的相干波在 x 轴上传播,它们的波动方程分别为

$$y_1 = A\cos 2\pi\left(\frac{t}{T} - \frac{x}{\lambda}\right)$$

$$y_2 = A\cos 2\pi\left(\frac{t}{T} + \frac{x}{\lambda}\right)$$

各点的合振动为

$$\begin{aligned} y &= y_1 + y_2 \\ &= A\left[\cos 2\pi\left(\frac{t}{T} - \frac{x}{\lambda}\right) + \cos 2\pi\left(\frac{t}{T} + \frac{x}{\lambda}\right)\right] \\ &= \left(2A\cos\frac{2\pi}{\lambda}x\right)\cos\frac{2\pi}{T}t \end{aligned} \tag{3-35}$$

式(3-35)称为驻波方程。从式(3-35)可以看出,合成以后各点都在做同频率的简谐运动,每一点的振幅为 $\left|2A\cos\frac{2\pi}{\lambda}x\right|$,这表示驻波的振幅与各点的位置有关而与时间无关。振幅最大发生在 $\left|\cos\frac{2\pi}{\lambda}x\right| = 1$ 的点,因此波腹的位置可由

$$\frac{2\pi}{\lambda}x = \pm k\pi \qquad (k = 0,1,2,\cdots)$$

来确定,即

$$x = \pm k\frac{\lambda}{2} \qquad (k = 0,1,2,\cdots) \tag{3-36}$$

这就是波腹的位置,该点的振幅为 $2A$。相邻的两个波腹间的距离为

$$\Delta x = x_{k+1} - x_k = \frac{\lambda}{2}$$

它们是等间距的。同样,振幅最小发生在 $\left|\cos\frac{2\pi}{\lambda}x\right| = 0$ 的点,因此,波节的位置可由

$$\frac{2\pi}{\lambda}x = \pm(2k+1)\pi \qquad (k = 0,1,2,\cdots)$$

来确定,即

$$x = \pm(2k+1)\frac{\lambda}{4} \qquad (k = 0,1,2,\cdots) \tag{3-37}$$

这就是波节的位置,该点的振幅为 0。显然,相邻的两个波节之间的距离也是 $\frac{\lambda}{2}$。

驻波在声学、无线电学和光学中都有重要应用,它可用来测定波长。

3.6 声　　波

所谓声波(sound wave),广义地讲,是指在弹性介质中传播的机械纵波。其中频率在 20～20 000 Hz 之间的声波能引起人们的听觉反应,称为可闻声波,这便是我们通常所说的声波。频率高于20 000 Hz 的声波称为超声波,频率低于 20 Hz 的声波称为次声波。虽然超

声波和次声波不能引起人的听觉，但从物理学观点看来，它们与声波并无本质上的区别。

3.6.1　声压、声阻抗与声强

1. 声压

由于声波是纵波，因此，声波在介质中传播时，介质内部发生疏密变化，当某处质点密集时，该处压强大，当某处质点稀疏时，该处压强小。在某一时刻，介质中某一点的压强与无声波通过时的压强之差，称为该点的瞬时声压(sound pressure)。显然，声压是空间和时间的函数。对于波动方程为 $y = A\cos\left[\omega\left(t - \frac{x}{u}\right) + \varphi\right]$ 的平面简谐波，可以证明，声压的数学表达式为

$$P = \rho u\omega A\cos\left[\omega\left(t - \frac{x}{u}\right) + \varphi + \frac{\pi}{2}\right]$$

其中，ρ 为无声波通过时介质的密度。若令 $P_m = \rho u\omega A$，则 P_m 表示声压的最大值，称为声压幅值。声学测量仪器测量声压时，读出的是有效声压 P_e，它与声压幅值 P_m 的关系是

$$P_e = \frac{P_m}{\sqrt{2}}$$

2. 声阻抗

声阻抗(acoustic impedance)的定义是声压幅值与介质质点振动速度幅值的比值，通常用 Z 表示。即

$$Z = \frac{P_m}{V_m} = \frac{\rho u\omega A}{\omega A} = \rho u \tag{3-38}$$

显然，声阻抗是由介质固有性质决定的常数，单位是 $kg \cdot m^{-2} \cdot s^{-1}$。它是表征介质声学特性的一个重要物理量。表 3-1 列出了几种超声诊断中常见介质的声阻抗。

表 3-1　几种常见介质的声阻抗

介　质	声阻抗($\times 10^6\ kg \cdot m^{-2} \cdot s^{-1}$)	介　质	声阻抗($\times 10^6\ kg \cdot m^{-2} \cdot s^{-1}$)
空气(20 ℃)	0.000 4	脑	1.590
水(37 ℃)	1.48	晶状体	1.874
液状石蜡(33.5 ℃)	1.186	房水	1.486～1.513
血液	1.656	玻璃体	1.483～1.510
脂肪	1.410	肝	1.648
肌肉(平均)	1.684	羊水	1.493
软组织(平均)	1.524	胎体	1.540
脑脊液	1.522	颅骨	5.571

3. 声强

它是声波强度(sound intensity)的简称，是指单位时间内通过垂直于声波传播方向的单位面积的平均能量。根据式(3-26)，声强的表达式为

$$I = \frac{1}{2}\rho u \omega^2 A^2 \tag{3-39}$$

根据式(3-38),它可以用声压表示,即

$$I = \frac{P_m^2}{2Z} = \frac{P_e^2}{Z} \tag{3-40}$$

3.6.2 声波的反射与透射

在声学中,介质是以声阻抗来划分的。两种物质如果声阻抗相同,即使它们的组成、物理性质不同,在声学意义上,也可认为它们是同种均匀介质。否则,称为不同介质。声波在传播过程中,如果遇到两种不同介质的分界面,会发生反射和折射现象。我们将反射波声强与入射波声强的比值,称为声强反射系数,用 α_{ir} 表示。透射波声强与入射波声强的比值,称为声强透射系数,用 α_{it} 表示。理论上可以证明,若声波由声阻抗为 Z_1 介质垂直入射到声阻抗为 Z_2 介质,则

$$\alpha_{ir} = \frac{I_r}{I_i} = \left(\frac{Z_1 - Z_2}{Z_1 + Z_2}\right)^2 \tag{3-41}$$

$$\alpha_{it} = \frac{I_t}{I_i} = \frac{4Z_1 Z_2}{(Z_1 + Z_2)^2} \tag{3-42}$$

式(3-41)和式(3-42)说明,在垂直入射时,$\alpha_{ir} + \alpha_{it} = 1$,即声强守恒(注:只有垂直入射才守恒)。因此,当声波入射到两种不同介质的界面时,如果两种介质的声阻抗相差较大,则反射多,透射少;如果两种介质的声阻抗相近,则透射多,反射少。

在超声诊断中,当超声束在人体内遇到不同声阻抗的组织界面时,会出现透射和反射,人们就是通过对反射回波所携带信息的处理来获取人体内部组织的信息。表 3-1 告诉我们,人体组织按声阻抗大小可以分为三类:

① 低声阻的气体或充气组织,如肺部组织;

② 中等声阻的液体与软组织,如血液、脂肪;

③ 高声阻的矿物组织,如颅骨。

由于三类组织的声阻抗相差很大,所以彼此之间不能传播超声波,且由于在第一类和第三类组织中,超声波或被全部吸收衰减,或被全反射。因此,超声诊断主要是在第二类组织之间进行。

【例 3-3】 在超声诊断中,如果探头直接置于皮肤表面,则超声波是经探头与皮肤表面之间的空气层传入人体的,试求这种情况下进入人体的超声波强度是入射前强度的百分之几?如果在皮肤表面涂上蓖麻油($Z = 1.36 \times 10^6\ \mathrm{kg \cdot m^{-2} \cdot s^{-1}}$),超声波经蓖麻油传入人体,则进入人体的超声波强度又是入射前强度的百分之几?

解 (1) 经空气进入时,由表 3-1 可知

$$Z_1 = 4 \times 10^2\ \mathrm{kg \cdot m^{-2} \cdot s^{-1}}$$

$$Z_2 = 1.41 \times 10^6\ \mathrm{kg \cdot m^{-2} \cdot s^{-1}}$$

所以

$$\frac{I_t}{I_i} = \frac{4 \times 4 \times 10^2 \times 1.41 \times 10^6}{(4 \times 10^2 + 1.41 \times 10^6)^2} = 0.001 = 0.1\%$$

(2) 经蓖麻油传入时

$$\frac{I_t}{I_i}=\frac{4\times1.36\times10^6\times1.41\times10^6}{(1.36\times10^6+1.41\times10^6)^2}=0.9997=99.97\%$$

这个例子说明为什么利用超声波进行人体扫描或治疗时，要在探头与体表之间涂抹油类物质或液体等耦合剂。

3.6.3 听觉域

我们知道，只有在 20～20 000 Hz 频率范围内的声波才能引起人耳的听觉反应，即引起听觉的声波有一个频率范围。事实上，对每一个给定的可闻频率的声波来说，声强太小，不能引起听觉；声强太大，只能使人耳产生痛觉，也不能引起听觉。即每一个给定的可闻频率的声波，要能引起听觉，还有一个声强范围。我们将能引起听觉反应的最小声强，即下限值称为最低可闻声强或听阈（threshold of hearing）。将能引起听觉反应的最大声强，即上限值称为痛阈（threshold of feeling）。不论是听阈还是痛阈，都随频率变化，我们将听阈随频率变化的曲线，称为听阈曲线，将痛阈随频率变化的曲线称为痛阈曲线。图 3-10 中最下面一条曲线表示的是听力正常的人的听阈曲线，可以看出，听力正常的人最敏感的频率为 1 000～5 000 Hz。图 3-10 最上面一条曲线表示的是听力正常的人的痛阈曲线。图 3-10 中由频率为20 Hz，20 000 Hz 的直线和听阈曲线、痛阈曲线围成的区域，是能引起人耳听觉反应的频率和声强范围，称为听觉域（auditory region）。

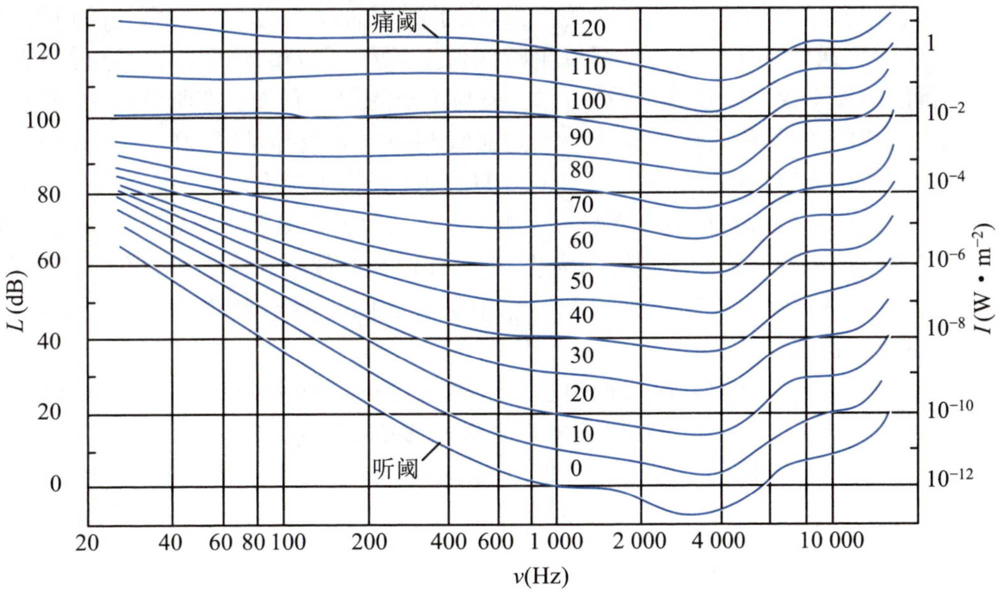

图 3-10　纯音的听觉域和等响曲线

临床上检测听力一般要借助电子听力计。电子听力计可以发出不同频率（范围在 20～20 000 Hz）和不同强度的纯音信号，医生通过测量被测者对应各种不同频率的听阈值，描绘出被测者的听阈曲线，将它与正常的听力曲线比较，检查被测者听力是否有缺陷。需佩戴助听器的患者，在佩戴助听器之前，必须先测出听力曲线。

3.6.4　声强级与响度级

1. 声强级

从图3-10可以看出，引起听觉反应的声强差别很大。以1 000 Hz的纯音为例，声强只要达到10^{-12} W·m^{-2}就可引起听觉，而声强高达1 W·m^{-2}时才引起痛觉，上下竟相差10^{12}倍。但是，它们在人耳中产生的主观感觉——响度——却并没有这样大的差别。实验证明，声强每增加10倍，人的主观感觉响度增加1倍。因此，在声学上规定将$I_0 = 10^{-12}$ W·m^{-2}作为标准参考声强，用声波的声强与标准参考声强比值的对数，把声强分成不同的等级，称为声强级(intensity level)，用L表示。即

$$L = \lg \frac{I}{I_0}\ (\mathrm{B}) = 10\lg \frac{I}{I_0}\ (\mathrm{dB}) \tag{3-43}$$

声强级的单位是贝尔(B)，它的$\frac{1}{10}$是分贝尔，简称分贝(dB)，声强级常用分贝作单位。对于频率为1 000 Hz的纯音，一般正常人耳的听阈是10^{-12} W·m^{-2}，相应的声强级是0 dB，痛阈是1 W·m^{-2}，相应的声强级是120 dB。

2. 响度级

上面介绍的无论是声强还是声强级，都是对声能的客观描述，而人耳的主观感觉是声音的响亮程度——响度。响度通常随声强的增加而增加，响度是否仅仅取决于声强呢？我们知道，听阈指的是人耳刚能感觉到声音的声强，位于听阈曲线上的不同频率处的声音，虽然它们的声强(或声强级)不同，但由于都位于听阈值上，所以它们的响度相同，这说明人耳感觉到的声音的响度不仅与声强或声强级有关，还与声波的频率有关。在听觉域中，将响度相同的点连接而成的曲线，称为等响曲线。听阈曲线和痛阈曲线都是等响曲线。等响曲线可通过心理物理实验测定，其方法如下：以1 000 Hz的纯音作为标准声音，将标准声音的声强级调到某一数值(如60 dB)，让被测者感受其响度，然后改变声音到某一频率，再改变声强，直到被测者断定此声音与标准声音等响为止，记下此声音的频率和声强级，再改变不同的频率，重复同样的实验，测出一组声强级和频率的数据，作出曲线，就得出一条与1 000 Hz，60 dB等响的等响曲线。

为了定量地比较声音的响度，人们引进了响度级(loudness level)的概念。响度级的单位为方(phon)，人们规定：1 000 Hz纯音的声强级是多少dB，它的响度级就是多少方，凡是响度相同的声音，具有相同的响度级。因此，位于同一等响曲线的声音，具有相同的响度级。例如，若频率为50 Hz、声强级为78 dB的声音与频率为1 000 Hz、声强级为60 dB的声音等响，则它们的响度级都是60方。

【例3-4】 若一台马达开动时所发出噪声的声强级是60 dB，那么，10台同样的马达同时同地开动时所产生的噪声声强级是多少？

解 设一台马达开动时所发出噪声的声强是I，则

$$10\lg \frac{I}{I_0} = 60\ (\mathrm{dB})$$

由于10台马达开动时所发出噪声的声强是$10I$，所以它们所产生的噪声声强级是

$$L = 10\lg \frac{10I}{I_0} = 10 + 10\lg \frac{I}{I_0} = 10 + 60 = 70\ (\mathrm{dB})$$

必须注意的是：当多个声源同时发声时，总声强为各声波声强之和，但声强级并不等于它们的声强级之和。

3.7　超声波及其在医学上的应用

3.7.1　超声波的特性

由于超声波仍是声波，所以它具有声波的通性。如可以在固体、液体或气体中传播，且在同一种介质中，与声波的速度相同，遇到不同介质分界面时发生反射和折射等。但由于它的频率高(大于20 000 Hz)，波长短，因而还具有以下特性。

1. 方向性好

由于超声波的波长短，衍射现象不显著，可以把超声波近似看作是直线传播，因而容易得到定向而集中的超声波束，且能像光线一样，用适当的方法可使其汇聚和发散。

2. 强度大

由于声波的强度与频率的平方成正比，所以超声波的强度较大。如果用声透镜聚焦，还能得到局部强度更大的超声波束。

3. 穿透性好

超声波在介质中传播时，会因介质的吸收及反射等原因而引起衰减。在气体中超声波衰减很快，但在液体和固体中却衰减较少，所以超声波很容易穿透液体、固体。在人体中，超声波很容易穿透房水、玻璃体等液性组织和脂肪、肌肉等软组织，但由于肺内有肺泡、骨骼界面声阻抗差别较大等原因，超声波不易穿透肺组织和骨组织。

4. 能发生显著反射

通常只有当反射体的线度比声波的波长大数倍时，才能引起明显的反射。由于超声波的波长很短，所以较小的反射体，如钢件中的小气泡、人体中的小病变，都能引起明显的反射。在超声诊断中，正是利用这种特性得到超声图像的。

3.7.2　超声波与物质的相互作用

超声波通过介质时，会对介质产生一系列作用。这里只介绍其中典型的三种。

1. 机械作用

当超声波在介质中传播时，会引起介质质点的振动，即使振幅很小，但由于超声波的频率高，质点的振动加速度及声波的声幅和声强都很大，如超声波的频率达到 1 MHz 时，质点振动加速度可高达重力加速度的几千万倍，声幅产生的压力可相当于 100 个大气压，这种振动会破坏介质的力学结构，产生强烈的机械作用。

2. 空化作用

高频大功率的超声波通过液体时，液体中会产生剧烈的疏密变化，从而形成强烈的低压和高压变化。当液体中某处变稀疏时，该处液体会受周围液体对它的拉力作用。由于液体承受拉力的能力很差，液体将被拉断，形成空腔，紧接着该处将变密，形成极大的压力，使空腔迅速闭合，并在闭合的瞬间，产生高温、高压和放电现象，这就是超声波的空化作用。这种作用在含有杂质和气泡处尤为明显。

3. 热作用

超声波在介质中传播时，总有一部分声波能量被介质吸收而转化成热能，从而使介质的温度升高，这种现象称为热作用。

3.7.3 超声波的产生与接收

产生超声波的方法较多，在医用超声设备中，主要是采用压电式超声波发生器，它主要由高频脉冲发生器和压电式换能器两部分组成，如图 3-11 所示。

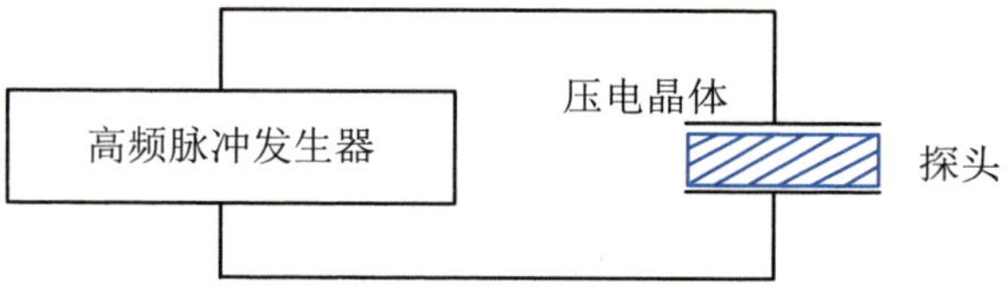

图 3-11 超声波发生器示意图

压电式换能器，俗称探头，是利用某些晶体的压电效应（piezoelectric effect）制成的。当这类晶体两表面受到压力或拉力作用时，在这两个表面上会产生等量异种电荷，这种现象称为正压电效应。我们把这类晶体称为压电晶体，目前常用的压电材料是锆钛酸铅（PZT）等材料。压电晶体还具有逆压电效应，即如果将压电晶体置于交变电场中，晶体表面会随电场方向改变而伸缩，这种现象称为逆压电效应。将压电晶体的两表面镀上薄银层，焊上导线并引出作为电极，就构成了一个简单的探头。

当将探头接通高频脉冲发生器时，由于逆压电效应，在高频脉冲发生器产生的高频（大于20 000 Hz）交变电场的作用下，压电晶体的表面按电场变化的频率伸缩，即产生高频振动，这种振动在介质中传播，便形成了超声波。如果将压电晶体置于超声场中，由于正压电效应，在超声波压强的作用下，压电晶体两表面将产生交变电信号，将此电信号送入信号处理系统，便可实现对超声波的接收与检测。

3.7.4 超声波在医学上的应用

超声波在医疗诊断、疾病防治和医学研究等方面都有广泛的应用。在疾病防治方面，超声波主要用于超声洁齿、肿瘤的治疗以及对胆结石、肾结石、尿路结石的治疗，即超声碎石。在医学研究方面，主要用于研究生物组织的声学特性。目前，超声波在医学上应用最为广泛的是医学诊断，下面简要地介绍一些它在医学诊断上的应用。

由于体内不同组织和脏器的声阻抗不同，超声波入射到它们的分界面上时，能发生显著反射，形成反射波，我们称其为回波。超声诊断仪器就是依据超声脉冲回波技术，即向人体发射脉冲超声波，通过检测回波及对回波的处理，提取有用的诊断信息，达到诊断的目的。医学上常用的有 A 型、B 型和 M 型超声诊断仪，超声多普勒血流仪和彩色多普勒血流成像仪等。

1. A型超声诊断仪

A型超声诊断仪，简称A超，它采用单探头发射单束超声脉冲。如图3-12(a)所示，探头发射的超声波先后经过x_0，x_1和x_2界面时会发生反射，A型超声诊断仪就是把接收到的各界面的回波信号经放大处理后加于显像管的垂直偏转板上，同时在水平偏转板上加一扫描信号，由于这些界面距离探头远近不同，所以探头接收到的回波时间不同，在显示器上就出现了三个脉冲波形，波形间隔反映了各回波与始波的时间间隔，揭示了各界面深度或两界面之间的距离。又由于波的衰减以及界面的性质不同，探头接收到的回波幅度也不同，通过脉冲的幅度，可以了解反射界面两侧声阻抗的信息，即反映了界面两边组织的差异。图3-12(b)表示了病变脏器的回波信号。由于A超的回波信号是以脉冲幅度的形式按时间先后在显示器上显示的，故A超又称为幅度调制型(amplitude modulation)超声诊断仪。

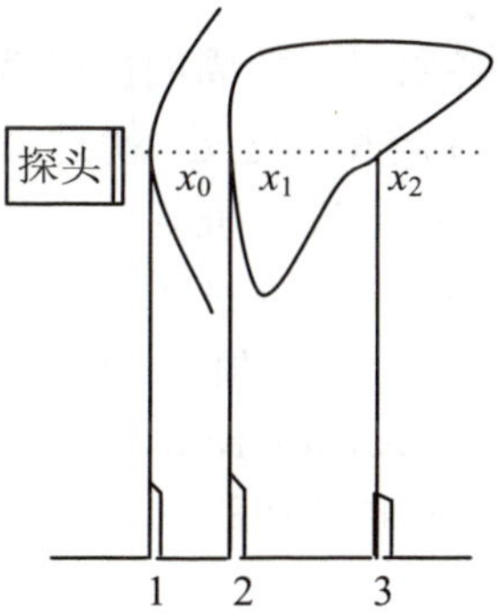

(a) 正常脏器的回波信号

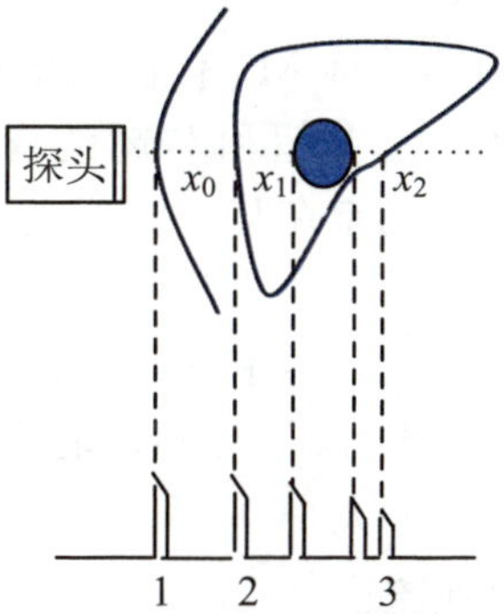

(b) 病变脏器的回波信号

图3-12　A型超声波诊断仪原理图

A超是最早出现的超声诊断仪器，它显示的信息是一维的，存在诸多缺陷，如图谱较难识别，临床上现在很少使用。目前A超主要用于对颅脑的占位性病变的诊断，但了解它的基本结构和检测原理是理解B型和M型超声诊断仪的基础。

2. B型超声诊断仪

B型超声诊断仪，简称B超，目前B超大多采用多阵元探头同时发射多束超声脉冲。它与A型超声诊断仪不同之处在于以下两点：

第一个不同之处是辉度调制。

回波信号经放大处理后加于显像管的控制栅极(或阴极)，利用回波信号改变栅极与阴极之间的电位差，从而改变荧光屏上的光点辉度，回波信号越强，荧光屏上的光点越亮。同时将深度扫描的时基电压加于垂直偏转板上，这样一束超声波产生的回波信号将显示为一条由明暗不等的断续光点构成的直线。由于B超的回波信号是以不同的辉度在显示器上显示的，故B超又称为辉度调制型(brightness modulation)超声诊断仪。

第二个不同之处是显示断层声像。

多束超声波束同时发射时，多条直线依次排列，这样就可以构成一幅物体或人体的断面图像，如图3-13所示。

B超具有如下特点：它将从人体反射回来的回波信号以光点形式组成切面图像。这种图像与人体的解剖结构极其相似，故能直观地显示脏器的大小、形态、内部结构，并可将实质性、液性或含气性组织区分开来。

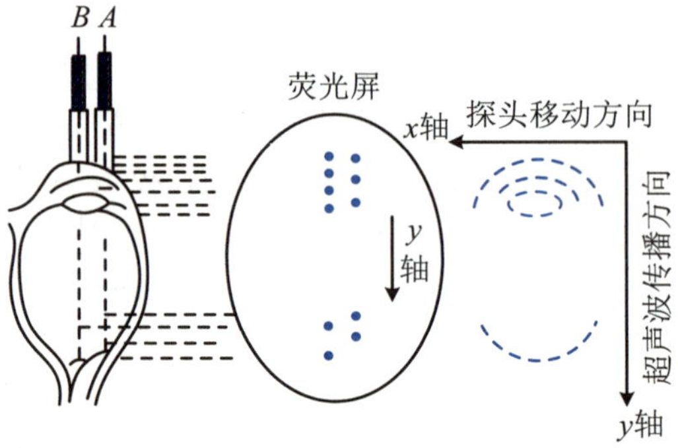

图 3-13　B 型超声波诊断仪原理图

3. M 型超声诊断仪

M 型超声诊断仪，简称 M 超，它能显示心脏内各层组织的周期性活动曲线，所以又称为超声心动仪。M 超兼有 A 超和 B 超的特点，它与 B 超相似之处，就是采用辉度调制；与 A 超相似之处，就是探头固定在某一探测点不动。当探头对准心脏某一部位时，由于心脏的周期性搏动，各层组织界面和探头间的距离也随之改变，各界面的反射波经辉度调制后，在水平扫描电压作用下，在荧光屏上显示出随心脏搏动而上下移动的一系列能反映心脏内各层组织周期性活动的曲线，这就是超声心动图(ultrasic cardiogram，UCG)，如图 3-14 所示。目前 M 超可测量房室的大小、心输出量等参数，检查心脏的功能。

4. 超声多普勒血流仪

超声多普勒血流仪是以多普勒效应为基础测量血流速度的一种超声仪器，简称 D 超。所谓多普勒效应(Doppler effect)，就是当波源或观测者相对于介质运动时，观测者所接收到的频率与波源频率不同。如当我们站在火车站站台上时，听到向我们驶来的火车的汽笛声会比远离我们的火车的汽笛声的音调要高。

图 3-15 是利用多普勒效应测量血流速度的原理图。图中 v 是血流速度，θ 是超声波传播方向与血流方向之间的夹角，如果探头发射的超声波频率为 ν，超声波在组织中的传播速度为 u，理论可以证明：探头发出的超声波频率与接收的回波频率之差，即多普勒频移 $\Delta\nu$ 为

$$\Delta\nu = \frac{2v\cos\theta}{u}\nu \tag{3-44}$$

由式(3-44)可得血流速度：

$$v = \frac{u}{2\nu\cos\theta}\Delta\nu \tag{3-45}$$

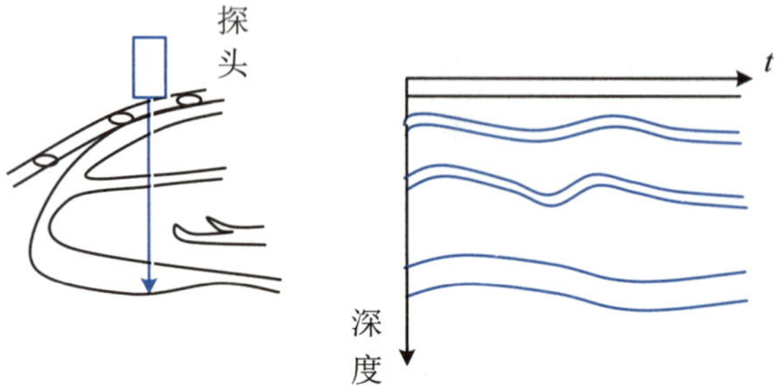

图 3-14　M 型超声波诊断仪原理图

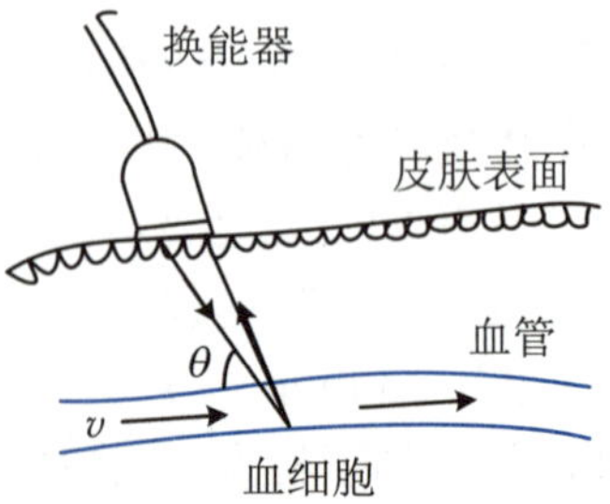

图 3-15　利用多普勒效应测量血流速度

由式(3-45)可知，若测量时 θ 角取定，在已知 u 值的情况下，只要测出频移 $\Delta\nu$，就可算出血流速度。

5. 彩色多普勒血流成像仪

彩色多普勒血流成像仪，简称彩超。彩超采用的是二维血流成像技术，简单地说就是高清晰度的黑白 B 超再加上彩色多普勒。彩超的彩色图像并不是真正看到了人体组织的颜色，而是在黑白 B 超图像的基础上加上了以多普勒效应原理为基础的伪彩合成的。仪器在设计上采用一高速相控制扫描探头进行平面扫查，以实现解剖结构与血流状态两种显像。探头接收到的信号分为两路：一路经放大处理后按回波强弱形成二维黑白解剖图像，另一路对扫描全程作多点取样，进行多普勒频移检测，信号经自相关技术处理，并经彩色编码实时地叠加在二维图像上，使血流的分布和方向呈二维显示。不同的血流以不同的颜色加以区别：基本颜色有红色(R)、蓝色(B)和绿色(G)，红色表示流向探头的正向血流，蓝色表示离开探头的反向血流，绿色表示复杂多变的湍流，其他颜色都是由这三种基本颜色混合而成的。

彩超既具有二维超声结构图像的优点，又同时能提供血流动力学的丰富信息，在临床上被誉为"非创伤性血管造影"，受到了广泛的重视和欢迎。其主要优点是：

① 能快速直观显示血流的二维平面分布状态；

② 可显示血流的运行方向；

③ 有利于辨别动脉和静脉；

④ 有利于识别血管病变和非血管病变；

⑤ 有利于了解血流的性质；

⑥ 能方便了解血流的时相和速度；

⑦ 能可靠地发现分流和反流；

⑧ 能对血流束的起源、宽度、长度、面积进行定量分析。

习　　题

3-1 什么是简谐振动？说明下列振动是否为简谐振动：

(1) 拍皮球时球的上下运动；

(2) 一小球在半径很大的光滑凹球面底部的小幅度摆动。

（不是；是）

3-2 轻质弹簧的一端相接的小球沿 x 轴做简谐振动，振幅为 A，位移与时间的关系可以用余弦函数表示。若在 $t=0$ 时，小球的运动状态分别为

(1) $x=-A$；

(2) 过平衡位置，向 x 轴正方向运动；

(3) 过 $x=\dfrac{A}{2}$ 处，向 x 轴负方向运动；

(4) 过 $x=\dfrac{A}{\sqrt{2}}$ 处，向 x 轴正方向运动。

试确定上述各种状态的初相。

$\left(\varphi=\pi;\varphi=-\frac{\pi}{2};\varphi=\frac{\pi}{3};\varphi=-\frac{\pi}{4}\right)$

3-3 一做简谐振动的质点在 $t=0$ 时，位于距离平衡位置 10 cm 处，速度为 0，振动周期为 2 s，求其振动的位移及速度表达式。

$\left(x=0.1\cos\pi t\ \text{m};v=0.10\pi\cos\left(\pi t+\frac{\pi}{2}\right)\ \text{m}\cdot\text{s}^{-1}\right)$

3-4 物体的振动方程为 $x=12\cos\left(\pi t-\frac{\pi}{3}\right)$，求此物体由 $x=-6$ cm 处向 x 轴负向运动并回到平衡位置所需要的最短时间。

$\left(\frac{5}{6}\ \text{s}\right)$

3-5 一物体连在弹簧上做简谐振动，角频率为 30 s^{-1}，振幅为 0.2 m。若物体的质量 $m=0.2$ kg，求回复力的幅值（最大值）。

(36 N)

3-6 有一弹簧振子，其质量为 2.5 kg，劲度系数（倔强系数）为 $10\pi^2$ $\text{N}\cdot\text{m}^{-1}$。当 $t=0$ 时，$x_0=0.1$ m，$v_0=0$，试求：

(1) 振动的固有角频率、振幅、初相和周期；

(2) 简谐振动方程。

$(2\pi\ \text{rad}\cdot\text{s}^{-1},0.1\ \text{m},0,0.1\ \text{s};x=0.1\cos 2\pi t\ \text{m})$

3-7 一个运动物体的位移与时间的关系为 $x=0.10\cos\left(2.5\pi t+\frac{\pi}{3}\right)$ m，试求：

(1) 振幅、角频率、频率、周期和初相位；

(2) $t=2$ s 时物体的位移、速度和加速度。

$\left(0.10\ \text{m},2.5\pi\ \text{rad}\cdot\text{s}^{-1},1.25\ \text{Hz},0.80\ \text{s},\frac{\pi}{3};\right.$

$\left.-0.05\ \text{m},0.68\ \text{m}\cdot\text{s}^{-1},3.10\ \text{m}\cdot\text{s}^{-2}\right)$

3-8 如图 3-16 所示为一简谐振动的振动曲线，试写出其简谐振动方程。

$\left(x=0.1\cos\left(\frac{5}{6}\pi t-\frac{\pi}{3}\right)\ \text{m}\right)$

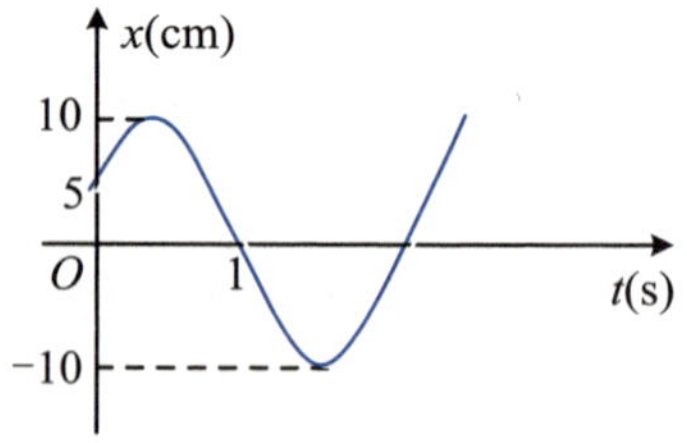

图 3-16

3-9 两个同方向、同频率的简谐振动为 $x_1=4\cos\left(3\pi t+\frac{\pi}{3}\right)$ m 和 $x_2=3\cos\left(3\pi t-\frac{\pi}{6}\right)$ m，试求它们的合振动表达式。

$(x=5\cos(3\pi t+0.128\pi)\ \text{m})$

3-10 两个弹簧振子做同频率、同振幅的简谐振动。第一个振子的振动表达式为 $x_1=$

$A\cos(\omega t+\varphi)$，当第一个振子从振动的正方向回到平衡位置时，第二个振子恰在正方向位移的端点。求第二个振子的振动表达式和两者的相位差。

$$\left(x_2=A\cos\left(\omega t+\varphi-\frac{\pi}{2}\right);-\frac{\pi}{2}\right)$$

3-11 一物体做简谐振动，若振动方程为 $x=A\cos\left(\omega t+\frac{\pi}{2}\right)$，则该物体在 $t=0$ 时刻的动能与 $t=T/8$（T 为振动周期）时刻的动能之比为多少？

（2∶1）

3-12 波动表达式 $y=A\cos\left[\omega\left(t-\frac{x}{u}\right)+\varphi\right]$ 中，$\frac{x}{u}$ 表示什么？φ 表示什么？若把上式改写成 $y=A\cos\left(\omega t-\frac{\omega x}{u}+\varphi\right)$，则 $\frac{\omega x}{u}$ 表示什么？

（$\frac{x}{u}$ 表示原点的振动状态传到 x 处所需时间；φ 表示原点振动的初相；

$\frac{\omega x}{u}$ 表示离坐标原点为 x 的质点振动比原点落后的相位）

3-13 已知波动方程为 $y=A\cos(bt-cx)$，试求波的振幅、波速、频率和波长。

$$\left(A,\frac{b}{c},\frac{b}{2\pi},\frac{2\pi}{c}\right)$$

3-14 有一列平面简谐波，坐标原点按 $y=A\cos(\omega t+\varphi)$ 的规律振动。已知 $A=0.10\ \text{m}$，$T=0.50\ \text{s}$，$\lambda=10\ \text{m}$。试求：

(1) 波动方程；

(2) 波线上相距 2.5 m 的两点的相位差；

(3) 假如 $t=0$ 时处于坐标原点的质点的振动位移为 $y_0=0.050\ \text{m}$，且向平衡位置运动，求初相位并写出波动方程。

$$\left(y=0.10\cos\left[2\pi\left(2.0t-\frac{x}{10}\right)+\varphi\right]\text{m};\frac{\pi}{2};\right.$$

$$\left.y=0.10\cos\left[2\pi\left(2.0t-\frac{x}{10}\right)+\frac{\pi}{3}\right]\text{m}\right)$$

3-15 已知一列平面简谐波沿 x 轴正向传播，波速为 $5\ \text{m}\cdot\text{s}^{-1}$，波长为 2 m，原点处质点的振动曲线如图 3-17 所示，试写出该平面波的波动方程及距离波源0.5 m 处质点的振动方程。

$$\left(y=0.1\cos\left[5\pi\left(t-\frac{x}{5}\right)+\frac{3\pi}{2}\right]\text{m};y=0.1\cos(5\pi t+\pi)\ \text{m}\right)$$

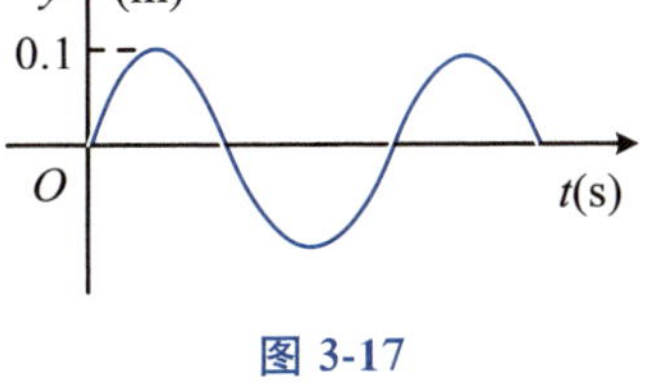

图 3-17

3-16 P 和 Q 分别是两个同方向、同频率、同相位、同振幅的波源所在处。设它们在介质中产生的波列波长为 λ，PQ 之间的距离为 1.5λ，R 是 PQ 连线上 Q 点外侧的任意一点。

试求：

(1) P、Q 两点发出的波到达 R 时的相位差；

(2) R 点的振幅。

(3π;0)

3-17 一弦上的驻波表达式为 $y=0.1\cos(2\pi x)\cos(100\pi t)$(SI)，求：

(1) 形成该驻波的两个反向传播的行波的波长和频率；

(2) 位于 $x_1=\dfrac{1}{8}$ m 处的质点 P_1 与位于 $x_2=\dfrac{3}{8}$ m 处的质点 P_2 的振动位相差。

$\left(1\ \text{m},50\ \text{Hz};\dfrac{\pi}{2}\right)$

3-18 弦线上驻波相邻波节的距离为 65 cm，弦的振动频率为 2.3×10^2 Hz，求波的波长 λ 和传播速度 u。

(1.3 m;3.0×10^2 m·s^{-1})

3-19 人耳对1 000 Hz的声波产生听觉的最小声强约为 1×10^{-12} W·m^{-2}，试求空气分子的相应的振幅(设空气的声阻抗为 442 kg·m^{-2}·s^{-1})。

(1.0×10^{-11} m)

3-20 两种声音的声强级相差 20 dB，求它们的强度之比。

(100∶1)

3-21 由两个相同的音叉发出的相干声波无衰减地传播，其声强级均为 40 dB，在它们相遇区域内的各点，最大声强级是多少？

(46 dB)

3-22 一个只能听到 80 dB 声音的耳疾患者能否听到声强为 10^{-5} W·m^{-2}的声音？

(有可能听到也有可能听不到)

3-23 利用多普勒效应来测量心脏壁运动时，以 5 MHz 的超声波直射心脏壁(即入射角为 0 度)，测出接收与发出的波频差为 500 Hz。已知声波在软组织中的速度为 1 500 m·s^{-1}，求此时心壁的运动速度。

(7.5×10^{-2} m·s^{-1})

(黄龙文)

本章课件

第 4 章　分子动理论　液体的表面现象

课程思政

分子动理论(theory of molecular motion)从物质的分子结构和单个分子运动的角度出发,利用统计方法,得出大量分子的统计平均值,揭示物体宏观现象及其规律的本质,主旨在于利用微观物理原理来解释宏观现象。分子动理论及其研究方法,对于解释和分析生命现象具有重要意义。

本章仅介绍分子动理论的一些基本知识。

【本章学习要求】

了解:物质微观结构的基本观点、气体分子速率及能量分布原理、输运过程及表面活性物质的作用。

熟悉:理想气体分子的微观模型、分子动理论的统计方法、液体的表面现象。

掌握:理想气体分子的状态方程、压强和能量公式;弯曲液面的附加压强。

4.1　物质的微观结构

宏观物质是由大量不停运动而且相互作用的分子或原子所组成的,每一个分子、原子都有其大小、质量、速度、能量等,这些用来描述单个微观粒子状态的物理量称为微观量(microscopic quantity)。由于单个粒子的运动具有很大的偶然性,难以进行测量,所以一般测量的都是表征大量分子整体特性的量,称为宏观量(macroscopic quantity),例如,气体的体积、温度、压强、热容等。

我们知道组成宏观物体的分子之间存在着间隙。布朗运动证明了所有物体中的分子或原子都处在永不停息、无规则的运动之中。实验表明物体的温度愈高,分子或原子的运动就愈剧烈,因此,我们通常把大量分子或原子的无规则运动称为热运动(thermal motion)。

分子能够结合成物体的凝聚态(液态和固态),说明分子间有引力。分子之间除了存在引力,还存在强大的斥力,因此它们不能无限地靠近。例如,固体或液体即使在巨大的压力作用下,其体积的缩小都是非常微小的,说明分子之间存在斥力。把分子间存在的引力和斥力统称为分子力(molecular force)。

实验表明,物体分子间的作用力 $\boldsymbol{F}$ 与分子间的距离 r 的关系如图 4-1(a)所示。当 $r=r_0$时,$\boldsymbol{F}=0$,即当两分子彼此相距 r_0时每个分子所受的斥力与引力恰好平衡。r_0的数量级约为 10^{-10}m。当 $r<r_0$时,$\boldsymbol{F}$ 曲线很陡,这相当于分子紧挨在一起,彼此间的斥力很大。当 $r>r_0$时(数量级为 $10^{-10}\sim10^{-8}$m),分子间有一定的引力,随着分子间距离的增大,引力渐趋于零。所以分子力随着分子间距离的增加而急剧缩小，故称为短程力（short range force）。短程力只在很短距离内发生作用，超过一定的距离以后，气体分子间的引力极其微小，可以忽略不计。

如果把两个分子拉开或靠拢，就必须相应地施加拉力或压力，以克服两分子间的引力或斥力。为改变分子间的距离而施加外力所做的功，转为改变分子间相互作用的势能 E_P，它与分子间距离 r 的关系如图 4-1(b)所示。由图 4-1(b)可知，当 $r=r_0$时，势能最低，分子处于稳定状态。这一位置正好是图中 $F=0$ 的位置。显然当分子的位置偏离 r_0时，会使分子的势能增加，处于不稳定的状态，这时分子就力图回到势能最低的状态。

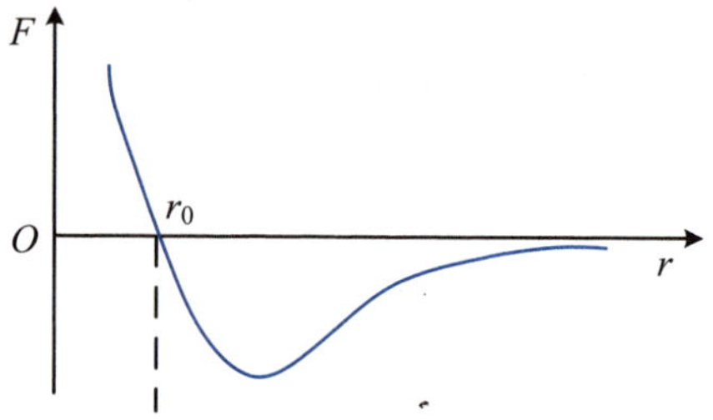

(a) 分子间作用力F与分子间距离r的关系

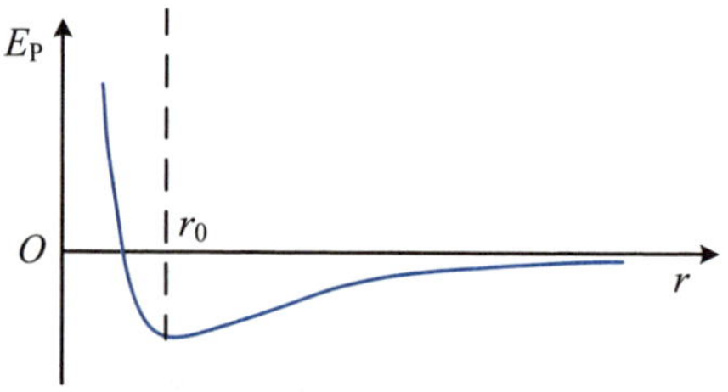

(b) 分子间作用势能E_P与分子间距离r的关系

图 4-1　分子间作用力和作用势能与分子间距离的关系

综上所述：一切物体都是由大量分子组成；所有分子都处于不停的、无规则的热运动中；分子间存在相互作用力。

4.2　理想气体分子动理论

4.2.1　理想气体的微观模型

因为单个气体分子的运动是随机的运动，这样使我们讨论实际气体的运动变得非常复杂。人们通过观察和实验发现：大量气体分子的运动在整体上存在着一定的统计规律。由于我们只需要研究气体的宏观性质，单个分子的运动情况并不重要。因此，可以利用统计的方法，求出大量气体分子的某些微观量的统计平均值，由此可以解释实验中观测到的气体宏观性质（如温度、压强、体积、热容等）。

在标准状态（standard state，温度为 273.15 K，压强为 101.325 kPa）下，气体分子间的

距离大约是其自身大小的 10 倍，我们在一定的实验基础上，提出如下的理想气体(ideal gas)模型：

① 分子本身的大小与分子之间的平均距离相比可以忽略不计；

② 气体分子间以及气体分子与容器壁间的碰撞均为完全弹性碰撞；

③ 分子间的相互作用力是短程力，除了气体分子间和气体分子与容器壁间碰撞的瞬间外，气体分子不受其他作用力；

④ 在容器内气体分子的运动是不确定的，气体各部分的密度均相同，且沿各方向运动的分子数相等；

⑤ 气体分子在容器内的动能，平均说来远比它们在重力场中的势能大。因此，分子所受的重力可以忽略不计。

4.2.2　理想气体的状态方程

理想气体在无外力作用下，处于平衡状态的气体密度均匀，分子沿各个方向运动的机会均等，从统计意义上来说，分子速度在各个方向分量的平均值相等。

对一定质量的气体而言，经过一段时间后，它在容器中各部分的密度、温度和压强都达到均匀状态，此时的气体状态称为平衡态(equilibrium state)。一般情况下，我们可用体积 V、压强 P 和温度 T 三个物理量来描述平衡态，这三个物理量称为此时平衡态的状态参量(state parameter)。实验表明，在平衡态下，三个状态参量之间存在如下关系：

$$PV = \frac{M}{\mu}RT \tag{4-1}$$

式(4-1)称为理想气体状态方程(equation of state of ideal gas)。其中 $R = 8.314\ \mathrm{J \cdot mol^{-1} \cdot K^{-1}}$，称为摩尔气体常数，与气体的性质无关，$\mu$ 为气体摩尔质量，M 为容器中气体的质量，单位为千克(kg)，容器体积单位为立方米($\mathrm{m^3}$)，压强的单位为帕斯卡($\mathrm{N \cdot m^{-2}}$或称为“帕”，简写为 Pa)，$\frac{M}{\mu}$是气体质量的摩尔数。质量为 12 g 的 ^{12}C(碳 12)中含有6.022×10^{23}个碳原子，我们把这一数字作为计量单位，称为 1 摩尔(1 mol)，把 $N_A = 6.022 \times 10^{23}\ \mathrm{mol^{-1}}$称为阿伏伽德罗常数。

低温高压时，由理想气体状态方程计算得到的结果与实际情况偏离较大，在此不讨论。

4.2.3　理想气体的压强公式

容器内气体分子总是不停地做无规则热运动，因而会不断地与容器壁碰撞。就某个分子而言，它碰撞在容器壁的什么地方，给器壁多大的冲量，都是随机的，碰撞也是断续的。但就大量分子整体而言，任何时刻都有大量的分子与容器壁碰撞，这样就表现出恒定而持续的压强。因此，容器中气体宏观上施于容器壁的压强可以认为是大量分子碰撞容器壁的结果。

下面我们运用统计方法，对大量分子的微观量求平均值，在数量上建立起压强与分子运动的联系。

如图 4-2 所示是边长为 L 的正立方体容器，容积为 $V = L^3$，其中含有 N 个同类某理想气体分子，且该理想气体分子在容器中处于平衡态，其单位体积内所含的分子数(即分子数

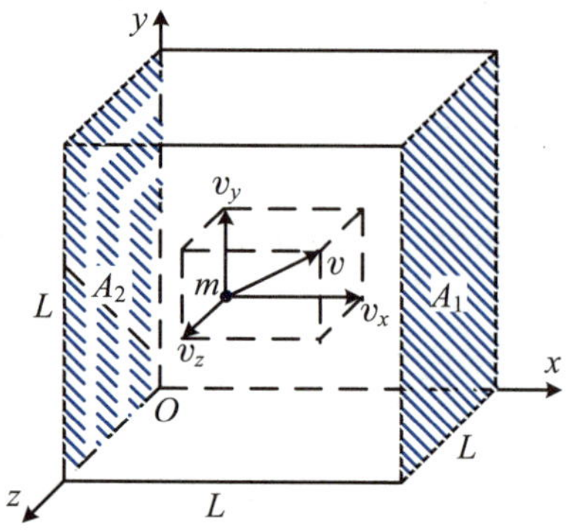

图 4-2　气体压强推导

密度)为

$$n=\frac{N}{V}=\frac{N}{L^3}$$

每个分子的质量均为 m。我们首先考虑一个分子与器壁的碰撞,设与 Oyz 平面平行的器壁面分别为 A_1、A_2,假设该分子在碰撞容器壁之前的速度为 $\boldsymbol{v}$,此时沿各坐标轴的分量分别为 v_x、v_y、v_z,因为分子与器壁是完全弹性碰撞,所以该分子与 A_1 面碰撞后,它在 x 方向的速度分量由 v_x 变为 $-v_x$,而与 A_2 面碰撞后,由 $-v_x$ 变为 v_x。因此,质量为 m 的分子每一次与容器壁 A_1 面碰撞后,其动量的变化为 $-2mv_x$。根据动量定理,动量的变化量 $-2mv_x$ 等于容器壁对分子作用的冲量,即分子与容器壁碰撞一次,施于容器壁的冲量为 $2mv_x$。分子与容器壁 A_1 面连续两次碰撞之间,在 x 方向所经过的距离总是 $2L$,所需要的时间为 $\frac{2L}{v_x}$,在 1 秒内分子与容器壁 A_1 面碰撞的次数为 $\frac{v_x}{2L}$,则一个分子在 1 秒内施于 A_1 面的冲量为

$$\frac{v_x}{2L}\cdot 2mv_x=\frac{mv_x^2}{L} \tag{4-2}$$

如果考虑 N 个分子,它们在 x 方向上的速度分量分别为 $v_{1x}, v_{2x}, \cdots, v_{Nx}$。根据式(4-2)各分子在 1 秒内施于 A_1 面的冲量分别为 $\frac{mv_{1x}^2}{L}, \frac{mv_{2x}^2}{L}, \cdots, \frac{mv_{Nx}^2}{L}$,那么在 1 秒内 N 个分子施于 A_1 面的总冲量,亦即施于 A_1 面上的作用力 F 为

$$F=\frac{mv_{1x}^2}{L}+\frac{mv_{2x}^2}{L}+\cdots+\frac{mv_{Nx}^2}{L}=\frac{m}{L}(v_{1x}^2+v_{2x}^2+\cdots+v_{Nx}^2) \tag{4-3}$$

由上式可得 A_1 面所受的压强 P 为

$$P=\frac{F}{S}=\frac{m}{L^3}(v_{1x}^2+v_{2x}^2+\cdots+v_{Nx}^2)=\frac{Nm}{L^3}\left(\frac{v_{1x}^2+v_{2x}^2+\cdots+v_{Nx}^2}{N}\right) \tag{4-4}$$

其中,$\frac{v_{1x}^2+v_{2x}^2+\cdots+v_{Nx}^2}{N}$ 表示容器内 N 个分子沿 x 方向速度分量平方的平均值,用 $\overline{v_x^2}$ 表示,则式(4-4)可写为

$$P=nm\overline{v_x^2} \tag{4-5}$$

从统计意义上来说,分子速度在各个方向分量的平均值相等,即 $\overline{v_x^2}=\overline{v_y^2}=\overline{v_z^2}$,而 $\overline{v^2}=\overline{v_x^2}+\overline{v_y^2}+\overline{v_z^2}$,所以 $\overline{v_x^2}=\overline{v_y^2}=\overline{v_z^2}=\frac{1}{3}\overline{v^2}$,代入式(4-5)后得

$$P=\frac{1}{3}nm\overline{v^2}=\frac{2}{3}n\left(\frac{1}{2}m\overline{v^2}\right) \tag{4-6}$$

式中的 $\overline{v^2}$ 为大量分子的平均速度平方的平均值,$\frac{1}{2}m\overline{v^2}$ 表示分子的平均平动动能,用 $\bar{\varepsilon}$ 表示,即 $\bar{\varepsilon}=\frac{1}{2}m\overline{v^2}$。从式(4-6)可知,气体的压强 P 与单位体积内的分子数 n 和分子的平均平动动能成正比,即 n 或 $\frac{1}{2}m\overline{v^2}$ 越大,压强就越大。式(4-6)称为理想气体的压强公式,它

表明:宏观量“压强”实际上是一个统计平均值,是大量分子对容器壁碰撞共同作用而产生的,它表示单位面积容器壁在单位时间内所获得的平均冲量,是在足够长时间内对足够大的面积碰撞所产生的平均效果,因此,没有“大量分子”和“统计平均”作为前提条件,压强就失去了意义。

4.2.4 理想气体的能量公式

1. 能量公式

将理想气体的状态方程和压强公式结合起来,可导出气体温度与分子平均平动动能的关系,从而揭示出温度的微观本质。由理想气体状态方程(4-1)式和压强公式(4-6)式整理后可得

$$\frac{1}{2}m\overline{v^2} = \frac{3}{2}\cdot\frac{1}{n}\cdot\frac{M}{\mu}\cdot\frac{RT}{V}$$

因为 $n=\dfrac{N}{V}$,而 $N=\dfrac{M}{\mu}N_A$,N_A为阿伏伽德罗常数,则由上式可得分子的平均平动动能:

$$\bar{\varepsilon} = \frac{1}{2}m\overline{v^2} = \frac{3}{2}\cdot\frac{R}{N_A}\cdot T = \frac{3}{2}kT \tag{4-7}$$

式中,$k=\dfrac{R}{N_A}$称为玻尔兹曼常量,因为 $R=8.314\ \text{J}\cdot\text{mol}^{-1}\cdot\text{K}^{-1}$,$N_A=6.022\times10^{23}\ \text{mol}^{-1}$,所以 k 值为

$$k = \frac{R}{N_A} = \frac{8.314}{6.022\times10^{23}} = 1.38\times10^{-23}(\text{J}\cdot\text{K}^{-1})$$

式(4-7)表明:气体分子的平均平动动能只与温度有关,与热力学温度 T 成正比,而与气体的性质无关,也就是说在相同的温度下,一切气体分子的平均平动动能都相等。式(4-7)称为理想气体的能量公式,亦称为温度公式,它从分子运动理论的观点揭示了气体温度的本质。温度的高低反映了物体内部分子无规则热运动的程度,温度越高,物体内部分子热运动越剧烈,即温度是表征大量分子平均平动动能的物理量,它是大量分子热运动的整体表现,如同压强一样,温度也是一个统计量,离开了“大量分子”和“统计平均”,温度也就失去了意义。

将式(4-7)代入压强公式(4-6),可得

$$P = \frac{2}{3}n\cdot\frac{3}{2}kT = nkT \tag{4-8}$$

由此可见,在相同温度和压强下,各种气体在相同的体积内所含的分子数相等,即分子数密度相同。式(4-8)称为阿伏伽德罗定律(Avogadro's law)。在标准状态下,在 1 m^3 体积中,任何气体所含的分子数均等于 $n_0=2.6871\times10^{25}$,这个数值被称为洛施密特常量。

2. 能量均分原理

为了讨论气体分子各种运动之间的能量分配,需要引入自由度的概念。决定一个物体在空间的位置所需要的独立坐标数称为物体的自由度(degree of freedom)。如果把分子看作是一个质点,那么它在空间的位置可用 x,y,z 三个独立坐标来确定,也就是说,这个分子有三个自由度,由于$\overline{v_x^2}=\overline{v_y^2}=\overline{v_z^2}=\dfrac{1}{3}\overline{v^2}$,将它们代入式(4-7),可得每个自由度的平均平动

动能：

$$\frac{1}{2}m\overline{v_x^2}=\frac{1}{2}m\overline{v_y^2}=\frac{1}{2}m\overline{v_z^2}=\frac{1}{3}\cdot\frac{1}{2}m\overline{v^2}=\frac{1}{2}kT \tag{4-9}$$

由此可见：分子在每一个运动自由度上的平均平动动能都是$\frac{1}{2}kT$，这一结论叫作能量均分原理(energy equipartition principle)。

4.2.5 混合气体的分压强

含有多种元素的气体叫混合气体。设有多种彼此不发生化学反应的气体混合在同一容器中，它们的温度相同，分子数密度分别为 $n_1, n_2, n_3, \cdots$，则总的分子数密度为 $n=n_1+n_2+n_3+\cdots$。因为各气体的温度相同，故由式(4-8)可得

$$P=(n_1+n_2+n_3+\cdots)kT=n_1kT+n_2kT+n_3kT+\cdots$$

式中，n_1kT 是容器内只有第一种气体时的压强，称为第一种气体的分压强，即 $P_1=n_1kT$。同理，$P_2=n_2kT, P_3=n_3kT, \cdots$，分别表示第二种、第三种……气体的分压强，则上式可写成

$$P=P_1+P_2+P_3+\cdots \tag{4-10}$$

式(4-10)称为道尔顿分压定律(Dalton's law of partial pressure)。它表明：混合气体的总压强等于各组成气体的分压强之和，而各种气体的分压强是独立产生的，其大小与其他气体的存在与否无关。

道尔顿分压定律有很多应用，下面举例说明。

1. 气体的扩散方向

实验表明，混合气体中某气体的扩散只取决于该气体的分压强大小，而与总压强及其他气体的分压强无关，且由分压强大的地方向分压强小的地方进行扩散。人体的呼吸包括吸入 O_2 和呼出 CO_2 两个相反的过程，O_2 从肺泡进入血液，再进入组织，而 CO_2 从组织进入血液，再进入肺泡，它们都是从自己的高分压强处向低分压强处流动，与另一方的压强无关。

2. 大气中的氧分压

大气是一种混合气体，主要由 N_2，O_2，H_2O(气态)和 CO_2 组成。大气的压强与各气体的分压强有关，根据道尔顿分压定律，它等于各气体的分压强之和，即

$$P_{大气}=P_{N_2}+P_{O_2}+P_{H_2O}+P_{CO_2}$$

表 4-1 列出了在海平面，0 ℃时大气中各气体的容积百分比和分压强的值，各气体的分压强与大气压强之比等于各气体的容积与总容积之比。

表 4-1 大气中各气体的容积百分比和分压强(在海平面，0 ℃时)

气 体	O_2	N_2	H_2O(气态)	CO_2	合 计
容积百分比	20.71%	78.00%	1.25%	0.04%	100.00%
分压强(Pa)	2.1×10^4	7.9×10^4	1.3×10^3	4.0	1.013×10^5

在海平面，0 ℃时的大气压强为 1.013×10^5 Pa，大气中 O_2 的分压强为 $P_{O_2}=2.1\times10^4$ Pa，此时，氧气的分压强最适合人的正常呼吸。在海拔较高的地方氧气的分压强下降，肺泡所含的氧气分压强也随之降低，若低于 5.3×10^3 Pa，人会出现呼吸困难。

【例 4-1】 容积为 5 L 的容器，装有质量为 8 g 的氧气和 14 g 的氮气，此混合气体处于平

衡时的温度为 27 ℃，求混合气体的压强和分子数密度。

解　已知 $V=5\ \text{L}=5\times10^{-3}\ \text{m}^3$，$T=27+273=300\ (\text{K})$，$M_{O_2}=8\ \text{g}=8\times10^{-3}\ \text{kg}$，$\mu_{O_2}=3.2\times10^{-2}\ \text{kg}\cdot\text{mol}^{-1}$，$M_{N_2}=14\ \text{g}=1.4\times10^{-2}\ \text{kg}$，$\mu_{N_2}=2.8\times10^{-2}\text{kg}\cdot\text{mol}^{-1}$，由理想气体状态方程式(4-1)可分别计算出氧气和氮气的分压：

$$P_{O_2}=\frac{M_{O_2}}{V\cdot\mu_{O_2}}\cdot RT=\frac{8\times10^{-3}\times8.314\times300}{5\times10^{-3}\times3.2\times10^{-2}}\approx1.25\times10^5(\text{Pa})$$

$$P_{N_2}=\frac{M_{N_2}}{V\cdot\mu_{N_2}}\cdot RT=\frac{1.4\times10^{-2}\times8.314\times300}{5\times10^{-3}\times2.8\times10^{-2}}\approx2.49\times10^5(\text{Pa})$$

由道尔顿分压定律，可得两种混合气体的总分压为

$$P=P_{O_2}+P_{N_2}=1.25\times10^5+2.49\times10^5\approx3.74\times10^5(\text{Pa})$$

根据阿伏伽德罗定律 $P=nkT$，可得混合气体的分子数密度为

$$n=\frac{P}{kT}=\frac{3.74\times10^5}{1.38\times10^{-23}\times300}\approx9.0\times10^{25}(\text{m}^{-3})$$

4.3　热平衡态的统计分布

4.3.1　麦克斯韦速率分布定律

1859 年，麦克斯韦(J. C. Maxwell)用统计的方法从理论上解决了气体分子运动的速率分布问题，而且后来被实验证实。麦克斯韦速率分布定律表明，速率在 v 到 $v+\text{d}v$ 区间内的分子数 $\text{d}N$ 可以用下式表示：

$$\text{d}N=4\pi N\left(\frac{m}{2\pi kT}\right)^{\frac{3}{2}}\cdot\text{e}^{-\frac{mv}{2kT}}\cdot v^2\text{d}v \tag{4-11}$$

式(4-11)中 m 为气体分子的质量，N 为气体分子总数。式中，$4\pi\left(\frac{m}{2\pi kT}\right)^{\frac{3}{2}}\cdot\text{e}^{-\frac{mv}{2kT}}\cdot v^2$ 在一定的温度下，对一定的气体是 v 的函数，可用 $f(v)$ 表示，即

$$f(v)=4\pi\left(\frac{m}{2\pi kT}\right)^{\frac{3}{2}}\cdot\text{e}^{-\frac{mv}{2kT}}\cdot v^2 \tag{4-12}$$

式中，$f(v)$ 叫作速率分布函数(speed distribution function)，它表明了速率在 v 附近单位速率区间内的分子数占总分子数的百分比，即 $f(v)=\frac{\text{d}N}{N\text{d}v}$，它的数值越大，表示分子处在 v 附近单位速率区间内的概率越大。如果以速率 v 为横坐标，以 $f(v)$ 为纵坐标，可绘出如图 4-3 所示的速率分布曲线。图中小窄条面积表示速率在 v 到 $v+\text{d}v$ 区间内的分子数占总分子数的百分

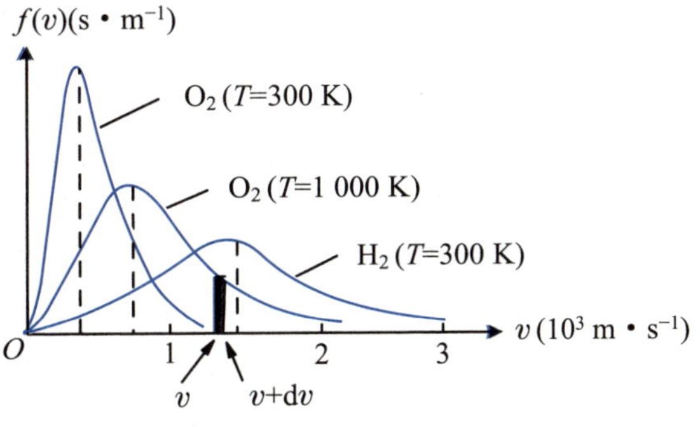

图 4-3　速率分布曲线

比。从速率分布曲线可以看出：

① 具有很大速率或很小速率的分子数较少，中等速率的分子数较多。且曲线有一最大值，表示在其附近区间内分子数占总分子数的百分比最大，与之对应的速率称为最大概然速率(the most probable speed，亦称最可几速率)，用 v_P表示。由$\frac{df(v)}{dv}=0$得

$$v_P=\sqrt{\frac{2kT}{m}}=\sqrt{\frac{2RT}{\mu}}\approx 1.41\sqrt{\frac{RT}{\mu}} \tag{4-13}$$

② 随着温度的升高，v_P增大，曲线变得较平坦并向高速区扩展。整个气体中速率较小的分子数减少，速率较大的分子数增加，这就是通常所说的温度越高，分子运动越剧烈的含义。

根据速率分布函数，我们还可以求出平均速率 $\bar{v}$(mean speed)和方均根速率$\sqrt{\overline{v^2}}$(root-mean-square speed)，它们的计算公式分别为

$$\bar{v}=\sqrt{\frac{8kT}{\pi m}}=\sqrt{\frac{8RT}{\pi\mu}}\approx 1.60\sqrt{\frac{RT}{\mu}} \tag{4-14}$$

$$\sqrt{\overline{v^2}}=\sqrt{\frac{3kT}{m}}=\sqrt{\frac{3RT}{\mu}}\approx 1.73\sqrt{\frac{RT}{\mu}} \tag{4-15}$$

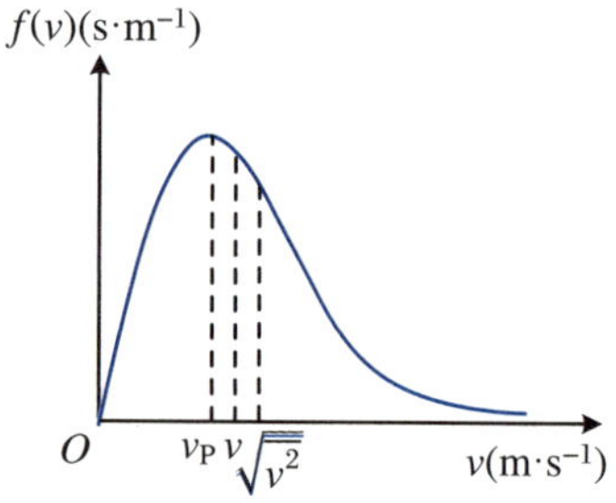

图 4-4　不同速率的比较

由上述可知：如图 4-4 所示，气体分子运动中，最大概然速率、平均速率和方均根速率之间的关系为

$$\sqrt{\overline{v^2}}>\bar{v}>v_P$$

显然，所有速率区间的分子数占总分子数的百分比应等于 1，即

$$\int_0^{\infty} f(v)dv = 1$$

上式是所有分布函数必须满足的条件，称为归一化条件。

4.3.2　玻尔兹曼能量分布规律

气体分子在不受外力作用下达到平衡时，单位体积内的平均分子数目是相同的。但若处在重力场中，气体分子一方面在无规则的热运动作用下，均匀分布在它们所能达到的空间中；另一方面气体分子在重力作用下，则要聚集于地面。当这两种作用达到平衡时，气体分子在空间上的分布是不均匀的，海拔越高处，单位体积内的分子数目越小，且服从玻尔兹曼分布定律，即

$$n=n_0e^{-E_P/kT} \tag{4-16}$$

式中，n 表示分子势能为E_P处的分子数密度，n_0是处于势能为零处的分子数密度。因为 E_P与分子所处的位置有关，所以在不同的位置，气体分子数密度不同。

设在重力场中，大气分子所处的海拔高度为 h，则它所具有的重力势能 $E_P=mgh$，则此时

$$n=n_0e^{-mgh/kT}$$

由于大气分子的质量 $m=\frac{\mu}{N_A}$，代入上式得

$$n = n_0 e^{-\mu gh/N_A kT} = n_0 e^{-\mu gh/RT} \tag{4-17}$$

由此可见：大气分子数密度 n 随海拔高度 h 的增加按指数规律衰减。因为气体的压强 P 与分子数密度 n 成正比，故有

$$\frac{P}{P_0} = \frac{n}{n_0} = e^{-\mu gh/RT}$$

即

$$P = P_0 e^{-\mu gh/RT} \tag{4-18}$$

由此可知：海拔高度越高，大气压强越低，空气中的氧分压强也越低，肺泡内的氧分压强也随之下降。由于供氧不足，人体会出现各种症状。例如，登山运动员在海拔高度为 3 000 m 以下时没有明显的不适感觉。当位于海拔高度 3 000～4 000 m 时，呼吸和脉搏加快，严重者头疼脑晕、恶心呕吐。当位于海拔高度 4 000～5 000 m 时，会发生严重的呼吸困难，感到体力衰弱和疲劳，出现视力减退。若升到海拔高度 5 000～7 000 m，这时空气中的氧分压强不到海平面的一半，供氧严重不足，会出现中枢神经系统的机能障碍，判断力减退。临床上的高山病和航空病，主要就是由大气压强和空气中的氧分压强急剧下降以致缺氧所引起的。

4.3.3　气体的溶解和高压氧治疗

如图 4-5 所示，设容器的下部为一种液体，上部为某种气体并保持其压强一定。在图 4-5(a)中，气体刚与液体接触时，它在水中的溶解量为零。随后有部分气体分子进入液体(设无化学反应)进行了溶解，与此同时，也有少量气体分子离开液体而返回到上部的气体中，但在初始阶段，进入液体中的气体分子数多于返回的分子数。随着溶解的进行，进入液体的气体不断增加，返回的气体数量也不断增多，最后单位时间内溶解在液体中的气体数量与离开液体的气体分子数相等，达到动态平衡，如图 4-5(b)所示。

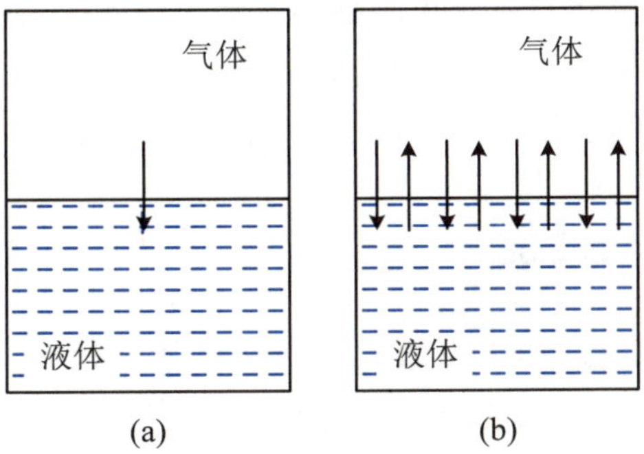

图 4-5　气体的溶解

若改变气体的压强，或改变容器中液体的体积，动态平衡将被打破。例如，增大气体压强，这时溶于液体中的气体分子数增多，随着液体中气体分子密度的增加，离开液体的分子数也增多，这样直至达到新的动态平衡，溶于液体和离开液体的分子数再次相等。实验表明：在动态平衡时，溶解于液体中的气体体积 V_G 与气体在液面上的压强 P 以及液体的体积 V_L 成正比，即

$$V_G = \alpha P V_L \tag{4-19}$$

式(4-19)称为亨利定律，比例系数 α 是气体的溶解度，它表示在单位压强下溶解于单位体积

液体内的气体体积，其大小与气体和液体的性质以及温度有关。如果液面上的气体是混合气体，则式中的 V_G 代表溶于液体内的混合气体中某一种气体的体积，这时的压强 P 应是这种气体的分压强，α 则为这种气体的溶解度。

根据亨利定律，增加氧分压强可按比例地提高氧在血液中的溶解量，增加动脉氧分压强和血液的氧结合量，从而使组织的氧供应量增加。因此，临床上常采用高压氧治疗，这种治疗一般在高压氧舱内进行。高压氧舱是一种用钢材、有机玻璃等材料制成的耐高压的密闭容器，用空气压缩机将空气压入高压氧舱内，产生数倍于大气压的高压。治疗时，为了使病人正常呼吸，将病人的全身置于高压空气的环境下，用面罩吸入纯氧。这时面罩内的纯氧压强与高压氧舱内的空气压强相等，以使血液中溶解的氧含量增加，达到缓解缺氧的目的。一般来说，凡是缺氧、缺血性疾病，或由于缺氧、缺血引起的一系列疾病，用高压氧治疗均可取得良好的效果；某些感染性疾病和自身免疫性疾病，用高压氧治疗也能取得较好的疗效。但在高压氧治疗中应注意防止氧中毒。氧中毒是指高压或常压下，吸入的高浓度氧超过一定的限度后，氧对机体造成功能性或器质性损害。氧压过高或氧压虽不高但使用时间长，均可能出现氧中毒，这时病人会出现不安、痉挛、意识丧失等。临床上，在高于 0.3 MPa(2.96 atm)压力下吸氧，常规治疗时随意延长吸氧时间或常压下长时间吸入浓度高于 50%的氧是氧中毒的常见原因。临床实践证明，采用间歇性的 1.5～3.0 atm 的氧气进行高压氧气治疗，既可以避免氧中毒，又能达到较好的治疗目的。

4.4 液体的表面现象

从气体到液体，一个很大的变化是分子间的距离缩短，分子力的作用显著加强。由于液体分子间的相互吸引力，使液体具有边界明确的表面。在液体与气体分界的表面、液体与固体的接触面以及两种不易混合的液体之间的界面上，都可以观察到一些液体表面现象，表现出液体表面与液体内部的不同性质。本节主要讨论这些性质产生的原因和表现出的规律。

4.4.1 表面张力和表面能

自然界中很多现象和实验表明：液体表面犹如张紧的弹性薄膜，具有收缩的趋势。例如，荷叶上的小水珠，玻璃板上的水银滴都会收缩成接近球形。这些现象说明液体表面具有一种使液体收缩的力，我们把这种力称为液体的表面张力(surface tension)。

如图 4-6 所示的是一个金属框架，在它的两臂间有一根可以自由滑动的金属丝 AB。把整个框架浸入液体中再拉出来，使其蒙上一层液体薄膜。由于液膜有收缩面积的趋势，金属丝 AB 要往左移动，这时金属丝所受的力就是表面张力，以 $\boldsymbol{T}$ 表示。为了使金属丝不移动，需要对它施加一个向右的外力 $\boldsymbol{F}$ 来平衡，平衡时 $F=T$。实验表明：F 的大小与金属丝的长度 L 成正比。因为金属丝同时受到液膜上下两个表面张力的作用，则它受到的总张力为

$$F = T = \alpha \cdot 2L \tag{4-20}$$

式(4-20)中的比例系数 α 叫作表面张力系数，它表示液面单位长度上的表面张力，其单位为

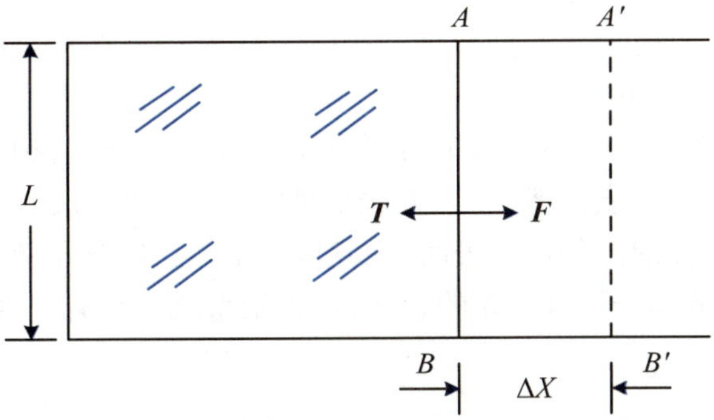

图 4-6　表面张力

$N \cdot m^{-1}$。表面张力系数的大小与液体种类和温度有关，同一种液体，α 值随温度的升高而降低，而且还与液体中所含杂质的成分及其浓度有关。表 4-2 给出了一些液体的表面张力系数，其中，黄疸病人尿液的表面张力系数异常可能和尿液中的胆红素增高有关。

表 4-2　几种液体与空气接触时的表面张力系数

液　体	温度(℃)	$\alpha(N \cdot m^{-1})$	液　体	温度(℃)	$\alpha(N \cdot m^{-1})$
水	0	0.075 6	苯	20	0.028 8
水	20	0.072 8	氯仿	20	0.027 1
水	100	0.058 9	甘油	20	0.063 4
肥皂液	20	0.025	胆汁	20	0.048
乙醚	20	0.017	全血	37	0.058
水银	20	0.436	尿(正常人)	20	0.066
甲醇	20	0.026 6	尿(黄疸病人)	20	0.055

表面张力是液体表面层的宏观性质，其产生的原因可以用分子力来解释。已知分子间的平衡距离 r_0 的数量级约为 10^{-10} m，当两分子间的距离大于 r_0 且在 $10^{-10} \sim 10^{-9}$ m 时，分子间作用力表现为引力，而当分子间的距离大于 10^{-9} m 时，引力很快趋于零。可以认为，以 10^{-9} m 为半径作一个球面，则只有在这个球面内的分子对位于球心的分子有作用力。因此，分子引力作用的范围是半径为 10^{-9} m 的球形，称为分子作用球，球的半径称为分子作用半径。

如图 4-7 所示，在液体表面取厚度等于分子作用半径的一层液体，称为液体的表面层，在表面层以下的液体分子，如 A 分子，它同时受到各个方向上的分子引力的作用，它们互相平衡，合力为零。而在表面层内的液体分子，如 B 和 C，它们的作用范围有一部分在液体之外，由于液面上方气体分子的密度远小于液体分子密度，所以它们受到的分子引力矢量之和不等于零。对于分子 B 来说，阴影部分 efg 的分子对 B 的引力作用不能被抵消，其合力 $\boldsymbol{F}$ 垂直液面指向液体内部，而且越接近液面的分子，受到指向液内的分子引力就越大，其中位于液面上的分子 C 受到的引力最大。所有位于液体表面层的液体分子都要受到一个指向液体内的分子引力的作用。在这个力的作用下，液体表面就处于一种特殊的张紧状态，从宏观的角度看，液体表面层出现了一种收缩张力，即是我们所讨论的表面张力。但同时这些位于表面层的液体分子所受的分子引力分别被一些靠得很近的分子斥力所平衡，使它们能够停留在液体的表面层。这时如果我们要把一个分子从液体内部移至液体表面层，就必须反抗表面层下面的分子对它的引力做功，即必须依靠外力做功，从而增加了这一分子的势能。由此可见，表面层内的分子比液体内部的分子具有更高的势能。我们把增加单位液体表面积外力所做的功称为液体的表面势能，简称表面能。显然，增加液体的表面积的过程，实际上是要把一些分子从液体的内部提到表面层的过程，是使这些分子势能提高的过程，故表面积越大，表面能越高。液体表面有收缩的趋势，这正是系统所具有的降低势能自动趋向于更稳定状态的能力。

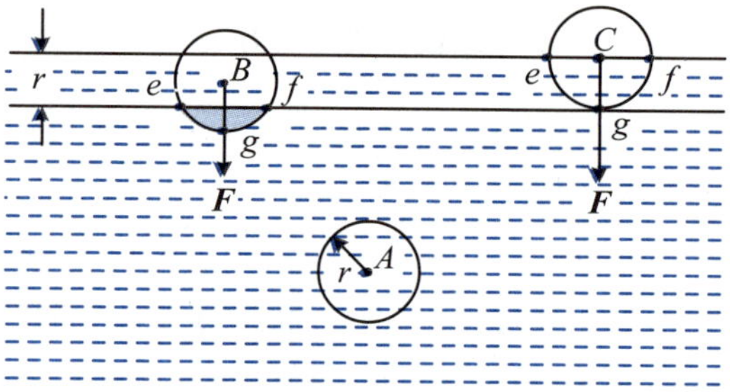

图 4-7　分子作用球和表面层

下面从外力做功的角度考察表面张力系数与液体表面能的关系。在图 4-6 中如果施加外力 $\boldsymbol{F}$ 把金属丝 AB 匀速向右移动 ΔX 的距离至 $A'B'$ 处时，外力做功使液膜的表面积增加，由于液膜有上、下两个表面，则增加的液膜表面积为 $\Delta S=2L\cdot\Delta X$，这时外力所做的功为 $\Delta A=F\cdot\Delta X$，故增加单位液体表面积外力所做的功(即表面能)为

$$\frac{\Delta A}{\Delta S}=\frac{F\cdot\Delta X}{2L\cdot\Delta X}=\frac{2\alpha L\cdot\Delta X}{2L\cdot\Delta X}=\alpha(\mathrm{J\cdot m^{-2}})$$

由此可知：表面张力系数在数值上又等于增加单位表面积时外力所做的功(即表面能)。

4.4.2　弯曲液面下的附加压强

静止液体的自由表面一般为平面，但是液滴、水中的气泡、肥皂泡、人体的肺泡内壁覆盖的一层黏液以及固体与液体接触处，液面常呈弯曲的球面。有的液面呈凸形，如液滴、毛细管中水银面；有的液面则呈凹形，如水中的气泡、毛细管中的水面。不管怎样，这些液体表面为曲面，表面张力有拉平液面的趋势，从而对弯曲液面的两侧产生压强差，我们把液面内外的压强差称为附加压强，附加压强的方向由表面张力的方向确定。

下面我们从受力角度来研究附加压强的大小。如图 4-8 所示为在液面处取的一球冠状体积元，其球冠液面曲率半径为 R，θ 为体积元所张的圆锥角(是反映体积元大小的量)，体积元的投影边界为圆，该圆的半径为 $r=R\sin\theta$。该体积元受到三个力的作用(体积元中液体的重力因与这三个力相比较小很多，可以忽略不计)：

① 外界(大气)对体积元中液体的压力，其方向各点不同，但该力在竖直向下方向的分量为

$$F_1=P_{外}\cdot\pi r^2$$

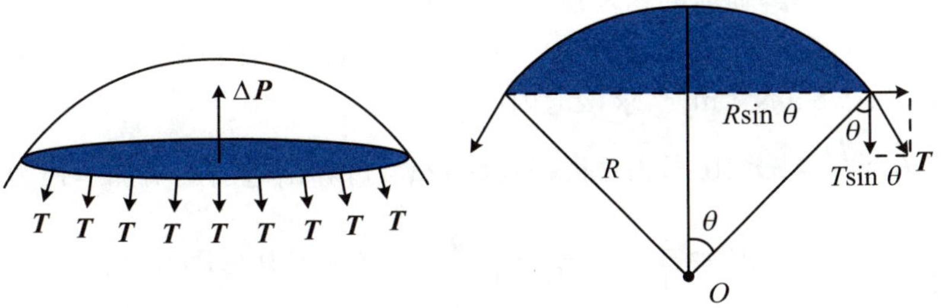

图 4-8　球形液面的表面张力和压强

② 内部液体对体积元中液体的压力，该力的方向竖直向上，其大小为

$$F_2 = P_{内} \cdot \Delta S = P_{内} \cdot \pi r^2$$

③ 通过体积元的边界线作用在体积元上的表面张力，该力处处与边界线垂直，且与球面相切：

$$T = \alpha L = \alpha \cdot 2\pi r$$

此力在竖直向下方向的分量为

$$T' = T\sin\theta = \alpha \cdot 2\pi r\sin\theta$$

取竖直向上的方向为正，则在竖直方向的合力

$$P_{内} \cdot \pi r^2 - P_{外} \cdot \pi r^2 - \alpha \cdot 2\pi r\sin\theta = 0$$

即

$$(P_{内} - P_{外})\pi r^2 = \Delta P\pi r^2 = \alpha \cdot 2\pi r\sin\theta$$

所以，球形液面的附加压强 ΔP 的大小为

$$\Delta P = \frac{2\alpha\pi r\sin\theta}{\pi r^2} = \frac{2\alpha\sin\theta}{r} = \frac{2\alpha}{R} \tag{4-21}$$

式(4-21)表明：球形凸液面的附加压强与液面弯曲的曲率半径 R 和液体的表面张力系数 α 有关。同理可以证明当液面为凹形时，$\Delta P = \frac{-2\alpha}{R}$，其负值说明对凹形液面，液面内的压强小于液面外的压强。

如图 4-9 所示的一个球形液膜(如肥皂泡)，具有内外两个表面。图中 C 点的压强 P_C 比 B 点的压强 P_B 高$\frac{2\alpha}{R_1}$，而 B 点的压强又比 A 点的压强 P_A 高$\frac{2\alpha}{R_2}$，R_1，R_2 分别为液膜内外表面的半径。因为液膜很薄，内外表面的半径可看作近似相等(图中有所夸大)，即 $R_1 = R_2 = R$，所以在这种情况下，液膜内外的压强差为

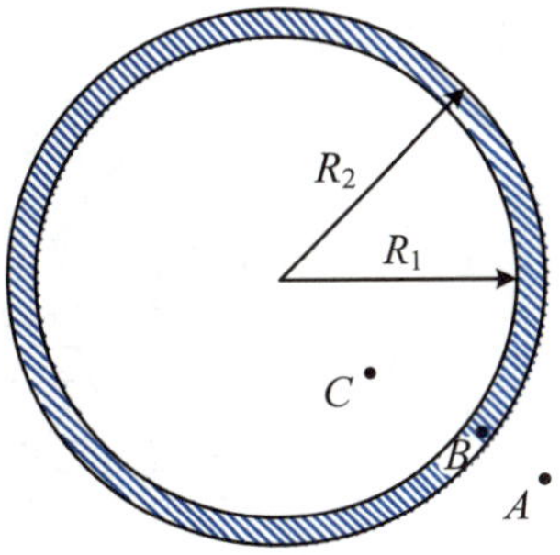

图 4-9　球形液膜的附加压

$$\Delta P = \frac{4\alpha}{R} \tag{4-22}$$

式(4-22)为球形液膜的附加压强。由此可见：液膜的半径越小，液膜内压强$\left(P_0 + \frac{4\alpha}{R}\right)$越大。由此可知，如果把大小不等的肥皂泡用管子连通后，小泡就会变得越来越小，大泡会变得越来越大，直至大泡的曲率半径与小泡在管子口处剩余部分的曲率半径相同才会达到平衡。

了解球面附加压强对了解肺泡的物理性质和呼吸是很重要的。

【例 4-2】 水沸腾时，有一直径为 10^{-2} mm 的蒸汽泡恰好在水面下，水在100 ℃时的表面张力系数 $\alpha = 0.0589\ \text{N} \cdot \text{m}^{-1}$，求该泡内的压强。

解 已知 $R = \dfrac{D}{2} = 5 \times 10^{-6}$ (m)，根据式(4-23)，可算出泡内的附加压强为

$$\Delta P = \frac{2\alpha}{R} = \frac{2 \times 0.0589}{5 \times 10^{-6}} = 2.4 \times 10^{4}\ (\text{Pa})$$

泡内的压强 P 等于泡外的大气压强 $P_0 = 10^5$ Pa 加上附加压强 ΔP，即

$$P = P_0 + \Delta P = 1.0 \times 10^5 + 2.4 \times 10^4 = 1.24 \times 10^5\ (\text{Pa})$$

4.4.3 毛细现象

液体和固体接触时，有些液体能够润湿固体，如水对清洁的玻璃；有些不能润湿固体，如水银对玻璃，水对石蜡等。这种差别是由液体分子间吸引力（亦称为内聚力）小于或大于液体与固体分子间吸引力（亦称为附着力）所决定的。

如图 4-10(a)所示的是附着力大于内聚力的情况，固体与液体接触处的液体分子受到一个指向固体的合力，使接触界面有尽量扩大的趋势，增加润湿固体的表面。在接触界面处，作液体表面的切线和固体表面的切线，这两切线通过液体内部所夹的角度 θ，称为接触角(contact angle)，其值介于 0°和 180°之间，由附着力和内聚力的大小而定。附着力越大，θ 越小，液体就越能润湿固体。当 $\theta = 0°$时，液体完全润湿固体。如图 4-10(b)所示的是内聚力大于附着力时的情况，此时固体与液体接触处的液体分子受到一个指向液体的合力，接触界面有尽量缩小的趋势，液体对固体不发生润湿现象，这时接触角 $\theta > 90°$，当 $\theta = 180°$时，液体完全不润湿固体。接触角 θ 只与液体和固体本身的性质以及固体表面的光滑和清洁程度有关，与容器的大小或管子的半径无关。水与清洁玻璃接触时，$\theta = 0°$；水银与玻璃接触时，$\theta = 140°$。

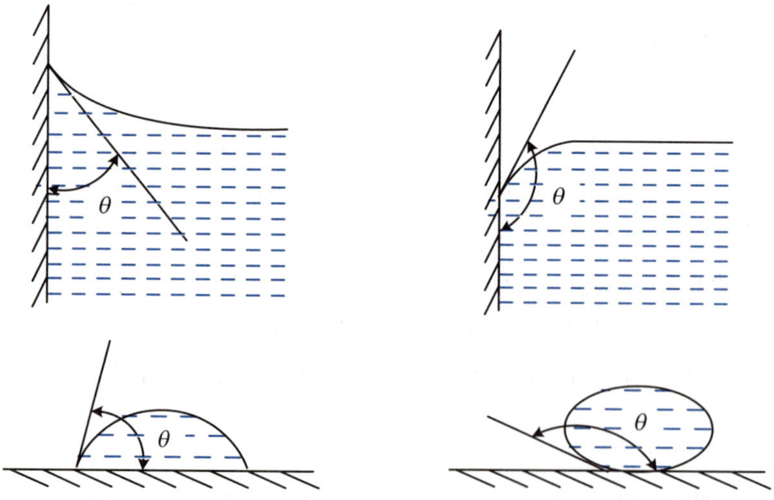

(a) 润湿　　(b) 不润湿

图 4-10 接触角

我们常把内径很小的管子称为毛细管。将它插入液体内，当液体润湿管壁时，管内液体上升；当液体不润湿管壁时，管内液体下降，这种现象叫作毛细现象(capillarity)。

下面我们讨论液体润湿管壁的情况。如图 4-11 所示，假设毛细管插入液体时，管内的液面可以看成是球面的一部分。由于液面是凹面，所以液面内的附加压强是负的。

设接触角为 θ，管的内半径为 r，液面的曲率半径为 R，则 $r = R\cos\theta$，根据附加压强公式(4-21)式可得

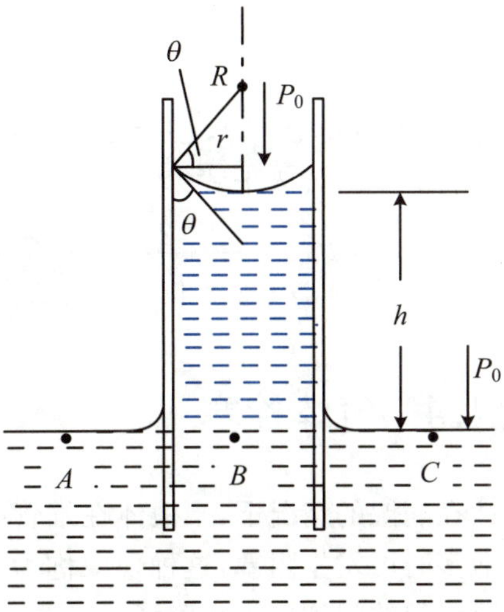

图 4-11　毛细现象

$$\Delta P = \frac{2\alpha}{R} = \frac{2\alpha}{\dfrac{r}{\cos\theta}} = \frac{2\alpha\cos\theta}{r}$$

此压强差使管内液面上升。根据流体静力学原理，当达到平衡时，管内液面下的 B 点应该和同水平面的 C 点压强相同，即

$$P_0 - \frac{2\alpha\cos\theta}{r} + \rho gh = P_0$$

式中，P_0 为大气压强，h 为平衡时管内与管外的液面高度差，ρ 是液体的密度，g 是重力加速度。由上式可得毛细管内液面上升的高度：

$$h = \frac{2\alpha}{\rho gr}\cos\theta \qquad (4\text{-}23)$$

式(4-23)表明：毛细管中液面上升的高度与表面张力系数成正比，与毛细管的半径和液体密度成反比，管径越细，液面上升越高。当液体完全润湿管壁时，$\theta = 0^\circ$，式(4-23)中的 $\cos\theta = 1$。对于液体不润湿管壁的情况，毛细管内的液体为凸球面，液体内附加压强为正，这时管内的液面将低于管外液面，例如水银就是这种情形，它下降的高度也可用式(4-23)计算，此时接触角 $\theta > 90^\circ$，故所得的 h 为负，表明液面下降。

毛细现象在日常生活中经常遇到，如棉花或棉布的吸水，植物吸收和运输水分，吸管采血等，这些都与毛细现象有着密切的关系。但在临床治疗中有时也要防止毛细现象的发生，例如，外科手术用的缝合线都要用蜡处理，以免缝线中的无数毛细管将体内外连通，引起细菌感染。

【例 4-3】 有两根玻璃管均竖直插入水中，两管水面的高度差为 2.0 cm，一管的直径为 1.0 mm，另一管的直径为 3.0 mm，水与玻璃的接触角为零，求水的表面张力系数。

解　设水的密度为 ρ，表面张力系数为 α，管 1 的半径为 r_1，管 2 的半径为 r_2，由式(4-23)可得两管液面的高度分别为

$$h_1 = \frac{2\alpha}{\rho gr_1}\cos\theta$$

$$h_2 = \frac{2\alpha}{\rho gr_2}\cos\theta$$

由上面两式可得

$$\Delta h = h_1 - h_2 = \frac{2\alpha\cos\theta}{\rho g}\left(\frac{1}{r_1} - \frac{1}{r_2}\right)$$

$$\alpha = \frac{\Delta h \rho g}{2\cos\theta\left(\frac{1}{r_1} - \frac{1}{r_2}\right)}$$

已知 $\theta = 0^\circ(\cos\theta = 1)$，$\Delta h = 2.0\times10^{-2}$ m，$\rho = 1.0\times10^{-3}$ kg·m^{-3}，$r_1 = 0.5\times10^{-3}$ m，$r_2 = 1.5\times10^{-3}$ m，代入上式得

$$\alpha = \frac{2\times10^{-2}\times10^{3}\times9.8}{2\times\left(\frac{1}{0.5\times10^{-3}} - \frac{1}{1.5\times10^{-3}}\right)} = 7.35\times10^{-2}(\mathrm{N\cdot m^{-1}})$$

4.4.4 气体栓塞

在润湿的情况下，当液体在细管中流动时，如果管中出现气泡，液体的流动将受到阻碍，气泡多时可发生阻塞，这种现象称为气体栓塞(air embolism)。气体栓塞现象可以用表面张力所引起的附加压强来解释。

如图 4-12(a)所示，细管中有一气泡，当左右两侧压强相等时，气泡两侧的曲率半径相等，附加压强大小相等方向相反，液体不流动。如果左侧的液柱压强增加一个不大的值 ΔP，如图 4-12(b)所示，这时气泡左边的曲率半径变大，右边的曲率半径变小，使得左侧弯曲液面的附加压强 $P_{左}$ 比右边的附加压强 $P_{右}$ 小，即 $P_{左} < P_{右}$。如果 $P_{左}$ 与 $P_{右}$ 的差值正好等于 ΔP，则气泡仍处于平衡状态，液柱不会向右移动。只有气泡两侧的压强差 ΔP 超过某一临界值(可使液柱开始移动的值)，气泡才能移动，这个临界值用 δ 表示。如果管中有几个气泡，则只有 $\Delta P \geqslant n\delta$ 时，液体才能带着气泡移动，如图 4-12(c)所示。

临床输液、静脉注射时，应特别注意不能在输液管、注射器中留有气泡，以免在微血管中发生气体栓塞。另外，人体的血液中溶有一定量的气体，其溶解量与压强成正比。当人体从高压环境进入到低压环境时，例如，潜水员从深海上升到海面，患者和医务人员从高压氧气舱中出来，都应有适当的缓冲时间，否则在高压情况时溶于血液中的气体，会因压强突然降低而迅速聚集成团，形成气泡。若微血管中血液析出的气泡过多，就会在血管中造成气体栓塞而危及生命。

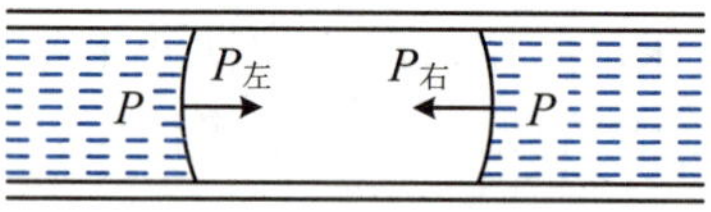

(a) 液柱不动

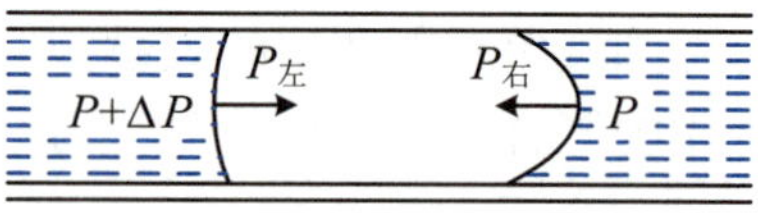

(b) $\Delta P < \delta$ 液柱不动

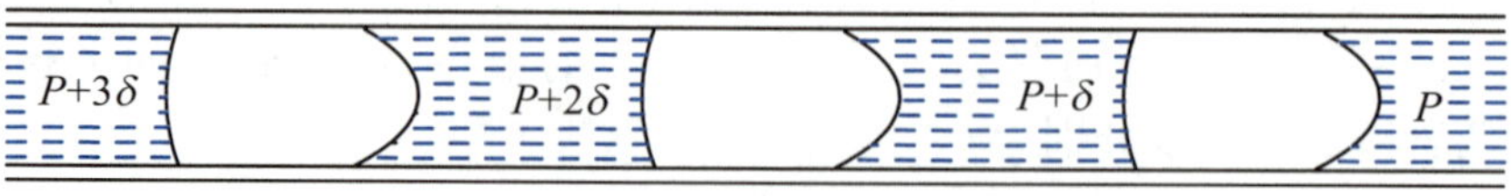

(c) $\Delta P \geqslant n\delta$ 液柱开始移动

图 4-12 气体栓塞

其他可能出现气体栓塞的情况有：

① 头颈部、胸部和肺创伤，若损伤静脉，空气有可能被吸入负压的静脉；

② 分娩时，子宫强烈收缩，空气被挤入破裂的子宫壁静脉窦，空气量达到100 mL 时，即

可导致心力衰竭；

③ 沉箱作业工人上升过于迅速，溶于血液中的气体析出形成气泡，引起空气栓塞，导致局部缺血和梗死，又叫沉箱病。

4.4.5　表面活性物质和表面吸附

液体的表面张力系数，除了与液体本身的性质和温度有关，还与液体中所含杂质的成分和浓度有关。例如，在水中加入一滴肥皂液能使水的表面张力系数降低，这种能使液体的表面张力系数降低的物质称为表面活性物质(surfactant)。水的表面活性物质有胆盐、卵磷脂、肥皂、醚、酸以及醛等有机物质。另外，还有一类物质，能增加液体的表面张力系数，称为表面非活性物质，水的表面非活性物质有食盐(氯化钠)、糖类、金属氧化物、淀粉等。表面活性物质一般不溶于液体而是集聚在溶液的表面，其本身表面张力系数较小，所以少量的表面活性物质就可以在很大程度上影响液体的表面性质，显著降低液体的表面张力、减少液体的表面能，增加系统的稳定性。我们把表面活性物质集聚在溶液的表面并伸展成薄膜的现象称为表面吸附(surface adsorption)。犹如水面上的油膜，与油膜不同之处是表面活性物质在溶液的表面是以单分子膜的形式存在的。

表面活性物质在呼吸过程中起着非常重要的作用。人体的肺是由大小不同的肺泡互相连通组成的，肺泡总数约有 3 亿个，半径约为 0.5×10^{-4} m，呼吸时是氧气和二氧化碳交换的场所。若各肺泡的表面张力系数相同，则小肺泡内的压强大于大肺泡内的压强，小肺泡内的气体将流向大肺泡，使小肺泡趋于萎缩，而大肺泡膨胀。但是实际上这种情况在肺内并没有出现，原因是肺泡表面有一层液体，此层液体表面存在表面活性物质，称为肺表面活性物质。当呼气时，肺泡表面积变小，单位面积上的表面活性物质增多，表面张力系数变小；吸气时，肺泡表面积增加，单位面积上的表面活性物质增多，表面张力系数随之增大，即 α 与表面积呈正变关系。从表达式 $\Delta P=\dfrac{2\alpha}{R}$ 看，液体表面的附加压强与曲率半径 R 成反比关系。因此，综合考虑 α 和 R 对附加压强的影响，肺泡表面的附加压强是随半径 R 的增大而增大，随 R 的变小而变小。当外部环境一致时，小肺泡与大肺泡连通时，小肺泡内的附加压强并不比大肺泡大，气体不会从小肺泡流向大肺泡，即不会出现小肺泡萎缩，大肺泡膨胀的现象。人体的呼吸系统，正是把表面张力与表面活性物质有机结合起来，才实现了正常呼吸过程。

母体内胎儿的肺泡是萎缩的，并为黏液所覆盖，临产时，虽然肺泡壁能分泌表面活性物质，降低黏液的表面张力系数，但新生儿仍需大声啼哭以增大胸腔内的负压，克服肺泡的表面张力，撑开为数众多的肺泡，从而获得呼吸和生存的能力。如果是孕龄小于 28 周的早产儿，则会因为体内缺少肺表面活性物质而无法正常呼吸，出现呼吸窘迫综合征甚至死亡。治疗方法之一是人工补充肺表面活性物质。

习　题

4-1 某容器用隔板分成相等的两部分，一边装 CO_2，另一边装 H_2，两边气体的质量相同，温度相同。如果隔板与容器壁间无摩擦，问隔板是否会移动？为什么？

4-2 两瓶不同种类的气体，设分子平均动能相同，但气体的分子密度不同，问它们的温度是否相同？压强是否相同？

4-3 在容积为 40 L 的贮气筒内有 128 g 氧气，当贮气筒的温度为 27 ℃时，筒内氧气的压强是多少？分子数密度是多少？

（2.494×10^{5} Pa；6.022×10^{25} m^{3}）

4-4 某氧气瓶的容积是 35 L，瓶内氧气的压强为 1.5×10^{7} Pa，给病人输氧气一段时间后，氧气的压强降为 1.2×10^{7} Pa，设温度为 20 ℃，求用掉的氧气质量是多少？

（6.897 kg）

4-5 湖面下 50 m 深处（温度 4 ℃），有一体积为 10 cm^{3} 的气泡，若湖面的温度为 17 ℃，求此气泡升到湖面时的体积。

（61.6 cm^{3}）

4-6 容器内贮有气体，压强为 1.33 Pa，温度为 27 ℃，问在单位体积内有多少个分子？这些分子的总平动动能是多少？

（3.21×10^{20} 个 · m^{-3}；1.99 J · m^{-3}）

4-7 试求氮气分子的平均平动动能和方均根速率，设：

（1）在温度 $t=1\,000$ ℃时；

（2）在温度 $t=-150$ ℃时。

（2.635×10^{-20} J，3.367×10^{3} m · s^{-1}；2.546×10^{-21} J，1.046×10^{3} m · s^{-1}）

4-8 已知在 0 ℃和压强为 1.144×10^{4} Pa 时，某气体的密度为 1.0×10^{-5} g · cm^{-3}，试求此气体的分子量，并确定它是什么气体。

（2；氢气）

4-9 求 17 ℃时氧气的最大概然速率、平均速率、方均根速率。

（388.19 m · s^{-1}；438.14 m · s^{-1}；475.43 m · s^{-1}）

4-10 气体分子速率分布函数 $f(v)=\dfrac{dN}{Ndv}$ 的物理意义是什么？设有 N 个粒子，其速率分布函数为

$$f(v)=\begin{cases}C & (0<v<V_0)\\ 0 & (v<V_0)\end{cases}$$

要求：

（1）作速率分布曲线；

（2）求常数 C；

（3）粒子的平均速率和方均根速率。

$$\left(C=\frac{1}{V_0};\frac{V_0}{2},\frac{\sqrt{3}}{3}V_0\right)$$

4-11 某气体的温度为 27 ℃，压强为 1.5 atm，求 1 L 该气体中有多少个分子？

（3.66×10^{22} 个）

4-12 某容器盛有 100 mL 的血液（全血），其液面上部为 1 atm 的空气，求溶于该血液中：

（1）氧气的体积；

(2) 氮气的体积。

(232.3 L;131.3 L)

4-13 在多少海拔高度上大气压强是地面的 75%(设空气温度 $t=0$ ℃,$M=28.9$ kg · mol^{-1})。

(2 300 m)

4-14 在某一高海拔处,其温度为 $t=-10$ ℃,氧分压为 5.3×10^{3} Pa,求该处的海拔高度(提示:先求标准状况下的氧分压)。

(9.643 km)

4-15 如果从内径为 1.35 mm 的滴管中滴下 100 滴液体,其重量为 3.14 g,求该液体的表面张力系数。

(0.074 N · m^{-1})

4-16 一 U 形玻璃管的两竖直管的直径分别为 1 mm 和 3 mm,试求两管内水面的高度差(水的表面张力系数 $\alpha=73\times10^{-3}$ N · m^{-1})。

(2 cm)

4-17 在内半径 $r=0.30$ mm 的毛细管中注入水,在管的下端形成一半径 $R=3.0$ mm 的水滴,求管中水柱的高度。

(5.5 cm)

4-18 有一毛细管长 $L=20$ cm,内直径 $d=1.5$ mm,水平地浸在水银中,其中空气全部留在管中,如果管子浸在深度 $h=10$ cm 处,问管中空气柱的长度 L_1 是多少(设大气压强 $P_0=76$ cmHg,1 cmHg $=1.33\times10^{3}$ Pa,已知水银表面张力系数 $\alpha=0.49$ N · m^{-1},与玻璃的接触角 $\theta=180^{\circ}$)?

(0.179 m)

4-19 摩尔质量为 89 g · mol^{-1} 的氨基酸分子和摩尔质量为 5×10^{4} g · mol^{-1} 的蛋白质分子在 37 ℃的活细胞内的方均根速率各是多少?

(290 m · s^{-1};12 m · s^{-1})

4-20 饮用碳酸饮料时有独特的口感。某饮料中含有一半径为 1 mm 的 CO_2 气泡,则气泡内压强比气泡附近的液体压强高还是低?相差多少?(假设饮料的表面张力系数为 0.075 N · m^{-1})

(高;150 Pa)

(方立铭　施　灿)

本章课件

课程思政

第 5 章　热力学基础

热力学(thermodynamics)与分子动理论一样是研究热现象及其规律的一门学科。不同的是,热力学不涉及物质的微观结构,是在观察和实验的基础上总结出的一系列热力学定律,通过严密的逻辑推理得出有关物质各种宏观性质之间的关系、宏观物理过程进行的方向和限度等结论。

本章主要介绍热力学第一定律、热力学第二定律和熵的概念。

【本章学习要求】

了解:准静态过程、循环过程。

熟悉:热力学第二定律、卡诺定理;熵及熵增原理。

掌握:热力学第一定律及其应用、卡诺循环及热机效率的计算。

5.1　热力学第一定律

5.1.1　热力学系统和准静态过程

热力学中,通常把被研究的对象称为热力学系统(thermodynamic system),简称系统。系统以外与系统有密切关系的所有物体称为系统的外界或环境(surroundings)。热力学系统可分为三类:与外界既无能量又无物质交换的系统,称为孤立系统(isolated system)。严格地说,自然界中并不存在这样的系统,因为任何一个系统或多或少地都会受到外界的影响,所以孤立系统只是一个理想的系统;与外界只有能量交换而无物质交换的系统,称为封闭系统(closed system);与外界既有能量交换又有物质交换的系统,称为开放系统(open system)。

对于一个确定的热力学系统,当其处于平衡态时,描述系统的宏观性质的诸多宏观物理量具有确定的数值,从这些物理量中可以选出一组相互独立的宏观量来描述系统的平衡态,这些宏观量称为系统的状态参量。对由气体、液体和各向同性的固体所组成的简单系统,可以只用压强 P、体积 V 和温度 T 等状态参量来描述它们的平衡状态。

在平衡态下,系统各参量(如 P,V,T)之间存在一定的关系,即

$$f(P,V,T)=0 \tag{5-1}$$

这个关系称为系统的状态方程。例如,理想气体的状态方程为

$$PV = \frac{M}{\mu}RT \tag{5-2}$$

任何系统的状态方程都是从实践中总结出来的。

热力学系统在外界影响下，其状态要发生变化。系统状态随时间变化的过程称为热力学过程(thermodynamic process)，简称过程。在实际情况中，过程往往进行得很快，系统在达到新的平衡状态之前又继续下一步的变化，即实际过程中系统所经历的是一系列非平衡状态，因为非平衡状态无均匀确定的参量，给热力学过程的研究带来了困难。不过，如果过程进行得非常缓慢，系统在过程中所经历的每一个状态都可以看作是平衡态，这样就可以用状态参量来描述系统的性质了，这样的过程称为准静态过程(quasi-static process)。本章所讨论的过程，如果没有特别说明，一般都是指准静态过程。

5.1.2　内能、功和热量

热力学系统内部的各种形式的能量总和称为系统的内能(internal energy)，以 U 表示。它包含分子无规则运动的动能、分子间相互作用的势能等。从宏观上看，系统内能的改变只由系统的始、末状态决定，与其经历的过程无关，所以内能仅是系统状态的函数。对于理想气体而言，由于分子间的相互作用可以忽略，所以，通常认为理想气体的内能只包含分子的动能，也就是说，理想气体的内能只由温度决定。

做功和传热都可以使热力学系统的内能发生变化。例如，一杯水可以通过搅拌的方法，也可以通过加热的方法使其从某一温度升到另一温度。前者是通过做功来完成的，后者是通过传热来完成的。做功与传热虽然有等效的一面，但有着本质的区别。做功是通过物体做宏观位移，实现机械运动与系统内分子无规则运动之间的转换，从而改变了系统的内能。传热是通过分子间相互作用，实现外界分子无规则热运动与系统内分子无规则热运动之间的转换，从而改变系统的内能。

在国际单位制中，内能、功和热量均采用相同的单位——焦耳(J)。

在热力学中，准静态过程的功具有重要意义。下面讨论在准静态过程中系统对外界所做的功。如图 5-1 所示，设气体盛在带有活塞的圆柱形容器内，活塞面积为 S 且可无摩擦的左右移动，若容器内气体的压强为 P，当活塞移动一微小距离 $\mathrm{d}l$ 时，气体所做的功为

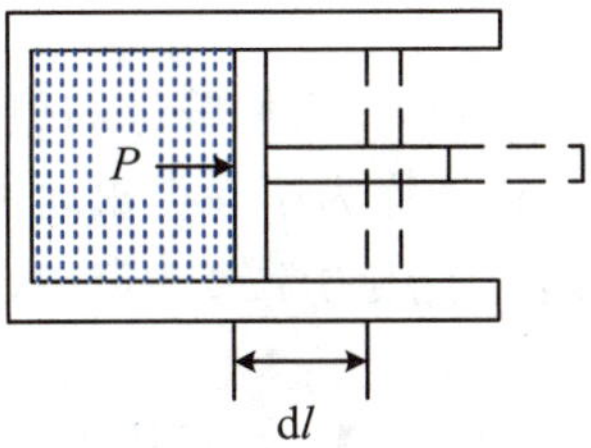

图 5-1　气体推动活塞做功

$$\mathrm{d}A = F \cdot \mathrm{d}l = P \cdot S\mathrm{d}l = P\mathrm{d}V \tag{5-3}$$

式(5-3)表示系统在无限小的准静态过程中所做的功。在气体膨胀时，$\mathrm{d}V>0$，$\mathrm{d}A>0$，表示系统对外做功；气体被压缩时，$\mathrm{d}V<0$，$\mathrm{d}A<0$，表示外界对系统做功。

在一个有限的准静态过程中，气体的体积由 V_1 变到 V_2 时，系统对外界所做的总功为

$$A = \int \mathrm{d}A = \int_{V_1}^{V_2} P\mathrm{d}V \tag{5-4}$$

在 $P-V$ 图上，准静态过程对应一条曲线，如图 5-2 所示。曲线 AB 下方的面积表示系统所做的总功。由图可知，系统从状态 A 变到状态 B 时，经过的过程不同，如图中的实线过程和虚线过程，功的数值是不同的。因此，功与过程有关，即功为过程量。

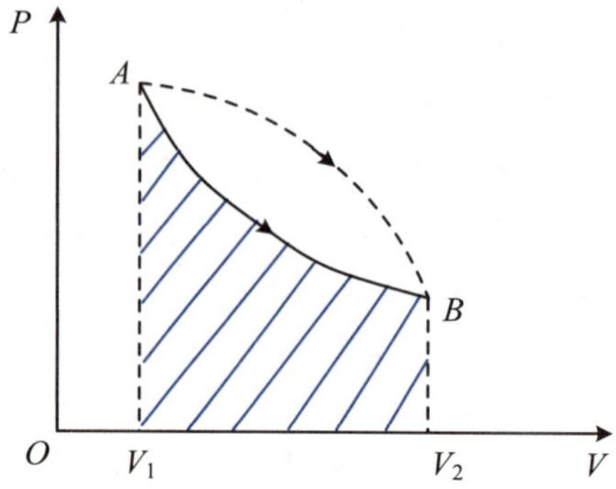

图 5-2　准静态过程的功

5.1.3　热力学第一定律

一般情况下，当系统状态发生变化时，做功和传热往往是同时存在的。设经过某一过程系统从平衡态 1 变到平衡态 2，内能由 U_1 变为 U_2，即内能增量为 $\Delta U = U_2 - U_1$，在这个过程中系统吸收热量 Q，同时对外界做功 A，根据能量转化和守恒定律，则有

$$Q = \Delta U + A \tag{5-5}$$

式(5-5)就是热力学第一定律(first law of thermodynamics)。它说明：系统在状态变化过程中，从外界吸收的热量等于系统内能的增量与对外做功之和。为使式(5-5)适用于一切过程，式中各量符号规定为：系统内能增加时，ΔU 为正，系统内能减少时，ΔU 为负；系统从外界吸热时，Q 为正，系统向外界放热时，Q 为负；系统对外界做功时，A 为正，外界对系统做功时，A 为负。

对始、末状态相差无限小的微小变化过程，热力学第一定律可写作

$$\mathrm{d}Q = \mathrm{d}U + \mathrm{d}A \tag{5-6}$$

历史上，人们曾经幻想过制造一种不需要任何动力和燃料也可以不断对外做功的机器，这种机器称为第一类永动机。但经过无数次的尝试，均以失败告终，原因就在于第一类永动机违背了热力学第一定律。因此，热力学第一定律也可表述为“第一类永动机是不可能制成的。”

【例 5-1】　一系统由如图 5-3 所示的 a 状态沿 abc 到达 c 状态，有 336 J 热量传入系统，而系统做功 126 J。

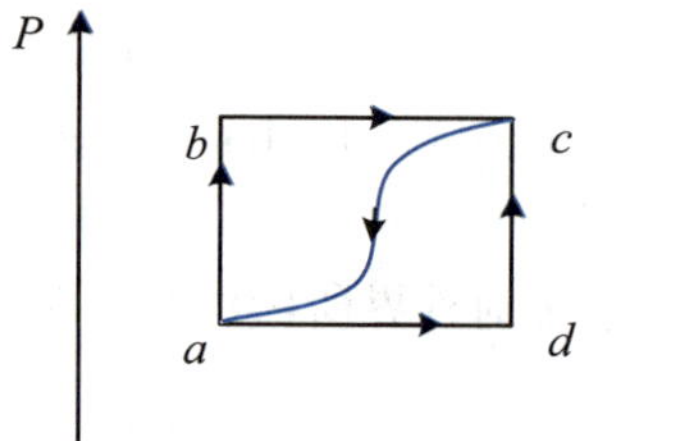

图 5-3

(1) 经 adc 过程，系统做功 42 J，试问经 adc 过程有多少热量传入系统？

(2) 当系统由 c 状态沿 ca 曲线返回 a 状态时，外界对系统做功为 84 J，试问系统在此过程中是吸热还是放热？传递的热量是多少？

解　(1) 系统由 a 状态沿 abc 到达 c 状态过程中，$Q_1 = 336\ \mathrm{J}$，$A_1 = 126\ \mathrm{J}$。由热力学第一定律 $Q = \Delta U + A$，有

$$\Delta U = Q_1 - A_1 = 210\ (\mathrm{J})$$

所以，在系统由 a 状态经 adc 到达 c 状态的过程中，由于

$A_2=42$ J，由热力学第一定律，有

$$Q_2 = \Delta U + A_2 = 252\ (\mathrm{J})$$

(2) 系统由 c 状态沿 ca 曲线返回 a 状态过程中，$A_3=-84$ J，$\Delta U=-210$ J。由热力学第一定律，有

$$Q = \Delta U + A = -210 - 84 = -294\ (\mathrm{J}) < 0$$

即该过程为放热过程，系统向外界释放 294 J 的热量。

5.1.4　热力学第一定律的应用

1. 等容过程

系统容积保持不变的过程称为等容过程(isochoric process)。如图 5-1 所示，活塞固定不动，对容器进行缓慢加热，气体温度升高，压强增大，这样的准静态过程就是一个等容过程。在等容过程中，由于体积不变，$\mathrm{d}V=0$，气体对外做功为零，即 $A=0$。因此，热力学第一定律可写成

$$\Delta U = Q \tag{5-7}$$

即外界传给系统的热量，全部用来增加系统的内能。

2. 等压过程

系统压强保持不变的过程称为等压过程(isobaric process)。如图 5-1 所示，使活塞上所加外力保持不变，对容器进行缓慢加热，气体受热后压强增大，推动活塞向外移动，由于容器内气体体积增加，因而压强又将减小，从而保持容器内压强基本不变，这样的准静态过程就是一个等压过程。在这个过程中，气体对外所做的功为

$$A = \int_{V_1}^{V_2} P\mathrm{d}V = P(V_2 - V_1) \tag{5-8}$$

在等压过程中，热力学第一定律可写成

$$Q = \Delta U + P(V_2 - V_1) \tag{5-9}$$

上式说明，等压过程中气体吸收的热量一部分转换为内能，另一部分转换为对外做功。

3. 等温过程

系统温度保持不变的过程称为等温过程(isothermal process)。对于理想气体而言，由于它的内能只由温度决定，所以它的内能在等温过程中不发生变化，即 $\Delta U=0$。因此，热力学第一定律可写成

$$Q = A \tag{5-10}$$

上式说明，等温过程中理想气体吸收的热量全部用来对外做功。

对理想气体，由于 $PV=\frac{M}{\mu}RT$，所以在等温过程中，有

$$Q = A = \int_{V_1}^{V_2} P\mathrm{d}V = \int_{V_1}^{V_2} \frac{MRT}{\mu} \cdot \frac{1}{V}\mathrm{d}V = \frac{M}{\mu}RT\ln\frac{V_2}{V_1} \tag{5-11}$$

由于 $P_1V_2=P_2V_2$，因此，式(5-11)可以写为

$$Q = \frac{M}{\mu}RT\ln\frac{P_1}{P_2} \tag{5-12}$$

4. 绝热过程

系统在整个变化过程始终与外界无热量交换，这样的过程称为绝热过程(adiabatic

process)。在绝热过程中，$Q=0$，因此，热力学第一定律可写成

$$A = -\Delta U \tag{5-13}$$

上式说明，绝热过程中，气体对外做功是靠减少系统的内能来完成的。

5.2 循环过程和卡诺循环

5.2.1 循环过程

系统从某一状态出发经过一系列状态变化后，又回到原来状态，这样的过程称为循环过程(cycle process)。在 $P-V$ 图上，循环过程表现为一封闭曲线，如图 5-4 所示。如果在 $P-V$ 图上循环过程是顺时针方向进行的，称为正循环，反之称为逆循环。

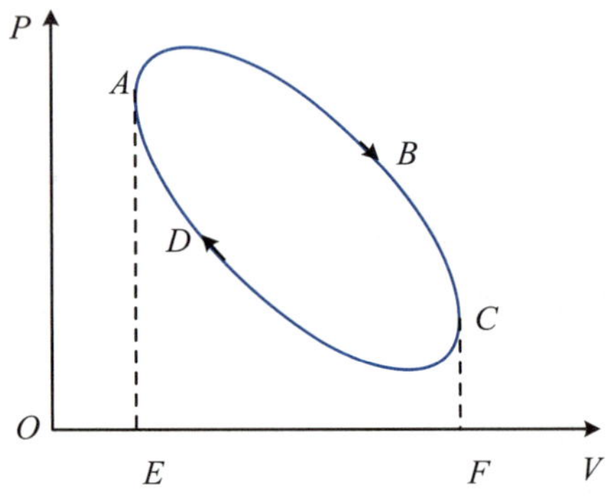

图 5-4 循环过程

对于图 5-4 所示的正循环，在过程 ABC 中，系统由于体积增加而对外做正功，数值上等于 $ABCFEA$ 所包围的面积，在过程 CDA 中，系统由于被压缩而对外做负功，数值上等于 $CDAEFC$ 所包围的面积的负值。因此，在正循环过程中，系统对外界所做的总功 A 为正，且等于 $ABCDA$ 所包围的面积。由于系统最终回到原来状态，所以内能增量为零。由热力学第一定律可知，在整个循环过程中，系统从外界吸收的热量总和 Q_1 必然大于放出的热量总和 Q_2，且

$$A = Q_1 - Q_2 \tag{5-14}$$

可见，经过一个正循环过程，系统将从某些高温热源处吸收热量，部分用来对外做功，部分在某些低温热源处放出。

5.2.2 热机效率

热机所进行的过程就是一个正循环过程，热机效能的重要标志之一是它的效率。我们把热机对外所做的功 A 与它所吸收的热量 Q_1 的比值，称为热机效率，即

$$\eta = \frac{A}{Q_1} = \frac{Q_1 - Q_2}{Q_1} = 1 - \frac{Q_2}{Q_1} \tag{5-15}$$

由于热机向低温热源放出的热量 Q_2 不能为零，所以热机的效率永远小于 1。不同的热机因循环过程不同，其热机效率也不同。

5.2.3 卡诺循环

1824 年，法国青年工程师卡诺(Carnot)在研究热机的最大可能效率时，提出了一种理想热机。这种热机的工作物质为理想气体，它只与一个恒定温度的高温热源和一个恒定温

度的低温热源交换热量，如图 5-5 所示，并不存在散热、漏气、摩擦等现象，这种热机称为卡诺热机。

卡诺热机在工作时将经历四个准静态过程，如图 5-6 所示。它包括：工作物质与高温热源接触而吸热的等温膨胀过程 AB，与低温热源接触而放热的等温压缩过程 CD 以及当工作物质脱离两热源时所进行的绝热过程 BC 和 DA（由于工作物质只与两个热源交换热量）。由这种两个等温过程和两个绝热过程组成的正循环，称为卡诺循环（Carnot cycle）。

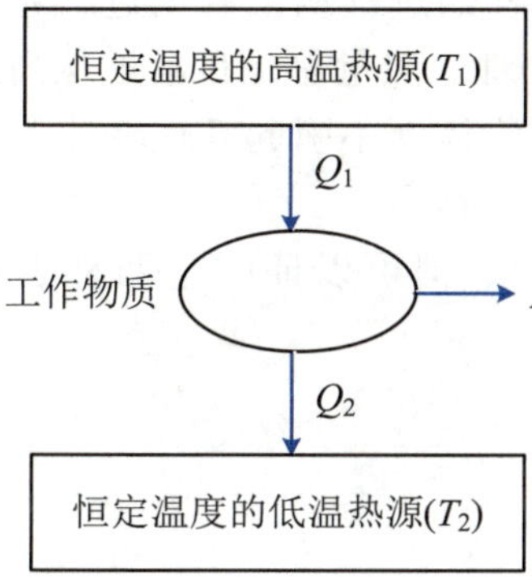

图 5-5　卡诺热机

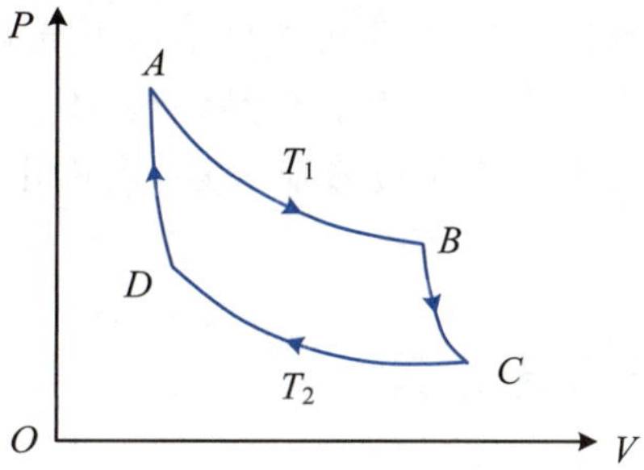

图 5-6　卡诺循环

理论上可以推导，当高温热源的绝对温度为 T_1，低温热源的绝对温度为 T_2 时，卡诺热机的效率为

$$\eta = 1 - \frac{T_2}{T_1} \tag{5-16}$$

可见，卡诺热机的效率只与两热源的温度有关，且两热源温差越大，效率越高。

【例 5-2】　一卡诺可逆热机工作在温度 127 ℃和 27 ℃的两个热源之间，在一次循环中工作物质从高温热源吸热 600 J，问系统对外做了多少功？

解　由 $\eta = \frac{A}{Q_1} = 1 - \frac{T_2}{T_1}$，得

$$A = Q_1\left(1 - \frac{T_2}{T_1}\right) = 600\left(1 - \frac{300}{400}\right) = 150\ (\text{J})$$

5.3　热力学第二定律

5.3.1　热力学第二定律的两种表述

第一类永动机被热力学第一定律否定后，历史上不少人曾试图制造另一种热机：它能从单一热源吸取热量，使之完全变成有用功，即效率为 100%，这种热机叫作第二类永动机。这看起来似乎很简单，只要热机的工作物质在每一个循环中，将从高温热源吸收的热量全部变成有用的机械功而不向低温热源放热即可。但大量的事实说明这是不可能实现的。于是，开尔文（Kelvin）于 1851 年提出：自然界中不存在这样一种循环，它从单一热源吸取热量，使

它完全变为有用功而不引起其他变化。这个结论称为热力学第二定律的开尔文表述。

开尔文表述又可表述成:第二类永动机是不可能制造出来的。有人计算过,如果能成功制造出第二类永动机,我们便可以用海水这一单一热源而做功,海水的温度每降低 0.01 K,所做的功就可供全世界所有工厂用一千多年。

自然界中热力学过程的进行都是有方向的。例如,有一容器被隔板分为 A、B 两部分,当初 A 部分有气体,B 部分为真空,抽掉隔板后气体就充满了整个容器,这个过程称为自由膨胀过程。其相反的过程是:气体自动收缩回到 A 中,这样的过程从没看见过。克劳修斯(Clausius)在观察自然现象时发现,热量的传递也具有方向性。热量总是自动地从高温物体传给低温物体,即热量不可能自动地由低温物体传向高温物体而不引起其他变化。这个结论称为热力学第二定律的克劳修斯表述。

开尔文表述和克劳修斯表述,表面上看起来没有关系,但可以证明这两种表述是等效的。

5.3.2 卡诺定理

系统从状态 A 经过某一过程到达状态 B,又可以经过和原来完全一样的中间状态重新回到状态 A,而不引起任何外界变化,这样的过程称为可逆过程(reversible process),如无摩擦的准静态过程。否则,称为不可逆过程(irreversible process),如热传导、气体自由膨胀、扩散等过程。一切与热现象有关的实际过程都是不可逆的。

卡诺热机的循环过程是无摩擦的准静态过程,即卡诺循环是理想的可逆过程,工作物质是理想气体。而实际热机的循环过程不是卡诺循环,工作物质也不是理想气体。对于一般热机的效率问题,卡诺指出:

① 在相同的高温热源和相同的低温热源之间工作的一切可逆热机,其效率都相等,且与工作物质无关;

② 在相同的高温热源和相同的低温热源之间工作的一切不可逆热机,其效率都不可能大于可逆热机的效率。

上述结论称为卡诺定理。它可以通过热力学第二定律证明,在此就不叙述了。

5.4 熵和熵增原理

5.4.1 熵的概念

一切与热现象有关的实际过程都是不可逆的,即自然界中发生的热力学过程都是有方向性的,如热传导、扩散等。一般说来,不同的不可逆过程的方向有不同的判断标准。如判断热传导不可逆过程方向的标准是温度的高低,判断扩散不可逆过程方向的标准是分子密度的大小。为了把判断不可逆过程方向的标准统一起来,我们引进熵的概念。

克劳修斯在研究可逆卡诺热机时注意到,当可逆卡诺热机完成一个循环时,虽然工作物

质从高温热源 T_1 吸收的热量 Q_1 和它向低温热源 T_2 所释放的热量 Q_2 是不等的，但以热量除以相应的热源温度所得的量值却相等。即

$$\frac{Q_1}{T_1} = \frac{Q_2}{T_2} \tag{5-17}$$

或

$$\frac{Q_1}{T_1} - \frac{Q_2}{T_2} = 0 \tag{5-18}$$

式中，Q 的量值都是正的。如果采用热力学第一定律中对 Q 的符号规定，则式(5-18)可改写成

$$\frac{Q_1}{T_1} + \frac{Q_2}{T_2} = 0 \tag{5-19}$$

可逆卡诺热机是由两个等温过程和两个绝热过程构成一个循环。对于两个等温过程

$$\frac{Q_1}{T_1} + \frac{Q_2}{T_2} = 0$$

对于绝热过程

$$Q = 0$$

即 $\frac{Q}{T}=0$，因此，在卡诺循环中量值 $\frac{Q}{T}$ 的代数和为零。

对于由几个等温过程和绝热过程组成的可逆循环，可以看成由若干个卡诺循环组成。如图 5-7 所示，它可看成由三个卡诺循环所组成。对于任意一个小的卡诺循环，均有

$$\frac{Q_{i1}}{T_{i1}} + \frac{Q_{i2}}{T_{i2}} = 0$$

因此，对整个循环过程有

$$\sum \frac{Q_i}{T_i} = 0 \tag{5-20}$$

对于任意一个可逆循环，都可看成由无数个卡诺循环所组成，如图 5-8 所示。对整个循环过程，有

$$\oint \frac{\mathrm{d}Q}{T} = 0 \tag{5-21}$$

上式称为克劳修斯等式。

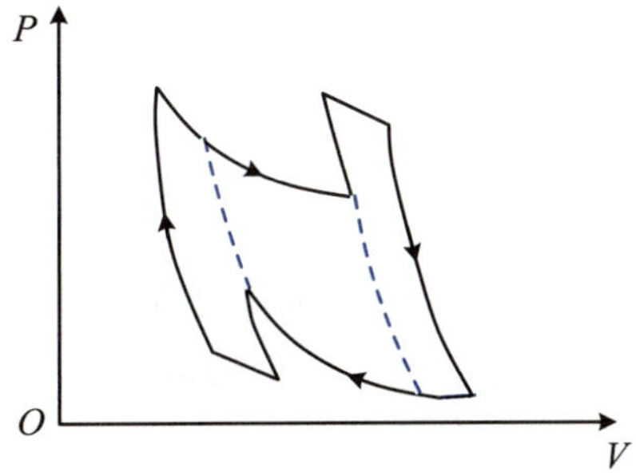

图 5-7　可逆循环

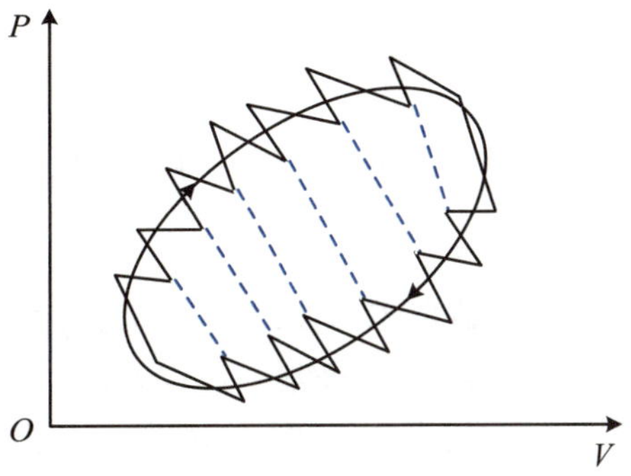

图 5-8　任意可逆循环

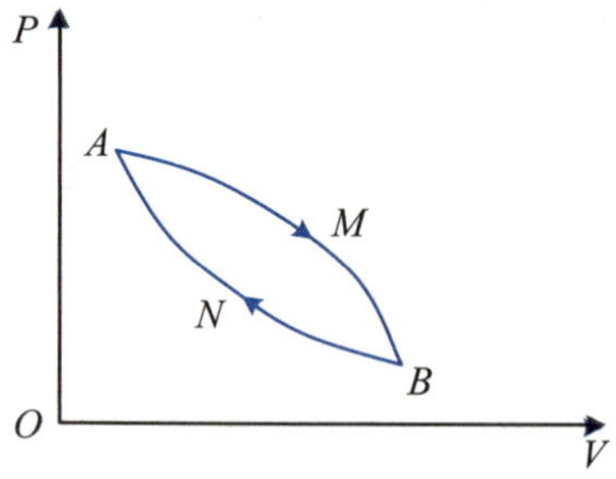

图 5-9　熵的概念

如果系统从初态 A 经可逆过程 AMB 到达终态 B 后，又经可逆过程 BNA 回到初态 A，如图 5-9 所示。根据克劳修斯等式，有

$$\oint \frac{dQ}{T} = \int_{AMB} \frac{dQ}{T} + \int_{BNA} \frac{dQ}{T} = 0$$

即

$$\int_{AMB} \frac{dQ}{T} = \int_{ANB} \frac{dQ}{T} \tag{5-22}$$

式(5-22)说明积分$\int_A^B \frac{dQ}{T}$只取决于系统的初态和终态，与所经历的可逆过程无关，即热力学系统的平衡态还存在着与该积分值有关的态函数。这个态函数称为熵(entropy)，用符号 S 表示，单位为 $J \cdot K^{-1}$。这一概念最早是由克劳修斯提出的，所以又称为克劳修斯熵。系统从初态 A 经可逆过程到达终态 B 时，熵的增量为

$$S_B - S_A = \int_A^B \frac{dQ}{T} \tag{5-23}$$

【例 5-3】　有质量为 1 kg 温度为 0 ℃的冰吸热后融化成 0 ℃的水，求其熵的变化(设冰的溶解热为 $3.35 \times 10^5\ J \cdot kg^{-1}$)。

解　0 ℃的冰融化成 0 ℃的水时，温度不变，即 $T = 273$ K，因此

$$\Delta S = \frac{\Delta Q}{T} = \frac{3.35 \times 10^5}{273} = 1.23 \times 10^3 (J \cdot K^{-1})$$

5.4.2　熵增原理

由卡诺定理可知，在相同的高温热源 T_1 和相同的低温热源 T_2 之间工作的一切热机，其效率

$$\eta = 1 - \frac{Q_2}{Q_1} \leqslant 1 - \frac{T_2}{T_1} \tag{5-24}$$

由上式可知

$$\frac{Q_1}{T_1} - \frac{Q_2}{T_2} \leqslant 0 \tag{5-25}$$

式中，Q 的量值都是正的。如果采用热力学第一定律中对 Q 的符号规定，则式(5-25)可改写成

$$\frac{Q_1}{T_1} + \frac{Q_2}{T_2} \leqslant 0 \tag{5-26}$$

对于任意一个循环过程，可以证明：

$$\oint \frac{dQ}{T} \leqslant 0 \tag{5-27}$$

上式称为克劳修斯不等式，其中等号适用于可逆过程，不等号适用于不可逆过程。

设系统从初态 A 经某一过程 AMB 到达终态 B，现在令系统经一设想的可逆过程 BNA 由状态 B 回到初态 A，如图 5-10 所示。根据克劳修斯不等式，有

$$\oint \frac{dQ}{T} = \int_{AMB} \frac{dQ}{T} + \int_{BNA} \frac{dQ}{T} \leqslant 0 \tag{5-28}$$

即

$$\int_{AMB}\frac{dQ}{T}\leqslant\int_{ANB}\frac{dQ}{T}\tag{5-29}$$

由熵的定义可知

$$S_B-S_A=\int_A^B\frac{dQ}{T}=\int_{ANB}\frac{dQ}{T}\geqslant\int_{AMB}\frac{dQ}{T}\tag{5-30}$$

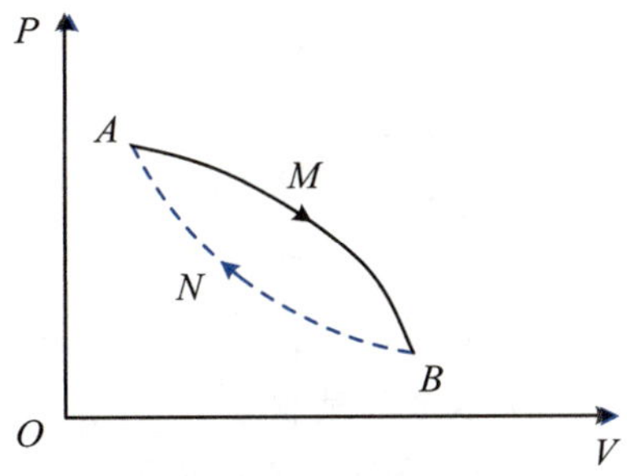

图 5-10　熵增原理

如果系统原来经历的过程 AMB 是绝热的，即 $dQ=0$，则由上式可得

$$S_B-S_A\geqslant 0\tag{5-31}$$

由此可见，在绝热过程中，系统的熵值永不减少。由于上式中等号适用于可逆过程，不等号适用于不可逆过程，所以，对于可逆的绝热过程，系统的熵值不变；对于不可逆的绝热过程，系统的熵值增加，这个结论称为熵增原理(the principle of the increase of entropy)。一个孤立系统中进行的任何过程都是绝热的，因此，熵增原理也可表述为孤立系统中进行的任何过程，系统的熵值永不减少。

从统计的观点看，熵是系统中微观粒子无规则运动混乱程度的量度。系统中微观粒子无序程度越大，熵也越大。熵增原理告诉我们，孤立系统中发生的不可逆过程总是朝着混乱程度增加的方向。

【例 5-4】 理想气体在绝热自由膨胀过程中，体积由 V 变为 $2V$，试求此过程中的熵变。

解　在此过程中，系统与外界绝热，且系统对外界不做功，即

$$dQ=0,\quad dW=0$$

由热力学第一定律可知 $dU=0$，因此，系统的温度 T 保持不变，即绝热自由膨胀中温度不变。

此过程为不可逆过程，但是只要膨胀的初态与终态都为平衡态，则它们就对应一定的熵值。由于 S 为态函数，为了求出不可逆过程中的熵变，总可以选一个连接初态与终态的可逆过程，利用可逆过程中的熵变公式

$$S_B-S_A=\int_A^B\frac{dQ}{T}$$

进行计算。

此题中，由于系统的温度 T 保持不变，所以可以选用一个等温可逆过程连接初态与终态。

$$S_B-S_A=\int_A^B\frac{dQ}{T}=\int_V^{2V}\frac{PdV}{T}=\int_V^{2V}\frac{\frac{M}{\mu}RT}{V}\frac{dV}{T}=\frac{M}{\mu}R\int_V^{2V}\frac{dV}{V}=\frac{M}{\mu}R\ln 2$$

显然，$S_B-S_A>0$。这个结果也是符合熵增原理的。

习　　题

5-1 解释下列术语：

(1) 系统；

(2) 环境；

(3) 外界；

(4) 过程；

(5) 准静态过程；

(6) 可逆过程；

(7) 不可逆过程。

5-2 做功与传递热量是等效的，但又有本质的不同。试说明之。

5-3 一定量的气体，由状态 A 经某一过程到达状态 B，在此过程中，吸热 800 J，对外做功 500 J，试问气体的内能改变了多少？如果气体经另一过程由状态 B 回到状态 A 时，外界对气体做功 300 J，问气体放出多少热量？

(300 J；600 J)

5-4 2 mol 的氮气，在温度为 300 K，压强为 1.01×10^5 Pa 时，经等温过程压缩到 2.02×10^5 Pa，求气体放出的热量。

(3.46×10^5 J)

5-5 已知一定量的理想气体经历如图 5-11 所示的过程，在此过程中吸热 Q，试求：

(1) 在此过程中系统所做的总功；

(2) 系统内能的改变量。

($PV+4PV\ln2$；$Q-PV-4PV\ln2$)

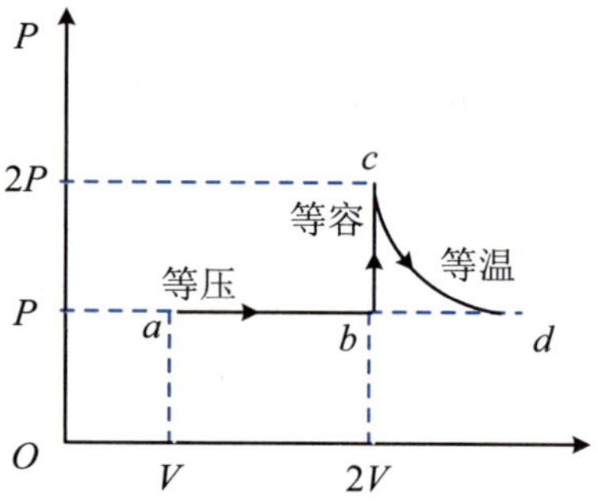

图 5-11　习题 5-5 图

5-6 一卡诺热机在 1 000 K 和 300 K 的两热源之间工作，试计算：

(1) 热机效率；

(2) 若低温热源的温度不变，要使热机的效率提高到 80%，则高温热源的温度需提高多少？

(3) 若高温热源的温度不变，要使热机的效率提高到 80%，则低温热源的温度需降低多少？

(70%；500 K；100 K)

5-7 有一卡诺热机工作于 600 ℃及 40 ℃两个热源之间，设每秒钟从高温热源吸热 10^5 J。求：

(1) 卡诺热机的热效率；

(2) 循环产生的功率；

(3) 每秒钟排向低温热源的热量。

(64%；6.4×10^4 W；3.6×10^4 J·s^{-1})

5-8 1 mol 的理想气体，在 400 K 与 300 K 之间完成一次卡诺循环。在 400 K 的等温线上，起始体积为 0.001 m^3，最后体积为 0.005 m^3，试计算气体在此循环过程中所做的功、从高温热源吸取的热量和传给低温热源的热量。

(1.34×10^3 J；5.35×10^3 J；4.01×10^3 J)

5-9 利用孤立系统熵增原理，证明热量是自发地由高温物体传向低温物体。

5-10 一个系统在 300 K 的恒温下，吸收 10^4 J 的热量，但没有做功。求：

(1) 系统内能的变化；

(2) 系统的熵变。

(10^4 J；33.3 J·K^{-1})

5-11 2 mol 的理想气体，经历一可逆的等温过程，体积从 0.02 m^3 膨胀到0.04 m^3，温度为 300 K，求其熵变。

(11.5 J·K^{-1})

5-12 1 cm^3 温度为 100 ℃的纯水，在 1.01×10^5 Pa 压强下加热，变成 1 671 cm^3 的同温度的水蒸气。已知水的汽化热为 2.26×10^6 J·kg^{-1}，试求内能和熵的增量。

(2.09×10^3 J；6.06 J·K^{-1})

(黄龙文)

本章课件

课程思政

第 6 章　静电场　心电场和心电图

静电场(electrostatic field)是指相对观察者静止的电荷在其周围所激发的电场。它是电荷周围空间存在的一种特殊形态的物质,其基本特征是对置于其中的静止电荷有力的作用。

本章主要讨论静电场的基本性质和规律以及静电场与导体和电介质的相互作用,最后简单介绍心电场和心电图。

【本章学习要求】

了解:高斯定理与环路定理,用电势叠加方法和场强积分方法计算点电荷、点电荷系和具有简单几何形状的带电体形成的电势分布;静电场与电介质的相互作用规律;心电相关知识。

熟悉:电偶极子。

掌握:库仑定律及其适用条件;用库仑定律和电场叠加原理计算点电荷、点电荷系的电场分布;电场强度、电势及其相互关系与计算。

6.1　电场与电场强度

6.1.1　电荷与库仑定律

对于电的认识,最初来自摩擦起电和自然界的雷电现象。实验证明,物体所带的电荷有两种,分别称为正电荷和负电荷,带同号电荷的物体互相排斥,带异号电荷的物体互相吸引,这种相互作用称为电性力。根据带电体之间的相互作用力的强弱,能够确定物体所带电荷的多少。表示物体所带电荷多少程度的物理量称为电荷量,简称电量,用符号 q 或 Q 表示,正电荷的电量取正值,负电荷的电量取负值。

1. 电荷守恒定律

实验表明,在一个与外界没有电荷交换的系统内,正负电荷的代数和在任何物理过程中都保持不变,这就是电荷守恒定律。它是物理学中的基本定律之一。它不仅在宏观带电体中的起电、中和、静电感应和电极化等现象中成立,而且在微观物理过程中也得到了精确验证和发展。例如,在放射性衰变过程中

$$^{226}_{88}\mathrm{Ra} \longrightarrow {}^{222}_{86}\mathrm{Rn} + {}^{4}_{2}\mathrm{He}$$

具有放射性的镭核$^{226}_{88}Ra$含有 88 个质子，衰变后的氡核$^{222}_{86}Rn$和 α 粒子（即$^{4}_{2}He$）也共有 88 个质子，衰变前后的电荷量总和不变。又如，一个高能光子在重核附近可以转化为一个电子和一个正电子，光子的电荷量为零，一个电子和一个正电子的电荷量代数和也为零；反之，一个电子和一个正电子也能湮没为光子，湮没前后，电荷量的代数和仍相等。其反应可表述为

$$\gamma \longrightarrow e^+ + e^-$$

$$e^+ + e^- \longrightarrow \gamma$$

由此可见，不能把电荷守恒定律解释为“电荷既不能被创造，也不能被消灭，只能转移”，因为这已不符合科学发展的事实了。

2. 电荷的量子化

到目前为止，所有实验都表明，任何带电体所带电量总是等于某一个最小电量的整数倍，这个最小电量叫作基元电荷，也称元电荷，用 e 表示

$$1e = 1.602176634 \times 10^{-19}\ \mathrm{C}$$

其中，C（库仑）是电量的单位，在计算中可取 $e = 1.6 \times 10^{-19}$ C。它等于一个电子所带电量的多少，也等于一个质子所带电量的多少。

任何能被探测到的正的或负的电荷 q 都可以被写作

$$q = ne \quad (n = \pm 1, \pm 2, \pm 3\cdots)$$

电荷量的这种只能取分立的、不连续量值的性质，称为电荷的量子化。电子电荷的绝对值或质子电荷 e 为元电荷，或称为电荷的量子。

量子化是微观世界的一个基本概念，在微观世界中，能量、角动量等也都是量子化的。但要指出的是，由于其量子都十分微小，因此这些量子化在宏观现象中都表现不出来，即认为都是连续变化的。

3. 库仑定律

在静电现象的研究中，经常要用到点电荷这个概念。点电荷是带电体的理想模型，它指的是它本身的几何线度比起它到其他带电体的距离小得多。只有当两个带电体可以看作点电荷时，它们之间的距离才有确定的意义，而且也只有在这种情况下，它们之间的相互作用力才不依它们的形状为转移。

点电荷之间相互作用的基本规律，称为库仑定律（Coulomb's law）：在真空中，q_1 和 q_2 两个点电荷之间的相互作用力的方向沿着这两个点电荷的连线，同号电荷互相排斥，异号电荷互相吸引，作用力的大小与电量 q_1 和 q_2 的乘积成正比，而与这两个点电荷之间的距离 r_{12}的平方成反比。

如图 6-1 所示，q_1 对 q_2 的作用力用 $\boldsymbol{F}_{12}$表示为

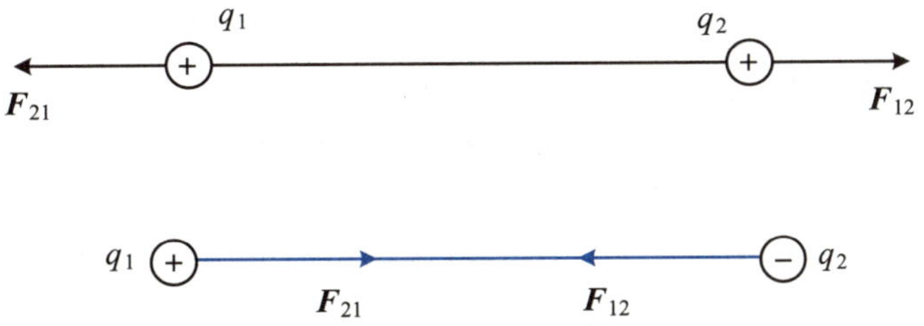

图 6-1　库仑定律

$$\boldsymbol{F}_{12} = -\boldsymbol{F}_{21} = k\frac{q_1 q_2}{r_{12}^3}\boldsymbol{r}_{12} = k\frac{q_1 q_2}{r_{12}^2}\boldsymbol{r}_0 \tag{6-1}$$

其中，$\boldsymbol{F}_{12}$表示 q_1对 q_2的作用力；$\boldsymbol{r}_{12}$是个矢量，方向由点电荷 q_1指向点电荷 q_2，量值等于从 q_1到 q_2的距离；$\boldsymbol{r}_0$ 是由 q_1指向 q_2的单位矢量；比例系数 k 的数值和单位由式中各量所采取的单位决定。q_1和 q_2同号时，$\boldsymbol{F}_{12}$和矢量 $\boldsymbol{r}_0$ 方向相同，表示 q_1和 q_2之间的作用力是斥力；q_1和 q_2异号时，$\boldsymbol{F}_{12}$和矢量 $\boldsymbol{r}_0$ 方向相反，表示 q_1和 q_2之间的作用力是引力。

国际单位制中，比例系数

$$k = 8.987\,5\times10^9\ \mathrm{N\cdot m^2\cdot C^{-2}} \approx 9.00\times10^9\ \mathrm{N\cdot m^2\cdot C^{-2}}$$

在国际单位制中，有关电磁学部分的单位制，至今通用的是“有理化米千克秒安培制”(简称 MKSA 单位制)，在 MKSA 单位制中，通常引入新的恒量 ε_0 代替 k，令

$$k = \frac{1}{4\pi\varepsilon_0}$$

于是，真空中库仑定律可写为

$$\boldsymbol{F}_{12} = -\boldsymbol{F}_{21} = \frac{1}{4\pi\varepsilon_0}\cdot\frac{q_1 q_2}{r_{12}^2}\boldsymbol{r}_0 \tag{6-2}$$

式中，恒量 ε_0 称为真空介电常数，又称真空电容率。

$$\varepsilon_0 = \frac{1}{4\pi k} = \frac{1}{4\pi\times 8.988\,0\times10^9} \approx 8.85\times10^{-12}(\mathrm{C^2\cdot N^{-1}\cdot m^{-2}})$$

在库仑定律表示式中引入因子 4π，看上去库仑定律的数学形式变得复杂了点，但是，在此后导出的一些常用公式中本可能出现 4π 的地方，却不再出现，这使得运算反而更为简洁、合理。因此，这种做法称为单位制的有理化。

6.1.2 电场与电场强度

1. 静电场

由库仑定律可知，两个点电荷在真空中相隔一段距离将有相互作用力，它是通过什么途径相互作用的呢？历史上关于这个问题曾有两种不同的观点。一种观点认为，这类相互作用不需要任何物质来传递，也不需要时间，而是直接从一个带电体作用到另一个带电体上，这是一种“超距作用”。另一种观点认为，任一电荷都在自己的周围空间产生电场，并通过电场来对其他电荷施以力的作用。

现代科学的理论和实践已证实，力的传递离不开物质，场的观点是正确的。电磁场是物质存在的一种形态，它分布在一定范围的空间里，和一切实物粒子一样，也具有能量、动量等属性，并通过交换场量子来实现相互作用的传递。电磁场的场量子是光子，因此电荷之间相互作用的传递速度也是电磁场的运动速度，即光速。光速虽然很快，但毕竟是有限的。因此，一处发生电场扰动，需经过一段时间才能传到另一处。例如，雷达就是根据电磁波在雷达站和飞机间来回一次所需的时间来测定飞机位置的。不过，对于静止电荷之间的相互作用，因它不随时间变化，所以时间效应显示不出来。

与观察者相对静止的场源电荷所产生的电场称为静电场，它是不随时间而变化的稳定电场(electric field)。电场具有两个重要性质：一是力的性质，即对放入电场的任何电荷都将受到电场力的作用；二是能的性质，即当电荷在电场中运动时，电场力对电荷要做功。

2. 电场强度

我们可利用试探正电荷 q_0 在电场中的受力情况来研究电场中任一点处电场的性质。试探电荷必须满足如下要求：

① 线度必须小到可被看作点电荷；

② 电荷足够小，以免改变原有电荷分布。

由库仑定律知，试探电荷 q 在电场中任一给定点所受到的力与其电量之比是与试探电荷 q_0 无关的矢量，此比值反映了电场本身的性质，称之为电场强度(electric intensity)，简称场强，用 $\boldsymbol{E}$ 表示，即

$$\boldsymbol{E} = \frac{\boldsymbol{F}}{q_0} \tag{6-3}$$

上式说明，静电场中任意一点的电场强度，其大小等于单位试探电荷在该点所受到的电场力，其方向与正电荷在该点的受力方向相同。一般地说，E 是空间坐标的函数。若 E 的大小、方向均与空间坐标无关，这种电场称为均匀电场(或称匀强电场)。电场强度的单位为牛顿·库仑$^{-1}$($\mathrm{N \cdot C^{-1}}$)，或伏特·米$^{-1}$($\mathrm{V \cdot m^{-1}}$)。

6.1.3 场强叠加原理

将试探电荷 q_0放在点电荷系 $q_1, q_2, \cdots, q_n$所产生的电场中时，实验表明，试探电荷 q_0 在给定场点处所受合力 $\boldsymbol{F}$ 等于各个点电荷各自对q_0作用的力 $\boldsymbol{F}_1, \boldsymbol{F}_2, \cdots, \boldsymbol{F}_n$ 的矢量和

$$\boldsymbol{F} = \boldsymbol{F}_1 + \boldsymbol{F}_2 + \cdots + \boldsymbol{F}_n$$

两边除以 q_0得

$$\frac{\boldsymbol{F}}{q_0} = \frac{\boldsymbol{F}_1}{q_0} + \frac{\boldsymbol{F}_2}{q_0} + \cdots + \frac{\boldsymbol{F}_n}{q_0}$$

按场强的定义，等号右边各项分别是各个点电荷单独存在时所产生的场强，左边是总场强，即

$$\boldsymbol{E} = \boldsymbol{E}_1 + \boldsymbol{E}_2 + \cdots + \boldsymbol{E}_n \tag{6-4}$$

式(6-4)说明，电场中任一场点处的总场强等于各个点电荷单独存在时，在该点所产生的场强的矢量和。这就是场强叠加原理，它是电场的基本性质之一。利用这一原理，可以计算任一带电体所产生的场强，因为任何带电体都可以看作是许多点电荷的集合。

6.1.4 电场强度的计算

如果电荷分布为已知，那么根据场强叠加原理，从点电荷的场强公式出发，就可求出电场中各点的场强。

1. 点电荷电场中的场强

由库仑定律和电场强度定义式，可求得真空中点电荷 q 周围电场的电场强度。

设在真空中有一个点电荷 q，则其周围电场中，在距离 q 为 r 的 P 点处的场强可计算如下：设想在 P 点处放一点电荷 q_0，按库仑定律，q_0所受的力将为

$$\boldsymbol{F} = \frac{1}{4\pi\varepsilon_0}\frac{qq_0}{r^3}\boldsymbol{r} = \frac{1}{4\pi\varepsilon_0}\frac{qq_0}{r^2}\boldsymbol{r}_0$$

式中，$\boldsymbol{r}$ 表示从点电荷 q 到 P 点的矢径，$\boldsymbol{r}_0=\dfrac{\boldsymbol{r}}{r}$ 是沿矢径方向的单位矢量。根据定义，P 点的场强为

$$\boldsymbol{E}=\frac{\boldsymbol{F}}{q_0}=\frac{1}{4\pi\varepsilon_0}\frac{q}{r^3}\boldsymbol{r}=\frac{1}{4\pi\varepsilon_0}\frac{q}{r^2}\boldsymbol{r}_0 \tag{6-5}$$

从式(6-5)可见，当 $q>0$ 时，$\boldsymbol{E}$ 与 $\boldsymbol{r}$ 的方向相同；当 $q<0$ 时，$\boldsymbol{E}$ 与 $\boldsymbol{r}$ 的方向相反；场强 $\boldsymbol{E}$ 在空间呈球对称分布：在以点电荷 q 为球心、r 为半径的球面上各点的场强数值相等，方向与球面垂直。

2. 点电荷系的场强

设在真空中的电场是由若干点电荷 $q_1, q_2, \cdots, q_n$ 所共同产生的，各点电荷到电场中的 P 点的矢径分别为 $\boldsymbol{r}_1, \boldsymbol{r}_2, \cdots, \boldsymbol{r}_n$，按式(6-5)，各点电荷在 P 点产生的场强分别为 $\boldsymbol{E}_1=\dfrac{q_1}{4\pi\varepsilon_0 r_1^3}\boldsymbol{r}_1, \boldsymbol{E}_2=\dfrac{q_2}{4\pi\varepsilon_0 r_2^3}\boldsymbol{r}_2, \cdots, \boldsymbol{E}_n=\dfrac{q_n}{4\pi\varepsilon_0 r_n^3}\boldsymbol{r}_n$。

根据场强叠加原理，这些点电荷各自在 P 点所产生的场强矢量和就是 P 点的总场强，用 $\boldsymbol{E}$ 来表示，有

$$\boldsymbol{E}=\boldsymbol{E}_1+\boldsymbol{E}_2+\cdots+\boldsymbol{E}_n=\frac{1}{4\pi\varepsilon_0}\sum_{i=1}^{n}\frac{q_i\boldsymbol{r}_i}{r_i^2} \tag{6-6}$$

3. 任意带电体电场中的场强

任何带电体的全部电荷分布都可以看作是许多极小的电荷元 $\mathrm{d}q$ 的集合，在电场中任一点处，每一电荷元 $\mathrm{d}q$ 在 P 点产生的场强，按点电荷的场强公式可写为

$$\mathrm{d}\boldsymbol{E}=\frac{1}{4\pi\varepsilon_0}\cdot\frac{\mathrm{d}q}{r^3}\boldsymbol{r}$$

上式中 $\boldsymbol{r}$ 是从 $\mathrm{d}q$ 所在点到 P 点的矢径。要计算全部电荷分布在 P 点的总场强，就要对所有电荷元 $\mathrm{d}q$ 在 P 点产生的各个场强 $\mathrm{d}\boldsymbol{E}$ 求矢量和，在式中就是把累加符号"$\sum$"换成积分符号"$\int$"，求得点的场强为

$$\boldsymbol{E}=\int\mathrm{d}\boldsymbol{E}=\frac{1}{4\pi\varepsilon_0}\int\frac{\mathrm{d}q}{r^3}\boldsymbol{r} \tag{6-7}$$

实际上，在具体运算时，通常把 $\mathrm{d}\boldsymbol{E}$ 在 x, y, z 三坐标轴方向上的分量式分别写出，各自进行积分计算，再求合成矢量 $\boldsymbol{E}$。

这些无限小的电荷元只是指在宏观上看足够小，而从微观上看，其中仍包含有大量的微观粒子。由点电荷的场强公式和场强叠加原理，原则上可以求得任一电荷系统所产生的电场分布。

6.1.5 电场线

电场中每一点的场强 $\boldsymbol{E}$ 都有一定的方向，因此可以在电场中描绘一系列曲线，使这些曲线上每一点的切线方向都与该点处的场强 $\boldsymbol{E}$ 的方向一致，这些曲线叫作电场线(electric field line)。为了使电场线不仅表示出电场中场强的方向，而且表示出场强的大小，在作电场线图时，有如下规定：在电场中任一点处，通过垂直于 $\boldsymbol{E}$ 的单位面积的电场线等于该点处

$\boldsymbol{E}$ 的量值。如图 6-2 所示为按照此规定描绘的几种带电系统的电场线图。

静电场的电场线有两种性质：第一，不形成闭合回线，也不中断，而是起自正电荷，止于负电荷，这是静电场的重要性质；第二，任何两条电场线不会相交，这说明静电场中每一点的场强只有一个方向。

注意，描绘电场线的目的只是希望形象地反映电场中场强的情况，并非电场中真实存在的线条。

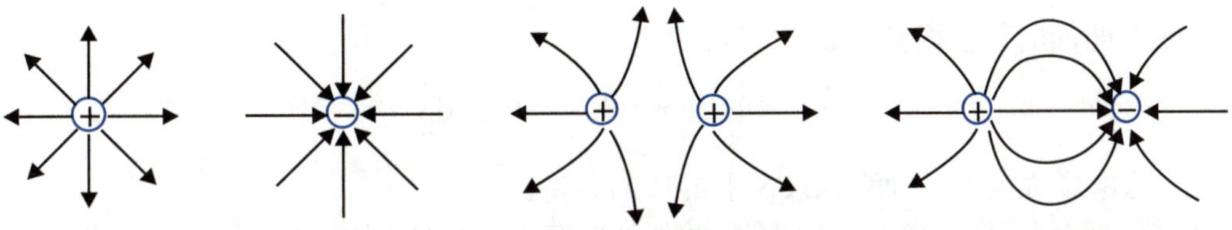

(a) 单个正电荷　(b) 单个负电荷　(c) 两个等量正电荷　(d) 两个等量异号电荷

图 6-2　几种带电系统的电场线

6.2　高斯定理

6.2.1　电通量

通过电场中任一给定面的电场线总数，称为通过该面的电通量(electric flux)，用 Φ_E 表示。按照电场线的作图法，在匀强电场中，电场线是一系列均匀分布的平行直线，如图 6-3(a)所示。想象一平面，面积为 S 并与 $\boldsymbol{E}$ 方向相垂直。显然，通过这一平面的电通量为

$$\Phi_E = ES \tag{6-8}$$

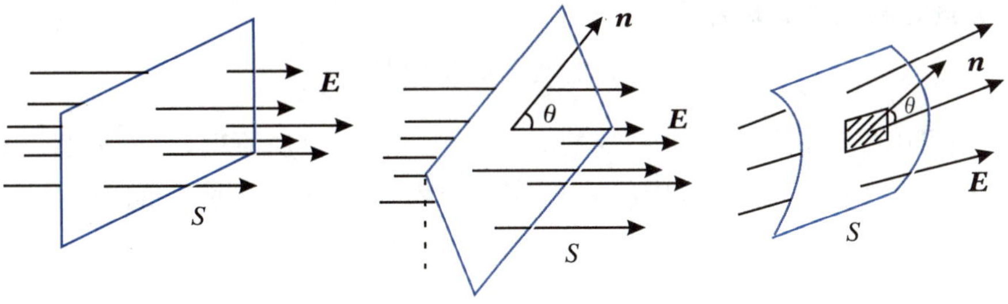

(a)　(b)　(c)

图 6-3　电通量

如果平面的法线 $\boldsymbol{n}$ 与 $\boldsymbol{E}$ 的方向成 θ 角，如图 6-3(b)所示。那么通过这一平面的电通量为

$$\Phi_E = E\cos\theta S \tag{6-9}$$

即电场强度 $\boldsymbol{E}$ 在给定面积的法向分量与这一面积的乘积。可见通过给定面积的电通量可正可负，正负决定于这个面的法线 $\boldsymbol{n}$ 与电场强度之间的夹角 θ。

对不均匀电场来说，可取面积元 dS，电场强度 $\boldsymbol{E}$ 在面积元上可认为是均匀的。设 dS 的法线 $\boldsymbol{n}$ 与该处的电场强度 $\boldsymbol{E}$ 的方向成 θ 角，如图 6-3(c)所示，那么通过这面积元的电通量可写为

$$\mathrm{d}\Phi_E = E\cos\theta \mathrm{d}S$$

通过某有限面积 S 的电通量，可用面积分求得

$$\Phi_E = \iint_S E\cos\theta \mathrm{d}S \tag{6-10}$$

当 S 是闭合曲面时，上式可写成

$$\Phi_E = \oiint_S E\cos\theta \mathrm{d}S = \oiint_S E_n \mathrm{d}S \tag{6-11}$$

式中，E_n 为电场强度 $\boldsymbol{E}$ 在面积元 dS 上的法向分量。

对闭合曲面来说，通常取自内向外的方向为面积元法线的正方向，所以，如果电场线从曲面之内向外穿出，电通量为正；反之，如果电场线从外部穿入曲面，电通量为负。

6.2.2 高斯定理

高斯定理(Gauss theorem)是静电学中一个重要定理。如图 6-4 所示，设有自由电荷 q，在 q 周围的静电场中，以 q 所在点为中心，取任意长度 r 为半径，作一球面包围这点电荷。点电荷 q 的电场具有球对称性：球面上任一点的电场强度 $\boldsymbol{E}$ 的量值都是 $\dfrac{q}{4\pi\varepsilon_0 r^2}$，电场强度的方向都沿矢径方向，且处处与球面相交，根据式(6-11)，可求得通过这球面的电通量为

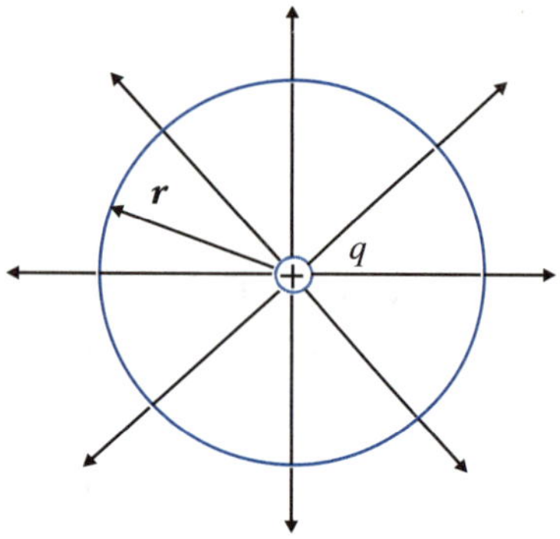

图 6-4　从点电荷发出的电场线

$$\Phi_E = \oiint_S \frac{q}{4\pi\varepsilon_0 r^2}\mathrm{d}S = \frac{q}{4\pi\varepsilon_0 r^2}4\pi r^2 = \frac{q}{\varepsilon_0} \tag{6-12}$$

式(6-12)所得的结果与所取球面的半径并无关系。这就是说，对以 q 为中心的任意大小的闭合球面来说，通过球面的电通量的量值都是 $\dfrac{q}{\varepsilon_0}$。

上述结果可以推广到任何带电系统的电场。根据电场叠加原理，可以证明：当闭合曲面包围的不止一个自由电荷时，上式中的 q 就应该用闭合曲面所包围的自由电荷的代数和来代替，可写成

$$\Phi_E = \oiint E\cos\theta \mathrm{d}S = \frac{1}{\varepsilon_0}\sum_{i=1}^{n} q_i \tag{6-13}$$

此即高斯定理的数学表达式。高斯定理可表达如下：在任何静电场中，通过任一闭合曲面的电通量等于这闭合曲面所包围的自由电荷的代数和 $\sum q$ 除以 ε_0，与闭合曲面外的电荷无关。

高斯定理指明了静电场中通过任一闭合曲面所包围的电通量与该曲面所包围电荷之间存在确定的量值关系。q 是正电荷时，$\Phi_E>0$，表示电场线从 q 发出，通过闭合曲面。所以正电荷称为静电场的源头。当 q 是负电荷时，$\Phi_E<0$，表示有电场线穿过闭合曲面而终止于 q。因此，高斯定理表明了电场线始于自由正电荷，终止于自由负电荷，即静电场是有源场。

6.3 电　　势

本章前两节从电荷在电场中受到电场力这一事实出发，研究了静电场的性质，这一节则从电荷在电场中移动时电场力所做的功来研究静电场的性质。

6.3.1 静电场力所做的功

设在给定点 O 处，有点电荷 q，试探电荷 q_0 在 q 的电场中从 a 点经过任意路径 acb 到达 b 点，如图 6-5 所示。在路径中任一点 c 的附近，取与 c 极邻近的 c' 点，从 c 到 c' 的位移元为 $\mathrm{d}\boldsymbol{l}$，并设 c 点处的场强为 $\boldsymbol{E}$，可知在 $\mathrm{d}\boldsymbol{l}$ 这段路径上，电场力 $q_0\boldsymbol{E}$ 所做的功为

$$\mathrm{d}A = q_0\boldsymbol{E}\cdot\mathrm{d}\boldsymbol{l} = q_0E\cos\theta\mathrm{d}l$$

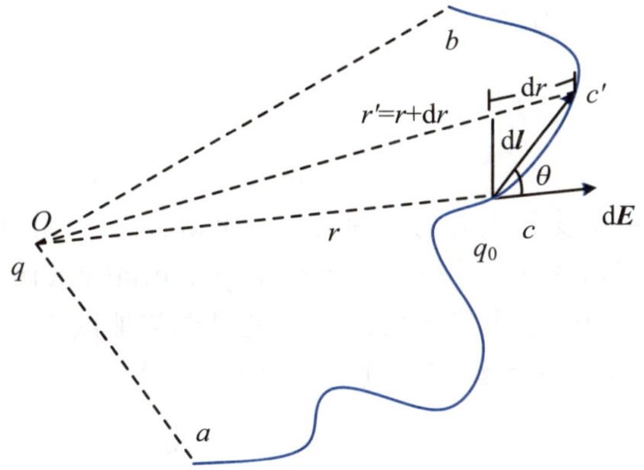

图 6-5　电场力所做的功与路径无关

式中，θ 是 $\boldsymbol{E}$ 的方向和 $\mathrm{d}\boldsymbol{l}$ 的方向之间的夹角。已知 $E=\dfrac{q}{4\pi\varepsilon_0 r^2}$，代入上式，可得

$$\begin{aligned}\mathrm{d}A &= \frac{qq_0}{4\pi\varepsilon_0 r^2}\cos\theta\mathrm{d}l\\ &= \frac{qq_0}{4\pi\varepsilon_0 r^2}\mathrm{d}r\end{aligned}$$

当试探电荷 q_0 从 a 点移到 b 点时，电场力所做的功为

$$A_{ab} = \int_a^b \mathrm{d}A = \frac{qq_0}{4\pi\varepsilon_0}\int_a^b \frac{1}{r^2}\mathrm{d}r = \frac{qq_0}{4\pi\varepsilon_0}\left(\frac{1}{r_a}-\frac{1}{r_b}\right) \tag{6-14}$$

式中，r_a 和 r_b 分别表示从点电荷 q 所在处到起点 a 和终点 b 的距离。由此可见，在点电荷 q 的电场中，电场力所做的功与路径无关，仅与试探电荷电量的大小以及路径的起点和终点位置有关。

任何静电场都可看作是点电荷系中各点电荷的电场的叠加，试探电荷在电场中移动时，电场力对试探电荷所做的功也就等于各个点电荷的电场力所做的功的代数和。用数学式表示时，可写为

$$A_{ab}=\int_a^b q_0 E\cos\theta\mathrm{d}l=\sum_{i=1}^{n}\frac{q_iq_0}{4\pi\varepsilon_0}\left(\frac{1}{r_{ia}}-\frac{1}{r_{ib}}\right) \tag{6-15}$$

式中，r_{ia}和r_{ib}分别表示从点电荷q_i所在处到路径的起点a和终点b的距离。由于每个点电荷的电场力所做的功都与路径无关，所以相应的代数和也与路径无关。因而得出结论：试探电荷在任何静电场中移动时，电场力所做的功，仅与这试探电荷电量的大小以及路径的起点和终点的位置有关，而与路径无关。这说明静电场力是保守力。

试探电荷在电场中运动经过闭合路线回到原来位置时，可由式(6-15)得电场力做功为零，即

$$q_0\oint_L E\cos\theta\mathrm{d}l=0 \tag{6-16}$$

因为试验电荷$q_0\neq0$，所以上式也可以写为

$$\oint_L E\cos\theta\mathrm{d}l=\oint_L \boldsymbol{E}\cdot\mathrm{d}\boldsymbol{l}=0 \tag{6-17}$$

式(6-17)表示静电场中场强沿任意闭合环路的线积分恒等于零，这是静电场的重要特性之一，称之为静电场的环路定理，它和静电场力做功与路径无关的说法完全等价，它也说明静电力是保守力，静电场是保守力场。

6.3.2 电势能

在重力场中的物体由于受到重力的作用而具有重力势能，与此相似，在电场中的电荷受到电场力作用，也具有势能，称为电势能(electrical potential energy)。电荷在静电场中一定的位置处，具有一定的电势能，电场力所做的功就是电势能改变的量度。设以W_a和W_b分别表示试探电荷q_0在起点a和终点b处的电势能，可知

$$W_a-W_b=A_{ab}=q_0\int_a^b E\cos\theta\mathrm{d}l \tag{6-18}$$

电势能也与重力势能相似，是一个相对的量。为了说明电荷在电场中某点势能的大小，必须有一个作为参考的“零点”。通常规定电荷q_0在无限远处的静电势能为零，即令$W_\infty=0$，可见电荷q_0在电场中a点的静电势能为

$$W_a=A_{a\infty}=q_0\int_a^\infty E\cos\theta\mathrm{d}l \tag{6-19}$$

即电荷q_0在电场中某点a处的电势能W_a在量值上等于q_0从a点处移到无限远处电场力所做的功$A_{a\infty}$。电场力所做的功有正(如在斥力场中)有负(如在引力场中)，所以电势能也有正有负。应该指出，与重力势能相似，电势能也是属于一定系统的。式(6-19)表示的电势能是试探电荷q_0与电场之间的相互作用能量，电势能是属于试探电荷q_0和电场整个系统的。

6.3.3 电势

由式(6-19)可知，电荷q_0在电场中某点a处的电势能与q_0的大小成正比，而比值$\frac{W_a}{q_0}$却与q_0无关，只决定于电场的性质以及场中给定点a的位置。所以，这一比值是表征静电

场中给定点电场性质的物理量，称为电势(electric potential)。用 U_a 表示 a 点的电势，得

$$U_a = \frac{W_a}{q_0} = \int_a^{\infty} E\cos\theta \mathrm{d}l \tag{6-20}$$

如果令式中 $q = +1$，U_a 就等于 W_a，即电场中某点的电势在量值上等于放在该点处的单位正电荷的电势能，也等于单位正电荷从该点经过任意路径到无限远处时电场力所做的功。电势是标量，值可正可负。

在国际单位制中，电势的单位为伏特(V)。如果有 1 库仑(C)电量在某点处所具有的电势能是 1 焦耳(J)，这点的电势就是 1 伏特(V)，即

$$1\ \mathrm{V} = 1\ \mathrm{J} \cdot \mathrm{C}^{-1}$$

在静电场中，任意两点 a 和 b 的电势之差称为电势差，也叫作电压。用公式表示为

$$\begin{aligned} U_a - U_b &= \int_a^{\infty} E\cos\theta \mathrm{d}l - \int_0^{\infty} E\cos\theta \mathrm{d}l \\ &= \int_a^{b} E\cos\theta \mathrm{d}l \end{aligned} \tag{6-21}$$

在电场中 a，b 两点电势差的量值等于单位正电荷从 a 点经过任意路径到达 b 点时电场力所做的功。因此，当任一电荷 q_0 在电场中从 a 点移到 b 点时，电场力所做的功可用电势差表示为

$$A_{ab} = q_0(U_a - U_b) \tag{6-22}$$

在实际应用中，需要用到的是两点间的电势差，而不是某点的电势，所以常取地球的电势为量度电势的起点，即取地球的电势为零。这样的规定并不影响计算的结果。

6.3.4　电势叠加原理

根据场强叠加原理，可以计算点电荷系在空间某点产生的电势。

$$\begin{aligned} U &= \int_P^{\infty} \boldsymbol{E} \cdot \mathrm{d}\boldsymbol{l} = \int_P^{\infty} (\boldsymbol{E}_1 + \boldsymbol{E}_2 + \cdots + \boldsymbol{E}_n) \cdot \mathrm{d}\boldsymbol{l} \\ &= \int_P^{\infty} \boldsymbol{E}_1 \cdot \mathrm{d}\boldsymbol{l} + \int_P^{\infty} \boldsymbol{E}_2 \cdot \mathrm{d}\boldsymbol{l} + \cdots + \int_P^{\infty} \boldsymbol{E}_n \cdot \mathrm{d}\boldsymbol{l} \\ &= U_1 + U_2 + \cdots + U_n \end{aligned} \tag{6-23}$$

式中，$U_1, U_2, \cdots, U_n$ 分别是点电荷 $q_1, q_2, \cdots, q_n$ 单独存在时该点的电势。上式表明：点电荷系的电场中某点的电势，是各个点电荷单独存在时的电场在该点电势的代数和，这就是电势叠加原理。

6.3.5　电势的计算

1. 点电荷电场中的电势

设有点电荷 q_0 在真空中产生电场，可计算电场中任一点 P 处的电势。设 q 到 P 点的距离为 r。按电势的定义以及式(6-14)，得

$$U_P = \frac{A_{P\infty}}{q_0} = \frac{1}{4\pi\varepsilon_0} \cdot \frac{q}{r} \tag{6-24}$$

由此可见，如果 q 是正电荷，电势也是正的，离点电荷 q 越远，电势越低，在无穷远处为零，

这是在正电荷的电场中，电势的最小值。如果 q 是负电荷，电势也是负的，离点电荷越远，电势越高，在无穷远处为零，这是在负电荷的电场中，电势的最大值。

2．点电荷系的电场中的电势

在点电荷系 $q_1,q_2,\cdots,q_n$ 的电场中，任何一段路程上电场力所做的功等于各点点电荷电场力所做功的代数和，所以可推知电场中任一点 P 处的电势是

$$U_P = \sum_{i=1}^{n} \frac{q_i}{4\pi\varepsilon_0 r_i} \tag{6-25}$$

式中，r_i 为 P 点离开点电荷 q_i 的相应的距离。这个结论被称为电势叠加原理。

3．任意带电体的电场中的电势

如果产生电场的带电体上的电荷是连续分布的，式(6-24)和式(6-25)应以积分式代替。设 $\mathrm{d}q$ 是电荷分布中的任一电荷元，r 为 $\mathrm{d}q$ 到定点 P 的距离，那么 P 点的电势为

$$U_P = \int \frac{\mathrm{d}q}{4\pi\varepsilon_0 r} \tag{6-26}$$

应该指出，因为电势是标量，这里的积分是标量积分，所以电势的计算比电场强度的计算往往较为简便。

6.3.6 电场强度和电势的关系

电场强度和电势都是描述电场中各点性质的物理量，场强与电势之间关系密切。

设在任意静电场中，取两个邻近的等势面 1 和 2，电势分别为 U 和 $U+\mathrm{d}U$，并设 $\mathrm{d}U>0$，如图 6-6 所示。P_1 为等势面 1 上的一点，在点 P_1 处作等势面 1 的法线，并规定这法线的正方向指向电势升高的方向，以 $\boldsymbol{n}_0$ 表示法线方向的单位矢量，以 $\mathrm{d}n$ 表示 1 与 2 这两个等势面之间在 P_1 点处的法向距离 P_1P_2。显然，法向距离 P_1P_2 是这两个等势面之间在 P_1 点处的最短距离。从等势面 1 上 P_1 点到等势面 2 上的其他任一点如 P_3 点距离 $\mathrm{d}l$，恒大于 $\mathrm{d}n$。相应地，在 P_1 点处，沿 $\mathrm{d}\boldsymbol{l}$ 方向的电势增长率(即沿着该方向单位长度上电势的增量)$\frac{\mathrm{d}U}{\mathrm{d}l}$恒小于沿 $\boldsymbol{n}_0$ 方向的电势增长率$\frac{\mathrm{d}U}{\mathrm{d}n}$。如图 6-6 所示，设 $\mathrm{d}\boldsymbol{l}$ 与 $\boldsymbol{n}_0$ 之间的夹角为 φ，可知

$$\mathrm{d}l = \frac{\mathrm{d}n}{\cos\varphi}$$

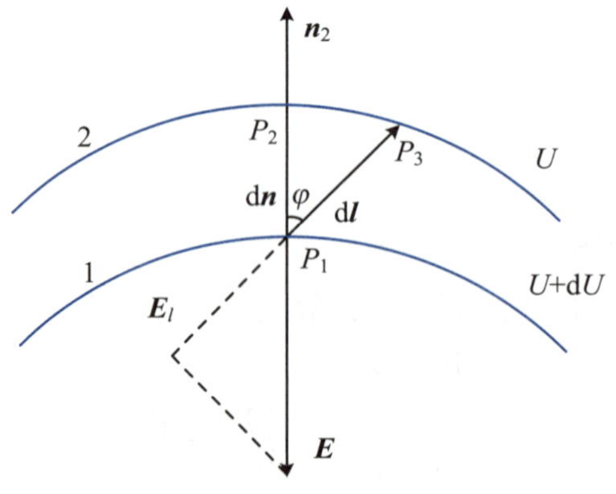

图 6-6　场强和电势梯度的关系

而

$$\frac{\mathrm{d}U}{\mathrm{d}l}=\frac{\mathrm{d}U}{\mathrm{d}n}\cos\varphi$$

由此可见，$\mathrm{d}\boldsymbol{l}$ 方向上的电势增长率$\frac{\mathrm{d}U}{\mathrm{d}l}$，可看作是矢量$\frac{\mathrm{d}U}{\mathrm{d}n}\boldsymbol{n}_0$ 在 $\mathrm{d}\boldsymbol{l}$ 方向上的分量。这一矢量$\frac{\mathrm{d}U}{\mathrm{d}n}\boldsymbol{n}_0$，称为 P_1点处的电势梯度矢量，通常用符号 **grad** U 表示，即电势梯度的定义式为

$$\mathbf{grad}\ U=\frac{\mathrm{d}U}{\mathrm{d}n}\boldsymbol{n}_0$$

一般来说，电场中某点的电势梯度矢量，在方向上与该点处电势增长率最大的方向相同，在量值上等于沿该方向上的电势增长率。

如前所述，电场线的方向，即电场强度的方向，恒与等势面正交，而且指向电势降落的方向。所以，P_1点的电场强度 $\boldsymbol{E}$ 应与 $\boldsymbol{n}_0$ 的方向相反。当单位正电荷从电势为 U 的P_1点，沿法线方向移到电势为 $U+\mathrm{d}U$ 的 P_2点时，应用电场力对单位正电荷所做的功等于起点和终点之间的电势差的关系，得

$$E_n\mathrm{d}n=U-(U+\mathrm{d}U)=-\mathrm{d}U$$

式中，E_n为电场强度$\boldsymbol{E}$ 在 $\boldsymbol{n}_0$ 方向的分量。所以有

$$E_n=-\frac{\mathrm{d}U}{\mathrm{d}n}$$

显然，式中的负号正是说明 $\boldsymbol{E}$ 的方向与 $\boldsymbol{n}_0$ 的方向相反。所以

$$\boldsymbol{E}=-\frac{\mathrm{d}U}{\mathrm{d}n}\boldsymbol{n}_0=-\mathbf{grad}\ U \tag{6-27}$$

上式说明：在电场中各点的电场强度 $\boldsymbol{E}$ 等于该点电势梯度矢量的负值。

如果对上式在任一点 $\mathrm{d}\boldsymbol{l}$ 方向上取分量，就有

$$E_l=-(\mathbf{grad}\ U)_l=-\frac{\mathrm{d}U}{\mathrm{d}n}\cos\varphi=-\frac{\mathrm{d}U}{\mathrm{d}l} \tag{6-28}$$

即电场强度 $\boldsymbol{E}$ 在 $\mathrm{d}\boldsymbol{l}$ 方向上的分量E_l，应该等于电势梯度矢量在 $\mathrm{d}\boldsymbol{l}$ 方向的分量的负值。如果把直角坐标系中的 x 轴、y 轴、z 轴的方向，分别取作 $\mathrm{d}\boldsymbol{l}$ 的方向，那么就可得到场强 $\boldsymbol{E}$ 沿这三个方向的分量分别为

$$E_x=-\frac{\partial U}{\partial x}$$

$$E_y=-\frac{\partial U}{\partial y}$$

$$E_z=-\frac{\partial U}{\partial z}$$

电势梯度的单位是伏特・米$^{-1}$（$\mathrm{V\cdot m^{-1}}$）。

场强和电势梯度之间的关系式，在实际应用中很重要。在计算场强时，常可先计算电势，再利用场强和电势梯度的关系式来计算场强。

6.4 电偶极子

6.4.1 电偶极子的场强

两个大小相等的正负电荷 $+q$ 和 $-q$，当两者之间的距离 l 较讨论中所涉及的距离（例如所考察的场点到它们的距离）小得多时，q_1 和 q_2 这个电荷系统就称为电偶极子（electric doublet），如图 6-7(a)所示。电偶极子是一个重要的物理模型，在研究电介质极化、心电场模型以及中性分子之间的相互作用等问题时，都要用到这个物理模型。连接 q_1，q_2 这两个电荷的直线，称为电偶极子的轴线，电偶极子中单个电荷电量的绝对值，与从负电荷到正电荷的矢径 $\boldsymbol{l}$ 的乘积定义为电矩（electric moment），电矩是矢量，用 $\boldsymbol{p}$ 表示，即

$$\boldsymbol{p} = q\boldsymbol{l} \tag{6-29}$$

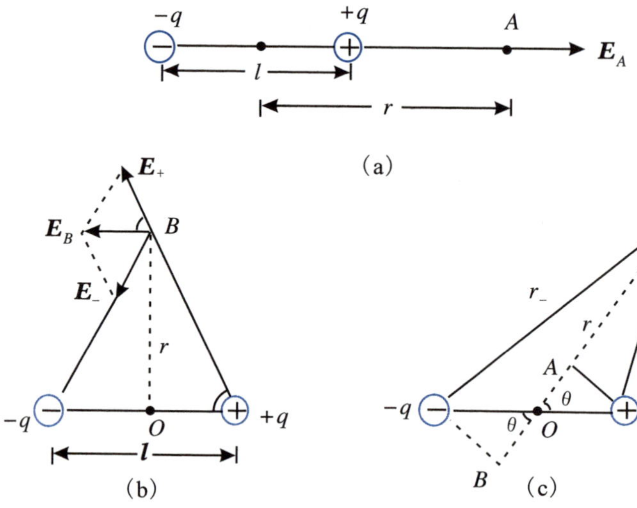

图 6-7 电偶极子

在静止的电偶极子的周围，存在着静电场。从下面的讨论可见，电偶极子的场强以及电偶极子在外电场中所受到作用，都与电矩 $\boldsymbol{p}$ 有关，电矩是表征电偶极子性质的重要物理量。

设电偶极子在真空中，现在先计算电偶极子轴线的中点 O 到 A 点的距离为r（$r \gg l$），如图 6-7(a)所示，$+q$ 和 $-q$ 在 A 点所产生的场强 $\boldsymbol{E}_+$ 和 $\boldsymbol{E}_-$，同在轴线上，而方向相反，大小分别为

$$E_+ = \frac{q}{4\pi\varepsilon_0\left(r - \frac{l}{2}\right)^2}$$

$$E_- = \frac{q}{4\pi\varepsilon_0\left(r + \frac{l}{2}\right)^2}$$

求 $\boldsymbol{E}_+$ 和 $\boldsymbol{E}_-$ 的矢量和就相当于求代数和，因而 A 点的总场强 $\boldsymbol{E}_A$ 的大小为

$$E_A = E_+ - E_- = \frac{1}{4\pi\varepsilon_0}\left[\frac{q}{\left(r-\frac{l}{2}\right)^2} - \frac{q}{\left(r+\frac{l}{2}\right)^2}\right]$$

$$= \frac{2qrl}{4\pi\varepsilon_0 r^4\left(1-\frac{l}{2r}\right)^2\left(1+\frac{l}{2r}\right)^2}$$

因为 $r \gg l$，所以

$$E_A = \frac{1}{4\pi\varepsilon_0}\frac{2ql}{r^3} = \frac{1}{4\pi\varepsilon_0}\frac{2p}{r^3}$$

$\boldsymbol{E}_A$ 的指向与电矩的指向相同，如图 6-7(a)所示。

其次，计算电偶极子的中垂线上某点 B 的场强 $\boldsymbol{E}_B$，如图 6-7(b)所示，令中垂线上 B 点到电偶极子的中心 O 的距离为 r。正负电荷在 B 点所产生的场强 $\boldsymbol{E}_+$ 和 $\boldsymbol{E}_-$ 的大小分别为

$$E_+ = \frac{q}{4\pi\varepsilon_0\left(r^2+\frac{l^2}{4}\right)}$$

$$E_- = \frac{q}{4\pi\varepsilon_0\left(r^2+\frac{l^2}{4}\right)}$$

方向分别在 $+q$ 和 $-q$ 到 B 点的连线上，前者背向正电荷，后者指向负电荷。设连线与电偶极子轴线之间的夹角为 α，可知 B 点的总场强 $\boldsymbol{E}_B$ 的大小为

$$E_B = E_+\cos\alpha + E_-\cos\alpha$$

因为

$$\cos\alpha = \frac{1}{2\sqrt{r^2+\frac{l^2}{4}}}$$

所以

$$E_B = \frac{ql}{4\pi\varepsilon_0\left(r^2+\frac{l^2}{4}\right)^{3/2}}$$

由于 $r \gg l$，得

$$E_B = \frac{1}{4\pi\varepsilon_0}\cdot\frac{ql}{r^3} = \frac{1}{4\pi\varepsilon_0}\cdot\frac{p}{r^3} = \frac{E_A}{2}$$

$\boldsymbol{E}_A$ 的指向与电矩 $\boldsymbol{p}$ 的指向相反，如图 6-7(b)所示。

6.4.2　电偶极子的电势

现在计算距电偶极子相当远的地方任一点 P 的电势，如图 6-7(c)所示。根据点电荷电场中的电势，可知 $+q$ 和 $-q$ 单独存在时 P 点的电势分别是

$$U_+ = \frac{1}{4\pi\varepsilon_0}\frac{q}{r_+}$$

$$U_- = \frac{1}{4\pi\varepsilon_0}\frac{(-q)}{r_-}$$

根据电势叠加原理

$$U=U_{+}+U_{-}=\frac{q}{4\pi\varepsilon_0}\left(\frac{1}{r_{+}}-\frac{1}{r_{-}}\right)$$

图 6-7(c)中 θ 为 PO 与电偶极矩的夹角，$PA=r_{+}$，$PB=r_{-}$。由于 $r\gg l$，可把 PA，PB 看成是 PO 的垂线，所以

$$AO\approx OB\approx\frac{l}{2}\cos\theta$$

于是

$$r_{+}\approx r-\frac{l}{2}\cos\theta$$

$$r_{-}\approx r+\frac{l}{2}\cos\theta$$

代入 P 点电势的表达式后，可得

$$\begin{aligned}U&=\frac{q}{4\pi\varepsilon_0}\left(\frac{1}{r-\frac{l}{2}\cos\theta}-\frac{1}{r+\frac{l}{2}\cos\theta}\right)\\&=\frac{q}{4\pi\varepsilon_0}\cdot\frac{\left(r+\frac{l}{2}\cos\theta\right)-\left(r-\frac{l}{2}\cos\theta\right)}{\left(r-\frac{l}{2}\cos\theta\right)\left(r+\frac{l}{2}\cos\theta\right)}\\&=\frac{q}{4\pi\varepsilon_0}\cdot\frac{l\cos\theta}{r^2-\left(\frac{l}{2}\cos\theta\right)^2}\end{aligned}$$

忽略 l 的平方项，可得

$$U\simeq\frac{1}{4\pi\varepsilon_0}\cdot\frac{ql\cos\theta}{r^2}=\frac{1}{4\pi\varepsilon_0}\cdot\frac{p\cos\theta}{r^2}\tag{6-30}$$

通过上式可看出电偶极子电场的性质是由它的电偶极矩来决定的。可以电偶极子轴线的中垂面为零势能面把整个电场分为正、负两个对称的区域，正电荷所在一侧为正电势区，负电荷所在一侧为负电势区。

6.5 静电场中的电介质

6.5.1 电介质的电极化现象

电介质不同于金属导体，在静电平衡条件下，电介质的内部仍能有电场存在。从物质的电结构来看，每个分子都是由带负电的电子和带正电的原子核组成的。一般来说，正负电荷在分子中都不集中在一点。但是，在远比分子线度大的距离处，分子中全部负电荷的影响将与一个单独的负点电荷等效。这个等效负点电荷的位置，称为这个分子的负电荷的中心。同理，每个分子的全部正电荷也有一个相应的正电荷中心。如果分子的正负电荷的中心不相重合，那么这样一对距离极近的异号等值的正负电荷则称为分子的等效电偶极子。

电介质可分为两类。在一类电介质中，外电场不存在时，分子的正负电荷中心是重合的，这种电介质称为无极分子电介质，如图 6-8(a)所示。在另一类电介质中，即使在外电场不存在，分子的正负电荷中心也不相重合，这种电介质称为有极分子电介质，如图 6-9(a)所示。这两类电介质的电极化过程并不相同。

由无极分子组成的电介质，例如 H_2，N_2，CH_4 等气体，在外电场作用下，分子的正负电荷中心将发生相对移动，形成电偶极子。这些电偶极子的方向都沿着外电场的方向，因此在电介质的表面上将出现正负束缚电荷，如图 6-8 所示。在宏观上，电介质出现束缚电荷的现象，即所谓极化(polarization)现象。外电场越强，每个分子的正负电荷中心的距离越大，分子电矩也越大；在宏观上，电介质表面出现的束缚电荷也越多，电极化的程度也就越高。

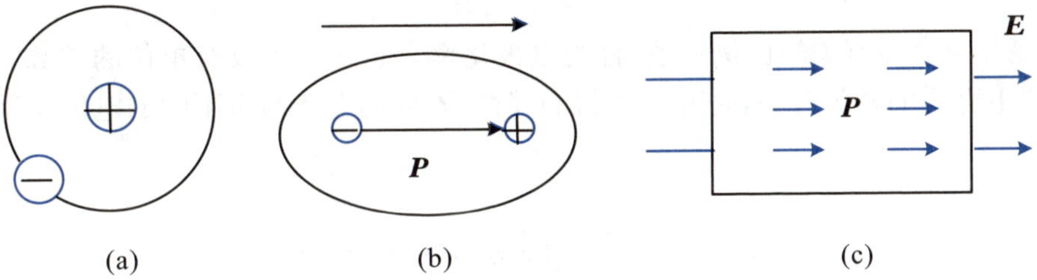

图 6-8　无极分子的极化示意图

由有极分子组成的电介质，例如 SO_2，H_2S，NH_3，有机酸等，虽然每个分子都有一定的等效电矩，但是，在没有外电场时，由于热运动，电矩的排列是十分纷乱的，整个电介质呈中性，对外不起作用。当把这种电介质放在外电场中时，每个分子都将受到力矩的作用，使分子电矩有转向外电场方向的趋势，如图 6-9 所示。但由于分子热运动，这种转向也仅是部分的，不可能使所有分子全都整齐；在宏观上，电介质表面出现的束缚电荷越多，电极化的程度越高。

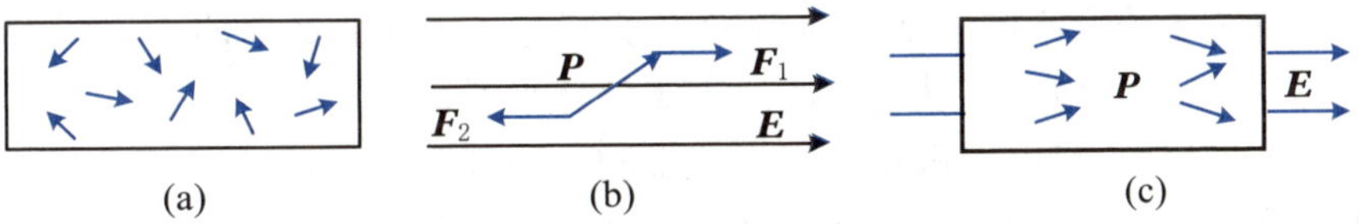

图 6-9　有极分子的极化示意图

由于无极分子中正负电荷中心相对位移而引起的极化称为位移极化，而由等效偶极子转向外电场而引起的极化称为转向极化。一般来说，在电介质的极化过程中，这两种极化是可以同时存在的。

由此可见，所谓电极化过程，就是使电偶极子有一定取向并增大其电矩的过程。

这两类电介质电极化的微观过程虽有不同，但都是在电介质中出现束缚电荷，其宏观结果却是一样的。因此，在对电介质的极化作宏观描述时，就没有必要区别两种极化。

6.5.2　极化强度矢量

从上面关于电介质极化机制的说明中我们看到，当电介质处于极化状态时，电介质的任一宏观小体积元 ΔV 内分子的电矩矢量之和不互相抵消，而当介质没有被极化时，电矩矢量和将等于 0。因此为了定量地描述电介质内各处极化的情况，我们引入一个新的物理量 $\boldsymbol{P}$，它等于单位体积内的电矩矢量和

$$P = \frac{\sum p_{分子}}{\Delta V} \tag{6-31}$$

其中，P 称为电极化强度矢量，它是量度电介质极化状态的物理量，单位是库仑·米^2（C·m^2）。

如果在电介质中各点的极化强度矢量大小和方向都相同，就称该极化是均匀的，否则极化就是不均匀的。

在电介质中一个体积元的电极化强度，将不仅受到外电场 $E_{外}$ 的作用，同时也受到体积元外的电介质内束缚电荷的电场 $E_{内}$ 的作用。也就是说，受到体积元所在处的合电场 $E = E_{外} + E_{内}$ 的作用。实验证明：电极化强度矢量 P 与电介质内的合场强 E 成正比，在国际单位制中，记作

$$P = \chi_e \varepsilon_0 E \tag{6-32}$$

式中，χ_e 是与电介质有关的比例系数，称为电极化率。它是一个没有单位的常数，与场强 E 无关，又与电介质的种类有关，是介质材料的属性，不同的电介质有不同的电极化率。

6.6 心电场和心电图

6.6.1 心肌细胞的电偶极矩

心壁肌肉有规律的收缩产生了心脏的跳动，而这种有规律的收缩是电信号在心肌纤维传导的结果。心肌细胞和其他细胞一样，是电中性的，这称之为极化状态，如图 6-10(a)所示。由于膜内外离子浓度不同以及膜对各种离子具有选择性的通透能力，膜外和膜内分别均匀分布着等量的正、负电荷。从一个心肌细胞整体来看，正、负电荷的“重心”是重合的，与无极分子相类似，对外不显电偶极矩。当心肌细胞受到刺激而出现兴奋时，细胞膜对离子的通透性发生改变，引起了膜内外正、负离子的分布的改变，破坏了原来的极化状态，这个过程叫作除极过程。在除极过程中，膜内外正负电荷失去了原来的对称性，正、负电荷的“重心”不再重合，类似有极分子，如图 6-10(b)所示，这时一个心肌细胞等效于一个电偶极子形成一个电偶极矩。随着细胞膜两侧的电势差在不断地发生改变，电偶极矩的大小和方向也在不断改变。当细胞膜除极到峰值时，细胞膜的通透性迅速恢复到静息状态，导致膜内负电荷

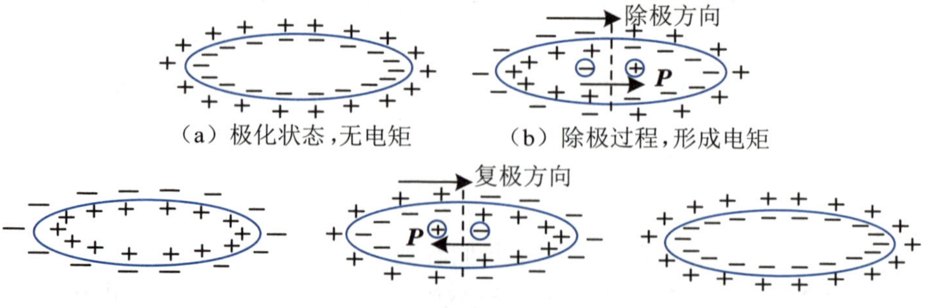

（a）极化状态，无电矩　（b）除极过程，形成电矩

（c）除极结束，无电矩　（d）复极过程，形成反向电矩　（e）复极结束，恢复极化

图 6-10　心肌细胞除极、复极时电偶的形成

增多,直至跨膜电位恢复到静息时的数值,这一过程称为复极。在复极过程中形成与除极时方向相反的一电偶极矩,如图 6-10(d)所示。当复极结束时,整个细胞又回到极化状态,如图 6-10(e)所示,直至再次受到刺激。在心肌细胞受到刺激到它恢复到原来状态的过程中形成了一个大小和方向都变化的电偶极矩。正是大量等效电偶极子的存在导致人体的任意点的电位发生连续性、周期性的变化。

6.6.2 心电向量环

因为心脏是由大量的心肌细胞组成的空腔肌肉器官,追踪每个心肌细胞的电偶极矩的大小和方向的变化是很困难的。这里采用求矢量和的方法来处理,也就是用一个矢量来表示瞬间形成的所有电偶极子的矢量和,这个矢量叫作瞬间综合心电向量。这些瞬时心电向量相互抵消形成综合心电向量,其方向、大小随时间变化而发生变化。

兴奋在心肌内传播的过程中,各个瞬间的综合心电向量的大小、方向都不同,也就是说瞬间综合心电向量的大小和方向是随时变动着的。由于心脏是个立体脏器,占有三维空间,所以心电向量的变动也是立体的。由于兴奋在心肌中传播是连续的和周期性的,所以心电向量的变化也是连续的和周期性的,把这些瞬时心电向量连接起来就可构成一个空间向量环,称为心电向量环(QRS),如图 6-11 所示。这种立体的向量图(VCG)称为空间心电向量,其在额面、侧面及横面的投影,构成平面心电向量图。

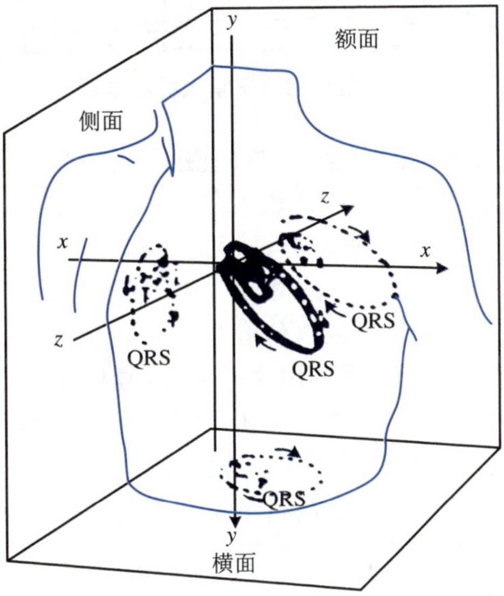

图 6-11　心电向量环

6.6.3 心电图

心脏除极,复极过程中产生的心电向量,通过容积导电传至身体各部,并产生电位差。心脏是一个立体的结构,为了反应心脏不同面的电活动,可在人体不同部位放置电极,再将电极与心电图机相连,如此就可以描记出心电图(electrocardiogram,ECG 或者 EKG)。心电图是利用心电图机从体表记录心脏每一心动周期所产生的电活动变化图形的技术,如图 6-12 所示的是正常人的心电图。心电图的波形反映了心肌传导功能是否正常,是临床上应用非常广泛的诊断手段。1885 年荷兰生理学家 W. Einthoven 首次从体表记录到心电波形,当时用的是毛细静电计,然后于 1910 年改进成弦线电流计,由此开创了体表心电图记录的历史。经过 100 多年的发展,今天的心电图机日臻完善,不仅记录清晰、抗干扰能力强而且携带方便、并具有自动分析诊断功能。心电图的应用范围主要包括:记录人体正常心脏的电活动;帮助诊断心律失常;帮助诊断心肌缺血、心肌梗死,判断心肌梗死的部位;诊断心脏扩大、肥厚;判断药物或电解质情况对心脏的影响;判断人工心脏起搏状况。

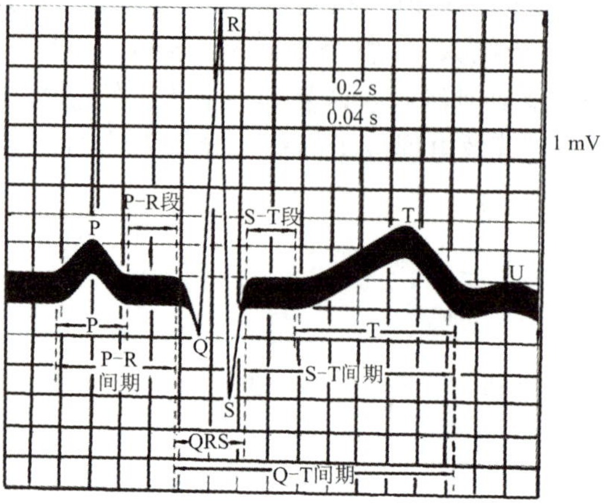

图 6-12　正常人的心电图

正常人体内，由窦房结发出的每一次兴奋，均按一定的途径和时程，依次传向心房和心室，使其应激兴奋而收缩。因此，心脏跳动。兴奋从窦房结传至心房、心室，心脏细胞不断循环进行极化→去极化→复极化过程，在人体任一部位都会产生电位，这就是心电。因人体是一个导体，故心电在各位置都能测出，只不过位置不同，强弱不同。一般常选肢体、胸部等几个固定点。心电图机的电极与体表一定位置的连接方式称为导联。将测量电极放置在人体表面的一定部位记录到的心脏活动过程中的电信号变化曲线，称为心电图。心脏在整个去极化、复极化过程中电矩的数值和方向都在变化，记录不同时刻的电矩 p，就形成了一立体的心电向量图(即 P 环)。P 环在轴上和额面上的投影，就形成了平面的心电图。在体表不同部位所记录的心电图，其波形虽有差异，但是基本图形大同小异。正常典型的体表心电图主要是由 P 波、QRS 波群和 T 波等组成。去极化至心房时形成的曲线被称为心电图的 P 波。心室去极化过程的电位变化被称为 QRS 波群。去极化完毕后复极化，心房的复极过程被覆盖，心电图上看不出来，心室的复极化过程，在心电图上显示为 T 波。心电图各波段的命名与心电活动如表 6-1 所示。心电图是心脏电活动在体表特定部位上的反映，心脏自动节律性、传导性和兴奋性的异常变化有可能在心电图上相应地表现出来，所以心电图具有很高的诊断价值。通常由科学实验得出正常人的心电图，临床上常用就诊者的心电图与之比较确定是否正常。

表 6-1　心电图各波段的命名与心电活动

波　段	心　电　活　动
P 波	最早出现较小的波，心房除极的电位变化
P-R 段	心房开始复极到心室开始除极
P-R 间期	P 波的起点至 QRS 波群的起点，代表心房开始除极的时间
QRS 波群	左、右心室除极的电位变化
S-T 段	QRS 波群终点到 T 波起点间的线段，代表心室缓慢复极的过程
T 波	心室快速复极时电位变化
Q-T 间期	心室开始除极到复极全过程所需要的时间

习　题

6-1 下列说法是否正确？试举例说明。

(1) 若闭合曲面 S 上各点的场强为零时，则 S 面内未必包围电荷。

（错）

(2) 通过闭合曲面 S 的总电通量，仅由 S 面所包围的电荷提供。

（对）

(3) 闭合曲面 S 上各点的场强，仅由 S 面所包围的电荷提供。

（错）

(4) 应用高斯定理求场强的条件是电场具有对称性。

（对）

6-2 指出下列有关电场强度 $\boldsymbol{E}$ 与电势 U 的关系的说法是否正确？试举例说明。

(1) 已知某点的 $\boldsymbol{E}$ 就可以确定该点的 U。

（错）

(2) 已知某点的 U 就可以确定该点的 $\boldsymbol{E}$。

（错）

(3) $\boldsymbol{E}$ 不变的空间，U 也一定不变。

（错）

(4) $\boldsymbol{E}$ 值相等的曲面上，U 值不一定相等。

（对）

(5) U 值相等的曲面上，$\boldsymbol{E}$ 值不一定相等。

（对）

6-3 已知半径为 R，电荷面密度为 σ，求均匀带电半球面球心处电场。

$\left(E_O = \dfrac{\sigma}{4\varepsilon_O}\right.$，沿 $-x$ 方向）

6-4 在无限大带电平面和无限长带电直线的电场中，确定场中各点电势 V 时，能否选无穷远处为电势零点？

（不能）

6-5 求无限长均匀带电圆柱体(R，ρ)电势分布。

$$\left(U_{(r\leqslant R)} = -\frac{\rho r^2}{4\varepsilon_o},\ U_{(r>R)} = -\frac{\rho R^2}{2\varepsilon_o}\ln\frac{R}{n} - \frac{\rho R^2}{4\varepsilon_o}\right)$$

6-6 电量 q 均匀分布在长为 $2L$ 的细棒上，求：

(1) 细棒中垂面上距细棒中心 a 处 P 点的电势；

(2) 细棒延长线上距细棒中心 b 处 P' 点的电势。

$$\left(U_a = \frac{q}{4\pi\varepsilon_o L}\ln\frac{L+\sqrt{a^2+L^2}}{a};\ U_b = \frac{q}{8\pi\varepsilon_o L}\ln\frac{b+L}{b-L}\right)$$

（韩莲芳）

本章课件

课程思政

第 7 章　稳恒磁场　生物磁效应

磁现象的发现要比电现象早很多。随着科学技术的进步以及原子结构理论的建立和发展，人们进一步认识到磁现象起源于运动电荷，磁场也是物质存在的一种形式，磁力是运动电荷之间除静电力以外的相互作用力。

本章从磁场的基本概念出发，介绍磁场的基本规律及磁场对电流的作用，最后简要介绍生物磁场效应。

【本章学习要求】

了解：生物磁现象和磁场的生物效应。

熟悉：基本磁现象、磁感应线和霍尔效应及其应用。

掌握：磁感应强度和磁通量基本概念、磁场的高斯定理和安培环路定理；洛仑兹力、磁场对载流导线的作用力和对载流导圈的作用力矩。

7.1　磁场与磁感应强度

7.1.1　基本磁现象与磁场

早在公元前人们就知道磁石（Fe_3O_4）能吸引铁。无论是天然磁石或是人工磁铁都有吸引铁、钴、镍等物质的性质，这种性质叫作磁性。条形磁铁及其他任何形状的磁铁都有两个磁性最强的区域，叫作磁极。将一条形磁铁悬挂起来，其中指北的一极是北极（用 N 表示），指南的一极是南极（用 S 表示）。实验指出，极性相同的磁极相互排斥，极性相反的磁极相互吸引。

在相当长的一段时间内，人们一直把磁现象和电现象看成彼此无关的两类现象。直到 1820 年，奥斯特首先发现了电流的磁效应，随后安培发现放在磁铁附近的载流导线或载流线圈，也要受到力的作用而发生运动。进一步的实验还发现，磁铁与磁铁之间，电流与磁铁之间以及电流与电流之间都有磁相互作用。上述实验现象的发现导致了人们对“磁性本源”的研究，使人们进一步认识到磁现象起源于电荷的运动，磁现象和电现象之间有着密切的联系。这主要表现在：

① 通过电流的导线（也叫载流导线）附近的磁针，会受到力的作用而偏转（图 7-1）。

② 放在蹄形磁铁两极间的载流导线，也会受力而运动（图 7-2）。

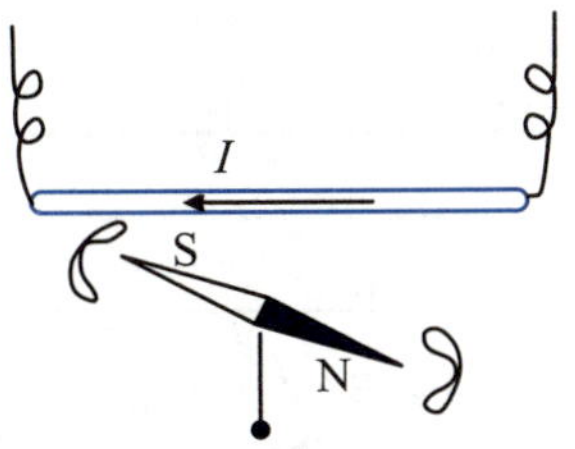

图 7-1 载流导线对磁针的作用

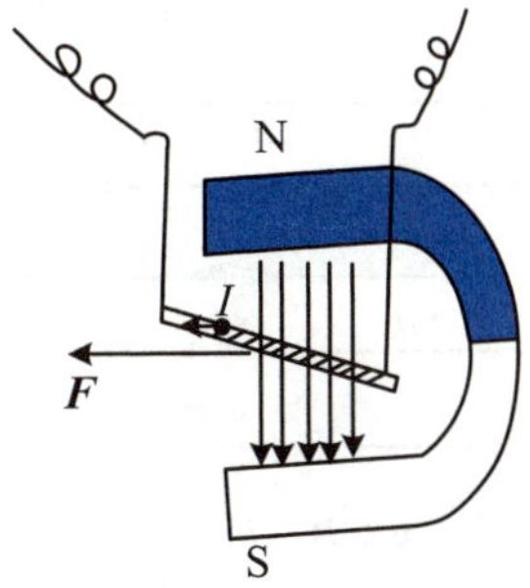

图 7-2 蹄形磁铁两极间的载流导线受力运动

③ 载流导线之间也有相互作用力。当两平行载流直导线的电流方向相同时，它们相互吸引；电流方向相反时，则相互排斥（图 7-3）。

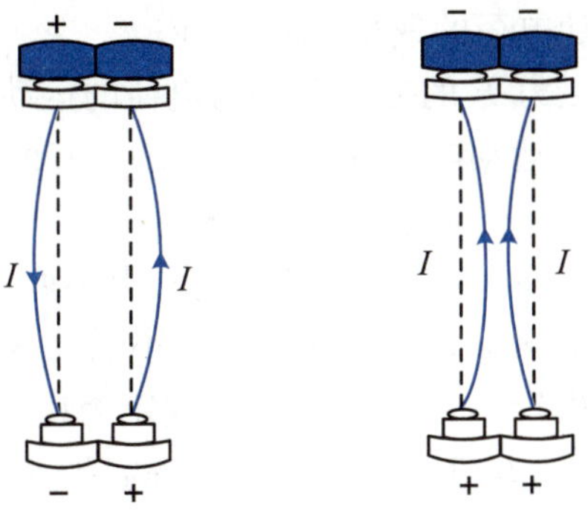

图 7-3 载流直导线间的相互作用

④ 通过磁极间的运动电荷也受到力的作用。如电子射线管，当阴极和阳极分别接到高压电源的正极和负极上时，电子流通过狭缝形成一束电子射线。如果我们在电子射线管外面放一块磁铁，可以看到电子射线的路径发生弯曲。

由于电流是大量电荷做定向运动形成的，所以，上述一系列事实说明，在运动电荷周围空间存在着磁场(magnetic field)；在磁场中的运动电荷要受到磁场力（简称磁力）的作用。

磁场不仅对运动电荷或载流导线有力的作用，它和电场一样，也具有能量。这正是磁场物质性的表现。

7.1.2 磁感应强度

在静电学中，我们利用电场对静止电荷有电场力作用这一表现，引入电场强度 $\boldsymbol{E}$ 来定量地描述电场的性质。与此类似，我们利用磁场对运动电荷有磁力作用这一表现，引入磁感应强度 $\boldsymbol{B}$ 来定量地描述磁场的性质。其中，$\boldsymbol{B}$ 的方向表示磁场的方向，$\boldsymbol{B}$ 的大小表示磁场的强弱。

运动电荷在磁场中的受力情况，如图 7-4 所示。

由大量实验可以得出如下结果：

① 运动电荷在磁场中所受的磁力随电荷的运动方向与磁场方向之间的夹角的改变而变化，当电荷运动方向与磁场方向一致时，它不受磁力作用，如图 7-4(a)所示；而当电荷运动

方向与磁场方向垂直时，它所受磁力最大，用 $\boldsymbol{F}_{max}$ 表示，如图 7-4(b)所示；

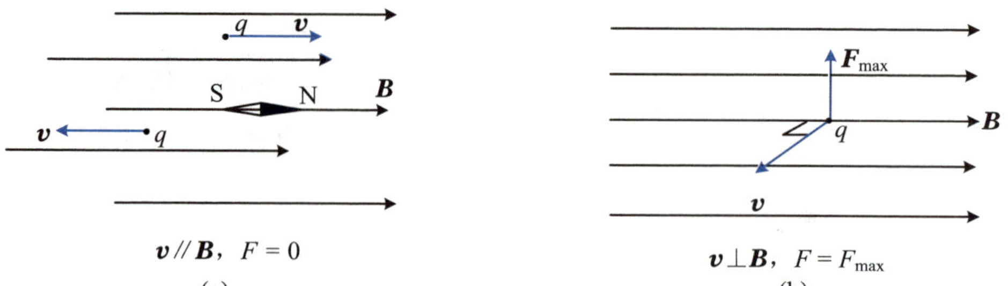

图 7-4　运动的带电粒子在磁场中的受力情况

② 磁力的大小正比于运动电荷的电量，即 $F \propto q$，如果电荷是负的，它所受力的方向与正电荷相反；

③ 磁力的大小正比于运动电荷的速率，即 $F \propto v$；

④ 作用在运动电荷上的磁力 $\boldsymbol{F}$ 的方向总是与电荷的运动方向垂直，即 $\boldsymbol{F} \perp \boldsymbol{v}$。

由上述实验结果可以看出，运动电荷在磁场中受的力有两种特殊情况：当电荷运动方向与磁场方向一致时，$F = 0$；当电荷运动方向垂直于磁场方向时，$F = F_{max}$。根据这两种情况，我们可以定义磁感应强度 $\boldsymbol{B}$(简称磁感强度)的方向和大小如下：

在磁场中某点，若正电荷的运动方向与在该点的小磁针 N 极的指向相同或相反时，它所受的磁力为零，我们把这个小磁针 N 极的指向方向规定为该点的磁感强度 $\boldsymbol{B}$ 的方向。

当正电荷的运动方向与磁场方向垂直时，它所受的最大磁力 $\boldsymbol{F}_{max}$ 的大小与电荷的电量 q 和速度 v 的大小的乘积成正比，但对磁场中某一定点来说，比值 $\frac{F_{max}}{qv}$ 是一定的。对于磁场中不同位置，这个比值有不同的确定值。我们把这个比值规定为磁场中某点的磁感强度 $\boldsymbol{B}$ 的大小，即

$$B = \frac{F_{max}}{qv} \tag{7-1}$$

磁感强度 $\boldsymbol{B}$ 的单位，取决于 F，q 和 v 的单位，在国际单位制中，F 的单位是牛顿(N)，q 的单位是库仑(C)，v 的单位是米·秒$^{-1}$(m·s^{-1})，则 $\boldsymbol{B}$ 的单位是特斯拉，简称为特(T)。所以

$$1\ \text{T} = 1\ \text{N} \cdot \text{C}^{-1} \cdot \text{m}^{-1} \cdot \text{s} = 1\ \text{N} \cdot \text{A}^{-1} \cdot \text{m}^{-1}$$

应当指出，如果磁场中某一区域内各点 $\boldsymbol{B}$ 的方向一致、大小相等，那么，该区域内的磁场就叫均匀磁场。不符合上述情况的磁场就是非均匀磁场。长直螺线管内中部的磁场是常见的均匀磁场。

地球的磁场只有 0.5×10^{-4} T，一般永磁体的磁场约为 10^{-2} T。而大型电磁铁能产生 2 T 的磁场，目前已获得的最强磁场约为 100 T。

7.1.3　磁感应线

为了形象描述磁场分布情况，我们像用电场线来描述电场的分布那样，用磁感应线(简称 $\boldsymbol{B}$ 线)来表示磁场的分布。为此，我们规定：

① 磁感应线上任一点的切线方向与该点的磁感应强度 $\boldsymbol{B}$ 的方向一致；

② 磁感应线的密度表示 $\boldsymbol{B}$ 的大小。即通过某点处垂直于 $\boldsymbol{B}$ 的单位面积上的磁感应线条数等于该点处 $\boldsymbol{B}$ 的大小。因此，$\boldsymbol{B}$ 大的地方，磁感应线就密集；$\boldsymbol{B}$ 小的地方，磁感应线就稀疏。

实验上可以利用细铁粉在磁场中的取向来显示磁感应线的分布。如图 7-5 所示给出了几种不同形状的电流所产生的磁场的磁感应线示意图。

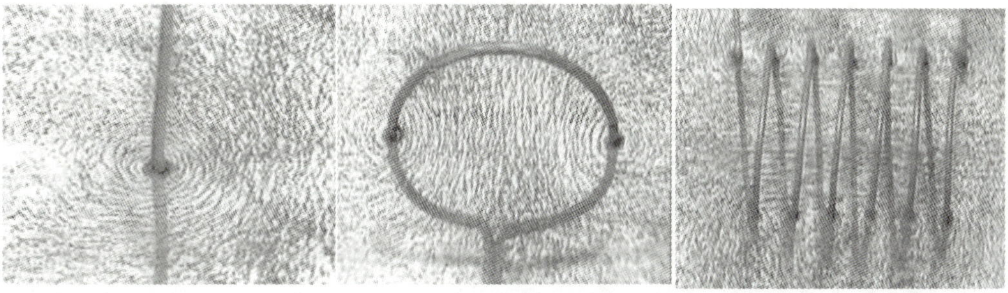

(a) 直电流的磁感应线　(b) 圆电流的磁感应线　(c) 螺线管电流的磁感应线

图 7-5　几种不同形状的电流所产生的磁场的磁感应线

从磁感应线的图示，可得到磁感应线的重要性质：

① 任何磁场的磁感应线都是环绕电流的无头无尾的闭合线。这是磁感应线与电场线的根本不同点，说明任何磁场都是涡旋场。

② 每条磁感应线都与形成磁场的电流回路互相套合着。磁感应线的回转方向与电流的方向之间关系遵从右手螺旋法则。

③ 磁场中每一点都只有一个磁场方向，因此任何两条磁感应线都不会相交。磁感应线的这一特性和电场线是一样的。

7.1.4　磁通量与磁场的高斯定理

通过磁场中任一曲面的磁感应线（$\boldsymbol{B}$ 线）总条数，称为通过该曲面的磁通量，简称 $\boldsymbol{B}$ 通量，用 Φ_m 表示。磁通量是标量，但它可有正、负之分。磁通量 Φ_m 的计算方法与电通量 Φ_e 的计算方法类似。如图 7-6 所示，在磁场中任一给定曲面 S 上取面积元 $\mathrm{d}\boldsymbol{S}$，若 $\mathrm{d}\boldsymbol{S}$ 的法线 $\boldsymbol{n}$ 的方向与该处磁感应强度 $\boldsymbol{B}$ 的夹角为 θ，则通过面积元 $\mathrm{d}\boldsymbol{S}$ 的磁通量为

$$\mathrm{d}\Phi_m = \boldsymbol{B}\cdot\mathrm{d}\boldsymbol{S} = B\cos\theta\,\mathrm{d}S \qquad (7\text{-}2)$$

式中，$\mathrm{d}\boldsymbol{S}$ 是面积元矢量，其大小等于 $\mathrm{d}S$，其方向是沿法线 $\boldsymbol{n}$ 的方向。

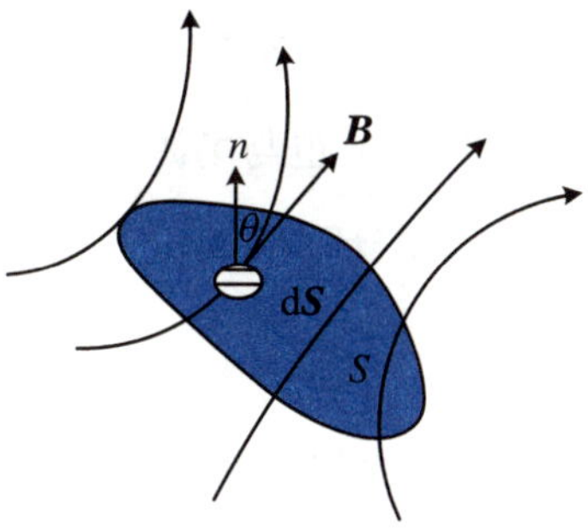

图 7-6　磁通量

通过整个曲面 S 的磁通量等于通过此面积上所有面积元磁通量的代数和，即

$$\Phi_m = \int_S \mathrm{d}\Phi_m = \int_S \boldsymbol{B}\cdot\mathrm{d}\boldsymbol{S} = \int_S B\cos\theta\,\mathrm{d}S \qquad (7\text{-}3)$$

在国际单位制中，磁通量的单位是韦伯，符号为 Wb，1 Wb = 1 T·m^2。

对闭合曲面来说，规定取垂直于曲面向外的指向为法线 $\boldsymbol{n}$ 的正方向。于是磁感应线从

闭合曲面穿出时的磁通量为正值$\left(\theta<\frac{\pi}{2}\right)$，磁感应线穿入闭合曲面时的磁通量为负值$\left(\theta>\frac{\pi}{2}\right)$。由于磁感应线是无头无尾的闭合线，所以穿入闭合曲面的磁感应线数必然等于穿出闭合曲面的磁感应线数。因此，通过磁场中任一闭合曲面的总磁通量是恒等于零。这一结论称作磁场中的高斯定理，即

$$\oint_S \boldsymbol{B} \cdot \mathrm{d}\boldsymbol{S} = 0 \tag{7-4}$$

式(7-4)与静电场中的高斯定理相对应，但两者有本质上的区别。在静电场中，由于自然界有独立存在的自由电荷，所以通过某一闭合曲面的电通量可以不为零，其中

$$\oint_S \boldsymbol{E} \cdot \mathrm{d}\boldsymbol{S} = \frac{\sum q_i}{\varepsilon_0}$$

说明静电场是有源场。在磁场中，因自然界没有单独存在的磁极，所以通过任一闭合面的磁通量必恒等于零，即$\oint_S \boldsymbol{B} \cdot \mathrm{d}\boldsymbol{S} = 0$，说明磁场是无源场或者说是涡旋场。

7.1.5 安培环路定理

静电场中的电场线不是闭合曲线，电场强度沿任意闭合路径的环流

$$\oint_l \boldsymbol{E} \cdot \mathrm{d}\boldsymbol{l} = 0$$

这是静电场的一个重要特征。但是在磁场中，磁感应线都是环绕电流的闭合曲线，因而可预见磁感强度的环流$\oint_l \boldsymbol{B} \cdot \mathrm{d}\boldsymbol{l}$不一定为零：如果积分路径是沿某一条磁感应线，则在每一线段元上的 $\boldsymbol{B} \cdot \mathrm{d}\boldsymbol{l}$ 都是大于零，所以

$$\oint_l \boldsymbol{B} \cdot \mathrm{d}\boldsymbol{l} > 0$$

这种环流可以不等于零的场叫作涡旋场，磁场就是一种涡旋场，这一性质决定了在磁场中不能引入类似电势的概念。

在真空中，各点磁感强度 $\boldsymbol{B}$ 的大小和方向与产生该磁场的电流分布有关，可以预见环流$\oint_l \boldsymbol{B} \cdot \mathrm{d}\boldsymbol{l}$的值也与场源电流的分布有关。为简单起见，下面从特例计算环流$\oint_l B \cdot \mathrm{d}\boldsymbol{l}$的值，然后引入安培环路定理。

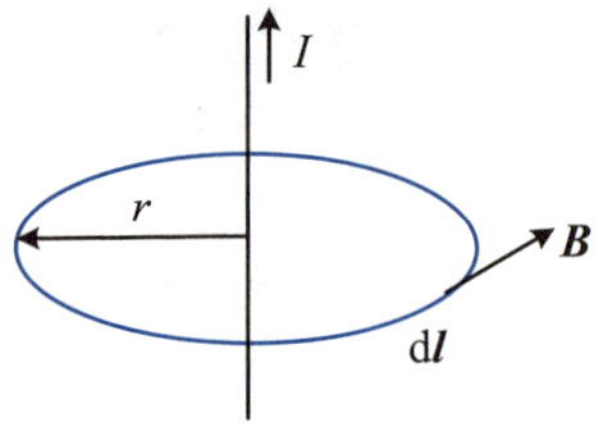

图 7-7　长直导线形成的磁场

设真空中有一长直载流导线，它所形成的磁场的磁感应线是一组以导线为轴线的同轴圆，如图 7-7 所示，即圆心在导线上，圆所在的平面与导线垂直。在垂直于长直载流导线的平面内，任取一条以载流导线为圆心半径为 r 的圆形环路 l 作为积分的闭合路径。

则在这圆周路径上的磁感强度的大小为 $B=\frac{\mu_0 I}{2\pi r}$，其方向与圆周相切。如果积分路径的绕行方向与该条磁感应线方向相同，也就是积分路径的绕行方向与包围的电流成右螺旋关系，则 $\boldsymbol{B}$ 与 $\mathrm{d}\boldsymbol{l}$ 间的夹角处

处为零，于是

$$\oint_l \boldsymbol{B} \cdot \mathrm{d}\boldsymbol{l} = \oint_l \frac{\mu_0 I}{2\pi r}\cos 0^\circ \mathrm{d}l = \oint_l \frac{\mu_0 I}{2\pi r}\mathrm{d}l = \frac{\mu_0 I}{2\pi r}\oint_l \mathrm{d}l = \frac{\mu_0 I}{2\pi r} \cdot 2\pi r$$

所以

$$\oint_l \boldsymbol{B} \cdot \mathrm{d}\boldsymbol{l} = \mu_0 I \tag{7-5}$$

上式说明磁感强度 $\boldsymbol{B}$ 的环流等于闭合路径所包围的电流与真空磁导率的乘积，而与积分路径的圆半径 r 无关。

如果保持积分路径的绕行方向不变，而改变上述电流的方向，由于每个线元 $\mathrm{d}\boldsymbol{l}$ 与 $\boldsymbol{B}$ 的夹角 $\theta = \pi$，则

$$\boldsymbol{B} \cdot \mathrm{d}\boldsymbol{l} = B\cos\theta \mathrm{d}l = -B\mathrm{d}l < 0$$

所以

$$\oint_l \boldsymbol{B} \cdot \mathrm{d}\boldsymbol{l} = -\mu_0 I \tag{7-6}$$

上式说明积分路径的绕行方向与所包围的电流方向成左旋关系，对路径来说，可认为该电流是负值。

虽然式(7-5)和式(7-6)是从特例得出的，但可证明，对于任意形状的载流导线以及任意形状的闭合路径，该两式仍成立。应指出，当电流未穿过以闭合路径为周界的任意曲面时，路径上各点的磁感强度不为零，但磁感强度沿该闭合路径的环流为零，即

$$\oint_l \boldsymbol{B} \cdot \mathrm{d}\boldsymbol{l} = 0 \tag{7-7}$$

在一般情况下，设有 n 根电流为 $I_i(i = 1,2,\cdots,n)$ 的载流导线穿过以闭合路径 l 为周界的任意曲面，m 根电流为 $I_j(j = 1,2,\cdots,m)$ 的载流导线未穿过该曲面，利用式(7-5)、式(7-6)和式(7-7)并根据磁场的叠加原理，可得到该闭合路径的环流

$$\oint_l \boldsymbol{B} \cdot \mathrm{d}\boldsymbol{l} = \mu_0 \sum_{i=1}^{n} I_i$$

式中，$\boldsymbol{B}$ 是由 $I_i(i = 1,2,\cdots,n)$，$I_j(j = 1,2,\cdots,m)$ 共 $n + m$ 个电流共同产生的。由此总结出真空中的安培环路定理。

在稳恒磁场中，磁感强度 $\boldsymbol{B}$ 沿任何闭合路径的线积分，等于这闭合路径所包围的各个电流之代数和的 μ_0 倍。其数学表达式为

$$\oint_l \boldsymbol{B} \cdot \mathrm{d}\boldsymbol{l} = \mu_0 \sum_i I_i \tag{7-8}$$

式(7-8)指出，在真空中磁感强度沿任意闭合路径的环流等于穿过以该闭合路径为周界的任意曲面的各电流的代数和与真空磁导率 μ_0 的乘积，而与未穿过该曲面的电流无关。应当指出，未穿过以闭合路径为周界的任意曲面的电流虽对磁感强度沿该闭合路径的环流无贡献，但这些电流对路径上各点磁感强度的贡献是不容忽视的。

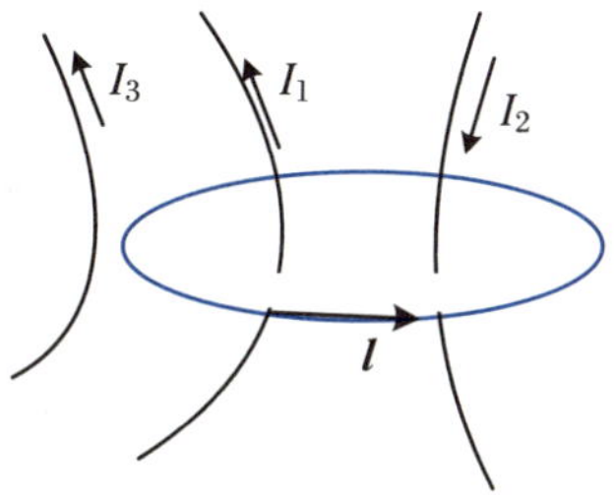

图 7-8　安培环路定理的应用

如图 7-8 所示，电流 I_1，I_2 穿过闭合路径 $\boldsymbol{l}$ 所包围的曲面。I_1 与 $\boldsymbol{l}$ 成右旋关系，I_1 取正值；I_2 与 $\boldsymbol{l}$ 成左旋关系，I_2 取负值。I_3 未穿过闭合路径 $\boldsymbol{l}$ 所包围的曲面，所以对 $\boldsymbol{B}$ 的环流

无贡献。于是磁感强度 $\boldsymbol{B}$ 沿该闭合路径的环流为

$$\oint_l \boldsymbol{B}\cdot \mathrm{d}\boldsymbol{l} = \mu_0(I_1 - I_2)$$

安培环路定理反映了磁场的基本规律。和静电场的环路定理 $\oint_l \boldsymbol{E}\cdot \mathrm{d}\boldsymbol{l} = 0$ 相比较，稳恒磁场中 B 的环流 $\oint_l \boldsymbol{B}\cdot \mathrm{d}\boldsymbol{l} \neq 0$，说明稳恒磁场的性质和静电场不同，静电场是保守场，稳恒磁场是非保守场。

7.2 磁场对电流的作用

7.1 节介绍了稳恒电流所产生的磁场，本节简单讨论磁场对电流的作用。

7.2.1 磁场对载流导线的作用力

载流导线放在磁场中时，将受到磁力的作用。安培最早用实验方法，研究了电流和电流之间的磁力的作用，从而总结出载流导线上一小段电流元所受磁力的基本规律，称为安培定律。其内容如下。

放在磁场中某点处的电流元 $I\mathrm{d}\boldsymbol{l}$，所受到的磁场作用力 $\mathrm{d}\boldsymbol{F}$ 的大小和该点处的磁感强度 $\boldsymbol{B}$ 的大小、电流元的大小以及电流元 $I\mathrm{d}\boldsymbol{l}$ 和磁感强度 $\boldsymbol{B}$ 所成的角 θ（或用 $(I\mathrm{d}\boldsymbol{l},\boldsymbol{B})$ 表示）的正弦成正比，即

$$\mathrm{d}F = kBI\mathrm{d}l\sin\theta$$

$\mathrm{d}\boldsymbol{F}$ 的方向与矢积 $I\mathrm{d}\boldsymbol{l}\times\boldsymbol{B}$ 的方向相同，如图 7-9 所示。式中的比例系数 k 的量值取决于式中各量的单位。在国际单位制中，$\boldsymbol{B}$ 的单位用特斯拉(T)，I 的单位用安培(A)，$\mathrm{d}l$ 的单位用米(m)，$\mathrm{d}\boldsymbol{F}$ 的单位用牛顿(N)，则 $k=1$，安培定律的表达式可简化为 $\mathrm{d}F = BI\mathrm{d}l\sin\theta$，写成矢量表达式，即

$$\mathrm{d}\boldsymbol{F} = I\mathrm{d}\boldsymbol{l}\times\boldsymbol{B} \tag{7-9}$$

载流导线在磁场中所受的磁力，通常也叫安培力。式(7-9)表达的规律即为安培定律。

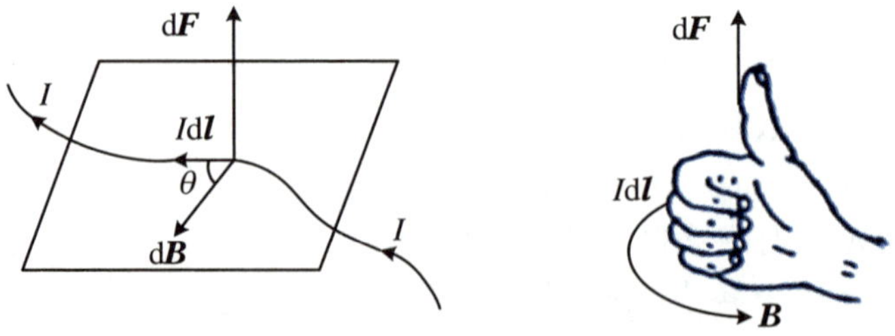

图 7-9 电流元 $I\mathrm{d}l$ 所受到的磁场作用力

因为安培定律给出的是载流导线上一个电流元所受的磁力，所以它不能直接用实验进行验证。但是，任何有限长的载流导线 L 在磁场中所受的磁力 $\boldsymbol{F}$，应等于导线 L 上各个电流元所受磁力 $\mathrm{d}\boldsymbol{F}$ 的矢量和，即

$$F = \int \mathrm{d}F = \int_L I\mathrm{d}\boldsymbol{l} \times \boldsymbol{B} \tag{7-10}$$

对于一些具体的载流导线，理论计算的结果和实验测量的结果是相符的。这就间接证明了安培定律的正确性。

式(7-10)是一个矢量积分。如果导线上各个电流元所受的磁力 $\mathrm{d}\boldsymbol{F}$ 的方向都相同，则矢量积分可直接化为标量积分。例如，长为 L 的一段载流直导线，放在均匀磁场 $\boldsymbol{B}$ 中，如图 7-10 所示。根据矢积的右手螺旋法则，可以判断导线上各个电流元所受磁力 $\mathrm{d}\boldsymbol{F}$ 的方向都是垂直纸面向外的。所以整个载流直导线所受的磁力 $\boldsymbol{F}$ 的大小为

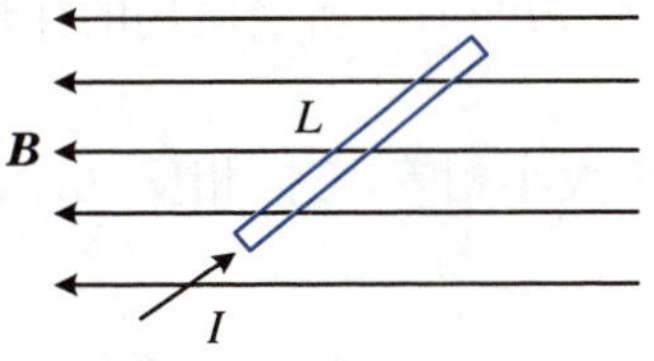

图 7-10　载流直导线在均匀磁场中的受力

$$F = \int \mathrm{d}F = \int_L IB\sin\theta \mathrm{d}l$$

其中，θ 为电流 I 的方向与磁场 $\boldsymbol{B}$ 的方向之间的夹角。$\boldsymbol{F}$ 的方向与 $\mathrm{d}\boldsymbol{F}$ 的方向相同，即垂直于纸面向外。

由式(7-10)可以看出，当直导线与磁场平行时(即 $\theta = 0$ 或 π)，$F = 0$，即载流导线不受磁力作用；当直导线与磁场垂直时$\left(\theta = \dfrac{\pi}{2}\right)$，载流导线所受磁力最大，其值为 $F = BIL$；如果载流导线上各个电流元所受磁力 $\mathrm{d}\boldsymbol{F}$ 的方向各不相同，式(7-10)的矢量积分不能直接计算。这时应选取适当的坐标系，先将 $\mathrm{d}\boldsymbol{F}$ 沿各坐标分解成分量，然后对各个分量进行标量积分：

$$F_x = \int_L \mathrm{d}F_x$$

$$F_y = \int_L \mathrm{d}F_y$$

$$F_z = \int_L \mathrm{d}F_z$$

最后再求出合力。

7.2.2　磁场对载流线圈的作用力矩

一个刚性载流线圈放在磁场中往往要受力矩的作用，因而发生转动。这种情况在电磁仪表和电动机中经常用到。下面我们利用安培定律讨论均匀磁场对平面载流线圈作用的磁力矩。

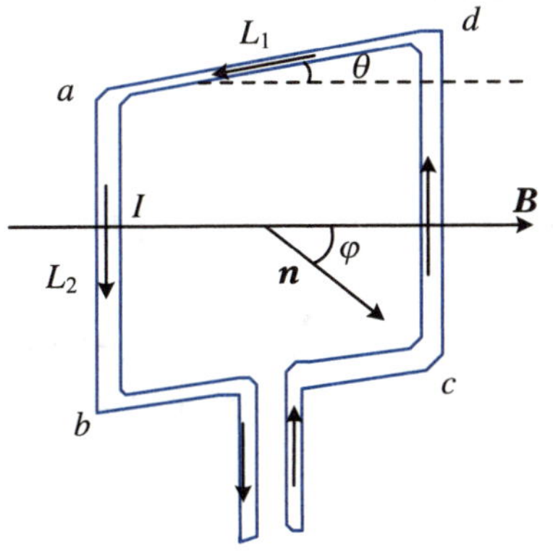

图 7-11　磁场对载流线圈的作用力矩

如图 7-11 所示，在磁感应强度为 $\boldsymbol{B}$ 的均匀磁场中，有一刚性的载流线圈 $abcd$，边长分别为 L_1 和 L_2，通有电流 I。设线圈平面的法线 $\boldsymbol{n}$ 的方向（由电流 I 的方向，按右手螺旋法则定出）与磁感应强度 $\boldsymbol{B}$ 的方向所成的夹角为 φ。ab 和 cd 两边与 $\boldsymbol{B}$ 垂直。由图可见，线圈平面与 $\boldsymbol{B}$ 的夹角 $\theta = \left(\dfrac{\pi}{2} - \varphi\right)$。

根据安培定律，导线 bc 和 da 所受磁场的作用力分别为 $\boldsymbol{F}_1$ 和 $\boldsymbol{F}_2$，其大小

$$F_1 = IBL_1\sin\theta$$
$$F_2 = IBL_1\sin(\pi-\theta) = IBL_1\sin\theta$$

$\boldsymbol{F}_1$和$\boldsymbol{F}_2$大小相等，方向相反，又都在过 bc 和 da 中点的同一直线上。所以它们的合力为零，对线圈不产生力矩。

导线 ab 和 cd 所受磁场的作用力分别为$\boldsymbol{F}_3$和$\boldsymbol{F}_4$，根据安培定律，它们的大小为

$$F_3 = F_4 = IBL_2$$

$\boldsymbol{F}_3$和$\boldsymbol{F}_4$大小相等，方向相反，虽然合力为零，但因它们不在同一直线上，而形成一力偶，其力臂为

$$L_1\cos\theta = L_1\cos\left(\frac{\pi}{2}-\varphi\right) = L_1\sin\varphi$$

因此，均匀磁场作用在矩形线圈上的力矩 $\boldsymbol{M}$ 的大小为

$$M = F_3L_1\sin\varphi = IBL_1L_2\sin\varphi = IBS\sin\varphi \tag{7-11}$$

式中，$S = L_1L_2$为矩形线圈的面积。$\boldsymbol{M}$ 的方向为沿 ac 中点和 bd 中点的连线向上。

如果线圈有 N 匝，则线圈所受力矩为一匝时的 N 倍，即

$$M = NIBS\sin\varphi = P_mB\sin\varphi$$

式中，$P_m = NIS$ 为载流线圈磁矩的大小，$\boldsymbol{P}_m$的方向就是载流线圈平面的法线 $\boldsymbol{n}$ 的方向。所以上式可以写成矢量形式，即

$$\boldsymbol{M} = \boldsymbol{P}_m \times \boldsymbol{B} \tag{7-12}$$

虽然式(7-11)和式(7-12)是由矩形载流线圈推导出来的，但可以证明，在均匀磁场中对于任意形状的载流平面线圈所受的磁力矩，上述两式也都是普遍适用的。

总之，任何一个载流平面线圈在均匀磁场中，虽然所受磁力的合力为零，但它还受一个磁力矩的作用。这个磁力矩 $\boldsymbol{M}$ 总是力图使线圈的磁矩 $\boldsymbol{P}_m$转到磁场 $\boldsymbol{B}$ 的方向上来。当 $\varphi = \frac{\pi}{2}$，即线圈磁矩 $\boldsymbol{P}_m$与磁场方向垂直，或者说线圈平面与磁场方向平行时，线圈所受磁力矩最大，即

$$M_{max} = P_mB$$

由此也可以得到磁感强度 $\boldsymbol{B}$ 的大小的又一个定义式，即

$$B = \frac{M_{max}}{P_m}$$

当 $\varphi = 0$ 即线圈磁矩 $\boldsymbol{P}_m$与磁场方向一致时，磁力矩 $M=0$，此时线圈处于稳定平衡状态；当 $\varphi=\pi$ 时，载流线圈所受的磁力矩为零，此时线圈处于非稳定平衡状态。

7.2.3　磁场对运动电荷的作用力

带电粒子在磁场中运动时，受到磁场的作用力，这种磁场对运动电荷的作用力叫作洛仑兹力。

实验发现，运动的带电粒子在磁场中某点所受到的洛仑兹力 f 的大小，与粒子所带电量 q 的量值、粒子运动速度 $\boldsymbol{v}$ 的大小、该点处磁感强度 $\boldsymbol{B}$ 的大小以及$\boldsymbol{B}$ 与$\boldsymbol{v}$ 之间夹角θ 的正弦成正比。在国际单位制中，洛仑兹力 f 的大小为

$$f = qvB\sin\theta \tag{7-13}$$

洛仑兹力 f 的方向垂直于$\boldsymbol{v}$ 和$\boldsymbol{B}$ 构成的平面，其指向按右手螺旋法则由矢积 $\boldsymbol{v}\times\boldsymbol{B}$ 的方向

以及 q 的正负来确定：对于正电荷（$q>0$），$\boldsymbol{f}$ 的方向与矢积 $\boldsymbol{v}\times\boldsymbol{B}$ 的方向相同；对于负电荷（$q<0$），$\boldsymbol{f}$ 的方向与矢积 $\boldsymbol{v}\times\boldsymbol{B}$ 的方向相反，如图 7-12 所示。

洛仑兹力 $\boldsymbol{f}$ 的矢量式为

$$\boldsymbol{f} = q\boldsymbol{v}\times\boldsymbol{B} \tag{7-14}$$

注意，式中的 q 本身有正负之别，这由运动粒子所带电荷的电性决定。

当电荷运动方向平行于磁场时，$\boldsymbol{v}$ 与 $\boldsymbol{B}$ 之间的夹角 $\theta=0$ 或 $\theta=\pi$，则洛仑兹力

$$f=0$$

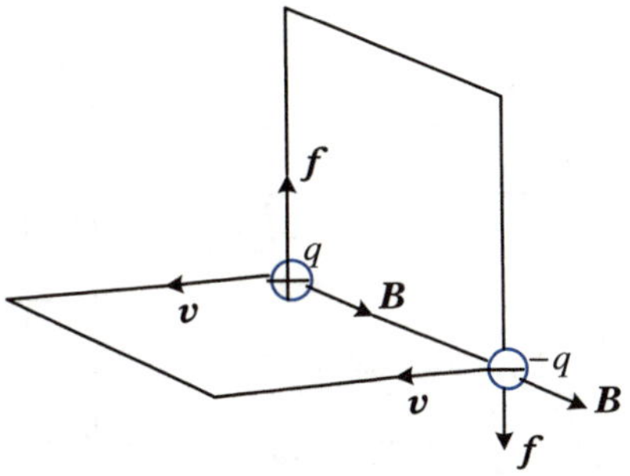

图 7-12　磁场对运动电荷的作用力

当电荷运动方向垂直于磁场时，$\boldsymbol{v}$ 与 $\boldsymbol{B}$ 的夹角 $\theta=\frac{\pi}{2}$，则运动电荷所受的洛仑兹力最大

$$f = f_{\max} = qvB$$

这正是 6.1.2 节中定义磁感强度 $\boldsymbol{B}$ 的大小时引用过的情况。

由于运动电荷在磁场中所受的洛仑兹力的方向始终与运动电荷的速度垂直，所以洛仑兹力只能改变运动电荷的速度方向，不能改变运动电荷速度的大小。也就是说洛仑兹力只能使运动电荷的运动路径发生弯曲，但对运动电荷不做功。

7.2.4　霍尔效应

将通有电流 I 的金属板（或半导体板）置于磁感强度为 $\boldsymbol{B}$ 的均匀磁场中，磁场的方向和电流方向垂直如图 7-13 所示，在金属板的第三对表面间就显示出横向电势差，这一现象称为霍尔效应。U_H则称为霍尔电势差。

实验测定，霍尔电势差的大小和电流 I 及磁感强度 $\boldsymbol{B}$ 成正比，而与板的厚度 d 成反比。

这种现象可用载流子受到洛仑兹力来解释。

设一导体薄片宽为 l，厚为 d，把它放在磁感强度为 $\boldsymbol{B}$ 的均匀磁场中，通以电流 I，方向如图 7-13 所示。如果载流子（金属导体中为电子）做宏观定向运动的平均速度为 $\boldsymbol{v}$（也叫平均漂移速度，与 I 的方向相反），则每个载流子受到的平均洛仑兹力 $\boldsymbol{F}_m$的大小为 $F_m = qvB$，它的方向为矢积 $q\boldsymbol{v}\times\boldsymbol{B}$ 的方向，即图 7-13(b)中宽度 l 向下的方向。在洛仑兹力作用下，使正载流子聚集于上表面，下表面因缺少正载流子而积累等量异号的负电荷。随着电荷的积累，在两表面之间出现电场强度为 $\boldsymbol{E}_H$的横向电场，使载流子受到与洛仑兹力方向相反的电场力 $\boldsymbol{F}_e$（$=q\boldsymbol{E}_H$）的作用。达到动态平衡时，两力方向相反而大小相等。于是有

$$qvB = qE_H$$

所以

$$E_H = vB$$

由于半导体内各处载流子的平均漂移速度相等，而且磁场是均匀的，所以动态平衡时，半导体内出现的横向电场是均匀电场。于是霍尔电压为

$$U_H = E_H\cdot l = vlB$$

由于电流

$$I = nqvs = nqvld$$

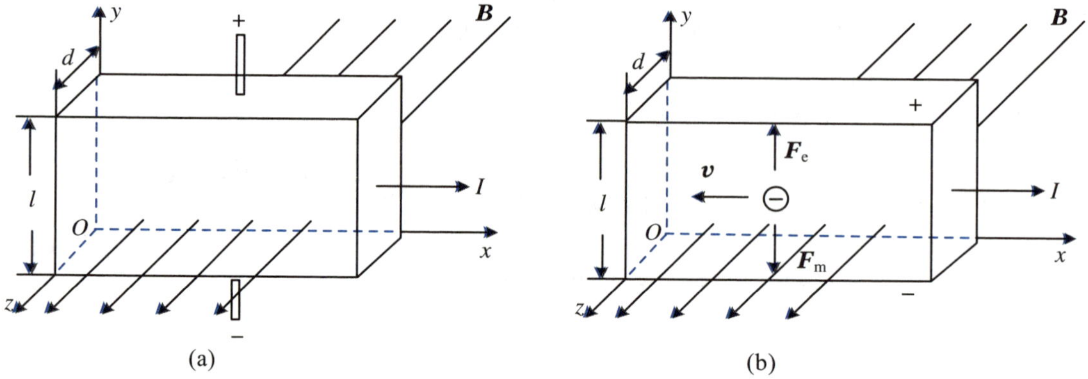

图 7-13　霍尔效应

n 为载流子密度，上面两式消去 v，即得

$$U_H = \frac{1}{nq}\frac{IB}{d}$$

或写成

$$U_H = R_H \frac{IB}{d} \tag{7-15}$$

式中，$R_H = \dfrac{1}{nq}$叫作材料的霍尔系数，霍尔系数越大的材料，霍尔效应越显著。霍尔系数与载流子密度 n 成反比。在金属导体中，自由电子的浓度大，故金属导体的霍尔系数很小，相应的霍尔电势差也就很弱，即霍尔效应不明显。而半导体的载流子密度远比金属导体的小，故半导体的霍尔系数比金属导体大得多，所以半导体的霍尔效应比金属导体明显得多。如果载流子是负电荷（$q<0$），霍尔系数是负值，则霍尔电压也是负值。因此可根据霍尔电压的正、负判断导电材料中的载流子是正的还是负的。

在电流、磁场均相同的前提下，应特别注意：P 型半导体和 N 型半导体的霍尔电势差正负不同。霍尔系数与材料性质有关。表 7-1 列出了几种材料的霍尔系数。

表 7-1　几种材料的霍尔系数

物　质	化学名称	霍尔系数	物　质	化学名称	霍尔系数
锂	Li	−1.7	铍	Be	2.44
钠	Na	−2.5	镁	Mg	−0.94
钾	K	−4.2	锌	Zn	0.33
铯	Cs	−7.8	铬	Cr	6.5
铜	Cu	−0.55	铝	Al	−0.30
银	Ag	−0.84	锡	Sn	−0.048
金	Au	−0.72	铊	Tl	0.12

用半导体做成反映霍尔效应的器件叫作霍尔元件，它已广泛应用于科学研究和生产技术上。例如，可用霍尔元件做成测量磁感强度的仪器——高斯计。

利用霍尔效应，可实现磁流体发电，这是目前许多国家都在积极研制的一项高新技术。

7.3　生物磁效应

生物体能够感受到各种物理刺激，如声、热、电、光等，但能否感知到磁的存在呢？答案显然是肯定的。科学研究表明，包括我们人在内的生物与磁都有着密切的关系。不但一切生物具有磁性（主要是弱磁性），在生命活动中会产生很微弱的磁场，而且外界磁场的作用对生命活动也会产生一定的影响，目前广泛应用的磁疗法，就是利用磁场治疗疾病，起到祛除病症、强身健体的作用。很多动物实验也证实了不同强度及作用时间的磁场，对动物的生长发育产生或正面或负面的影响。本节将简要地介绍一下生物磁现象及生物磁效应。

7.3.1　生物磁现象

生物磁学的研究表明，大多数生物大分子是各向异性的抗磁质，如叶绿素分子、脱氧核糖核酸分子等。只有少数为顺磁质，其中的一部分是属于生物分子含有过渡族的金属离子，如含有过渡族原子铁、钴、锰、钼等生物分子，另一部分是生物分子在氧化还原等生命过程中产生的自由基，如含铁的血红蛋白、肌红蛋白和铁蛋白等生物分子。近年来也发现了极少数的铁磁质，例如，某些海水细菌中含有大量的铁，蜜蜂、鸽子、海豚等动物体内均含有磁铁矿物 Fe_3O_4 的微粒。

生物体内具有的磁场，主要以下面的三种方式产生：

① 以生物电流方式产生一定的磁场。这也是生物磁场产生的一种主要方式。肌红细胞或神经细胞等兴奋时在体内产生离子电流，这些电流可产生外部磁场，例如，心脏在胸部周围产生心磁场，脑在头部周围产生脑磁场。

② 生物材料内部有磁铁样物质（如 Fe_3O_4 和 γ-Fe_2O_3）的存在。这可能是以不同方式进入体内的污染颗粒，如吸入肺内的磁铁样物质，可在肺区周围形成的肺磁场。

③ 生物材料本身不存在磁场，但是，由于生物材料中存在着顺磁性和抗磁性物质的缘故，在外加磁场作用下产生一个诱发磁场。顺磁性物质有自由基和过渡金属离子等，在外加磁场作用下产生与外磁场方向一致的磁场；抗磁性物质有脱氧核糖核酸和水分子等，在外加磁场作用下产生与外加磁场方向相反的磁场。

1963 年鲍莱（Baule）等人首先记录到人体心脏电流所产生的磁场，称为心磁图，如图 7-14 所示为正常心磁图（MCG）和心电图（ECG）对照。1968 年科恩（Cohen）首次在头颅的枕部测到与脑电图相对应的自发脑磁图。下面以脑磁场为例对生物磁场产生机理加以说明。脑细胞（主要是锥体神经细胞）兴奋时，在胞内产生离子电流，这种胞内电流又称电流源，形成一个电流偶极子，细胞外电流为容积电流，头部外部测量到的低频（0.1～100 Hz）磁场是与突触后电势有关的分级磁场；而不是与动作电势有关的动作磁场，最终形成了一个双极磁场，相当于一个磁铁的 N 极和 S 极，磁场从头部的一个区域出来，从对称区域进去。若用简单的模型，假定生物体某一截面有生物电流存在，则与此电流方向垂直的方向上，相应地呈现生物磁场，我们可以把它简单地看作一个环形电流产生的磁场，如图 7-15 所示，那么生物电流产生的磁场为

$$B = \frac{\mu I}{2\pi r}$$

式中，I 表示生物电流，r 表示环半径，上式可定性解释很多生物磁现象。

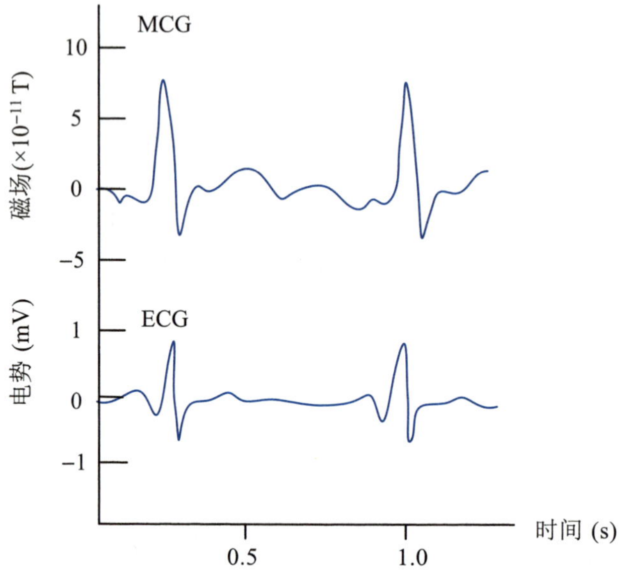

图 7-14　心电图和心磁图

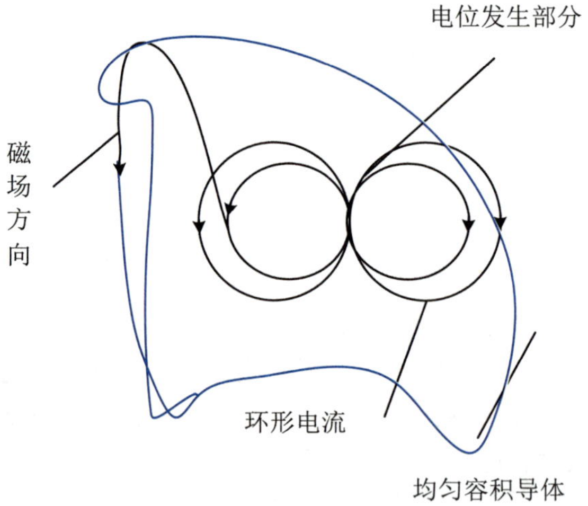

图 7-15　生物磁场示意图

生物磁场属于弱磁场，测量时必须排除外界各种磁信号干扰，现代超导量子干涉器件的问世，使人们能够对生物磁场进行精确测量。现代测量结果表明，生物磁场的强度为 $10^{-13} \sim 10^{-10}$ T，表 7-2 列出了一些人体器官及地球磁场等的测量值。

因生物磁场或生物磁性与生命活动密切相关，所以医学上使用脑磁图诊断人体内各部位的病变。关于这方面的研究仍在继续，很多与生物磁性有关的现象亦需要做进一步研究和解释。

表 7-2　人体器官磁场及地球磁场

磁　场	磁场来源	磁场强度(T)	磁场频率(Hz)
人体磁场	正常心脏	约 1×10^{-10}	0.1～40
	受伤心脏	约 5×10^{-11}	0
	正常脑(a 节律)	约 5×10^{-13}	交变
	正常脑(睡眠时)	约 5×10^{-12}	交变
	腹部	约 1×10^{-12}	0
	石棉矿工肺部	约 5×10^{-8}	0
	骨骼肌	约 1×10^{-22}	1～100
地球磁场	地磁场	约 5×10^{-5}	
	高空、电离层及磁爆引起的波动	$5\times10^{-8}\sim1\times10^{-7}$	
	城市电磁干扰	约 5×10^{-7}	

7.3.2　磁场的生物效应

对磁场的生物学效应的研究，形成了磁生物学，它研究的是不同外加磁场（恒定、交变、脉冲）对不同生物的不同层次（整体、器官、组织、细胞和大分子等）的效应及其作用机制。在当今，人们暴露在外加磁场环境中的机会越来越多，强度越来越高，这对生物机体将产生不同的影响，如何利用磁场的有益效应，防止不良效应成为大家关注的问题。下面从几个方面作一介绍（说明：目前对磁场强度的划分仍不统一，但一般认为大于 10 mT 为强磁场，小于 1 μT 为极弱磁场，介于两者之间的为弱磁场）。

1．致癌作用

一些实验室观察了磁场与化学致癌物相互作用时对肿瘤形成、发展的影响。用二甲基苯蒽诱发大鼠乳腺癌，分别施加静态磁场（15 μT）、50 Hz 交变均匀磁场（30 mT）和梯度磁场（0.3～1 $\mu T\cdot m^{-1}$），研究结论为：交变磁场使肿瘤数增加，而静态磁场使肿瘤重量增加，梯度磁场则无显著影响。目前尚缺乏极低频（ELF）磁场直接致癌的确实证据，但生物学界的看法倾向于磁场可能是促癌因子或协同促癌因子。

2．致畸作用

从 1986 年开始，美、英、法、加这 4 个国家的 6 个实验室采用统一的条件，相互独立地连续多年研究致畸性（单极性脉冲磁场，脉宽 500 μs，每秒 100 个脉冲，峰值强度 1 μT，上升和下降 2 μs，受精卵孵育期间受照 48 h），其中 5 个实验室的结论为畸形增加（2 个有统计学差异），将 6 个实验室的结果合并处理后，得到阳性结果。他们认为，电热毯（0.4～1.5 μT 低频磁场）使孕妇早期流产率增加，认为显示器终端（VDT）的极低频磁场 ELF（距离 30 cm，强度 0.06～0.6 μT）与孕妇流产和胎儿畸形有关。

3．细胞效应

Blackman 等人用 50 Hz 磁场照射 PC-12D 细胞（大鼠肾上腺髓质神经节瘤细胞系）。

细胞生长曲线显示：小于 0.89 μT 无影响，2.2～4 μT 依赖于强度的磁致生长，4～40 μT 呈现平台。有人观察了电离辐射和磁场照射对细胞的综合效应，人外周淋巴细胞先受^{137}Cs 辐射和磁场照射，然后经 60 Hz 磁场（0～1.4 mT）照射，推测极低频 ELF 磁场可能是促癌因子。因此在一定磁场照射下，有可能改变细胞生长和增殖周期，改变酶活性。

4. 磁疗

磁疗法已成为一种常用的物理疗法，其应用日益广泛，对多种疾病有良好或较好的治疗效果。随着磁疗法的发展，磁疗器具亦得到相应发展，目前较常用的磁疗器具有磁片（100～300 mT）、磁疗项链（6～11 粒，每粒 20～80 mT）、磁疗腰带（5 片磁片，每片 80～120 mT）、磁水杯、旋磁机（机头罩表面磁场强度 80～200 mT）和电磁治疗机（10 mT～1 T）。其基本治疗作用是镇痛、消肿、抗炎、抗渗出、降血压和止泻等。

以磁疗胆结石和磁处理水的作用为例，在磁疗胆结石中，磁场处理水可以降低胆汁电势，降低胆汁 pH，恢复胆汁正常性质和组成，使胆固醇重新溶解；旋转磁场可产生涡流和冲刷震动作用，使胆结石溶解破裂。磁处理水可改变水的理化性质，增加含氧量和溶钙，提高人体免疫功能、增加免疫球蛋白，对溃疡有保护作用等。

总之，在外界磁环境中，任何生物（包括动物、植物和微生物）的分子、细胞、代谢和形态各个方面都会发生变化，磁场的生物学效应的作用机制涉及生物体内的电子传递、自由基活动、酶和蛋白质活性、生物膜透性变化等许多方面。由于生物千差万别，不同生物甚至同一生物的不同种类对磁场变化的反应不尽相同。磁场的生物学效应的作用机制目前尚不清楚，包括对磁生物学效应的认可仍存在不同的看法，目前只有一些假设，仍需从实验和理论分析上进行更深入的研究。

习　　题

7-1 在一个载流圆线圈的轴线上放置一个方位平行于线圈平面的载流直导线，在轴线上 P 点处它们两者产生的磁感强度的大小分别为 $B_1 = 3$ T，$B_2 = 4$ T，方向如图 7-16 所示，求 P 点处的磁感强度 $\boldsymbol{B}$。

（5 T）

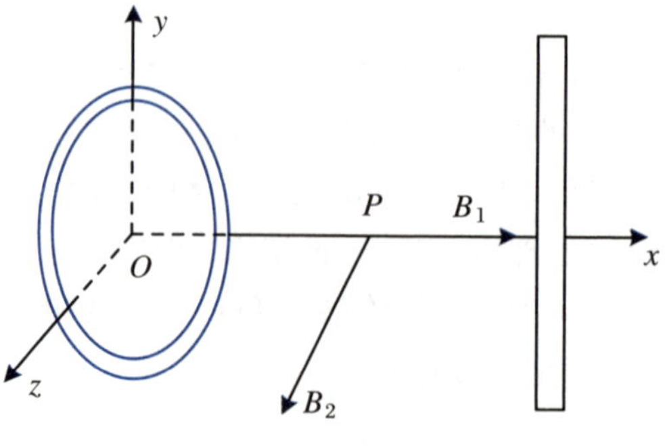

图 7-16　习题 7-1 图

7-2 如图 7-17 所示，两长直导线中电流 $I_1=I_2=10\text{ A}$，且方向相反。对图中 3 个闭合回路 a，b，c 分别写出安培环路定理等式右边电流的代数和，并加以讨论：

(1) 在每一闭合回路上各点 $\boldsymbol{B}$ 是否相同？

(2) 能否由安培环路定理直接计算闭合回路上各点 $\boldsymbol{B}$ 的量值？

(3) 在闭合回路 b 上各点的 $\boldsymbol{B}$ 是否为零？为什么？

（a：-10 A，b：0，c：10 A；各点 $\boldsymbol{B}$ 不同；不能；不为零）

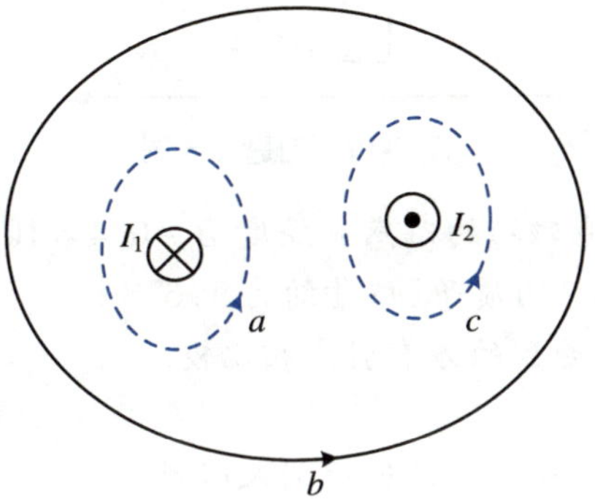

图 7-17　习题 7-2 图

7-3 一根长导体直圆管，内径为 a，外径为 b，电流 I 沿管轴方向，并且均匀地分布在管壁的横截面上。空间某点 P 至管轴的距离为 r，求下列 3 种情况下，P 点的磁感应强度：

(1) 管内 $r<a$；

(2) 圆管中 $a<r<b$；

(3) 管外 $r>b$。

$$\left(0;\frac{\mu_0 I(r^2-a^2)}{2\pi r(b^2-a^2)};\frac{\mu_0 I}{2\pi r}\right)$$

7-4 一载有电流 $I=7.0\text{ A}$ 的硬导线，转折处为半径 $r=0.10\text{ m}$ 的四分之一圆周 ab。均匀外磁场的大小为 $B=1.0\text{ T}$，其方向垂直于导线所在的平面如图 7-18 所示，求圆弧 ab 部分所受的力。

（1.0 N，方向与 ab 夹角为 45°）

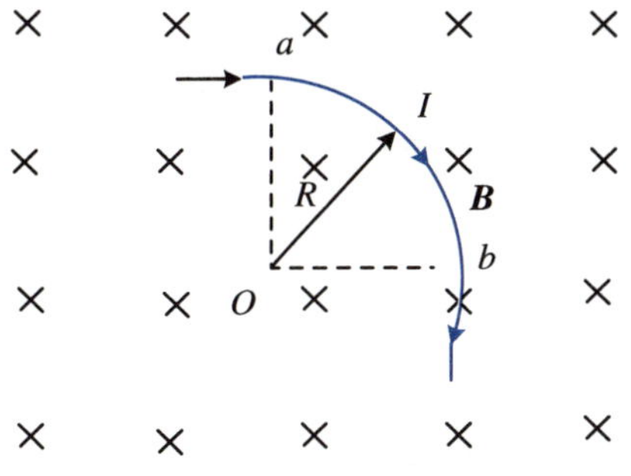

图 7-18　习题 7-4 图

7-5 一半圆形闭合线圈，半径 $R=0.1\text{ m}$，通有电流 $I=10\text{ A}$，放在均匀磁场中，磁场方向与线圈平面平行，大小为 0.5 T，如图 7-19 所示。求线圈所受力矩大小。

$(7.8\times10^{-2}\ \mathrm{N\cdot m})$

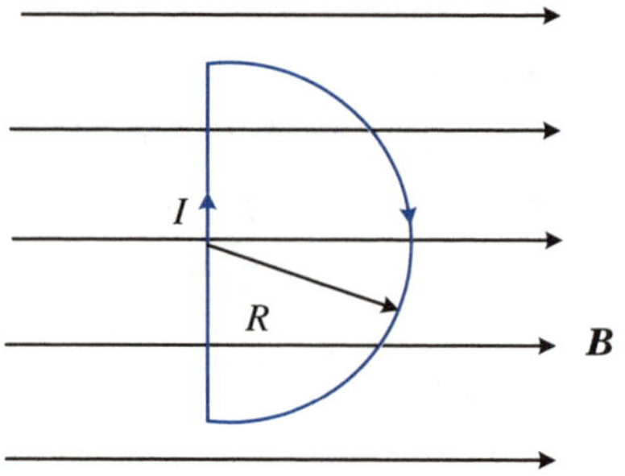

图 7-19　习题 7-5 图

7-6 已知地面上空某处地磁场的磁感应强度 $B=0.4\times10^{-4}$ T，方向向北。若宇宙射线中有一速率 $v=5\times10^{7}\ \mathrm{m\cdot s^{-1}}$ 的质子（质量约为 1.673×10^{-27} kg），垂直地通过该处，求质子所受到的洛仑兹力，并与它受到的万有引力相比较。

$(3.20\times10^{-16}\ \mathrm{N}\gg1.64\times10^{-26}\ \mathrm{N})$

7-7 一质子以 $1.0\times10^{-7}\ \mathrm{m\cdot s^{-1}}$ 的速度射入磁感应强度 $B=1.5$ T 的匀强磁场中，且其射入速度方向与磁场方向成 30°角。试求：

(1) 质子做螺旋运动的半径；

(2) 螺距；

(3) 旋转频率。

$(3.48\times10^{-2}\ \mathrm{m};0.38\ \mathrm{m};2.28\times10^{7}\ \mathrm{Hz})$

7-8 简述磁场的生物效应。

（黄　海）

本章课件

课程思政

第 8 章 稳恒电流 生物膜电位

稳恒电流(steady current)是导体内形成的不随时间改变的恒定电流。

本章首先介绍导体内电流分布的电流密度概念和欧姆定律的微分形式,再介绍计算复杂电路中的一种方法——基尔霍夫定律,最后介绍能斯特方程、静息电位、动作电位及直流电对人体的作用。

【本章学习要求】

了解:动作电位、直流电对人体的作用。

熟悉:电流密度、欧姆定律的微分形式、生物膜电位。

掌握:一段含源电路的欧姆定律、基尔霍夫定律。

8.1 电流密度和欧姆定律的微分形式

8.1.1 电流与电流密度

1. 电流

电荷的定向移动形成电流(electric current)。导体中含有大量的可以自由移动的电荷,如金属导体中的自由电子,电解质溶液中的正、负离子,这些可以自由移动的带电粒子,称为载流子(carrier)。通常情况下,导体内的载流子在没有外电场作用时,只会做无规则的热运动而不会形成定向移动的电流;然而,如果导体两端保持一定的电势差,导体内的载流子将在电场力的作用下做定向移动,从而形成电流。因此,产生电流的条件有两个:一是导体内存在可以自由移动的电荷,或者说导体内存在载流子;二是导体两端要保持一定的电势差,或者说导体内要存在电场。

在一定的电场中,正、负电荷总是沿着相反的方向移动的,而正电荷沿某一方向运动和等量的负电荷沿其反方向运动所产生的电磁效果相同,出于分析问题方便考虑,习惯上规定正电荷移动的方向为电流方向。

电流的大小用电流强度(electric current intensity)来描述,设 Δt 时间内,流过导体某一截面的电荷为 Δq,则定义通过导体的电流强度(简称电流)为

$$I = \frac{\Delta q}{\Delta t} \tag{8-1}$$

即电流强度等于单位时间内通过导体任一截面的电量。电流强度是标量,因为电流强度只

取决于单位时间内通过某一截面的电量，通常所说的电流的方向，是指电流沿导体运动的方向，与一般矢量的方向含义完全不同。

国际单位制中，规定电流强度为基本量，单位为安培（A），除此以外，常用的单位还有毫安（mA）和微安（μA）。

$$1\ \text{A} = 10^3\ \text{mA} = 10^6\ \mu\text{A}$$

如果导体（conductor）中电流的大小和方向都不随时间改变，那么这种电流称为稳恒电流。如果电流的大小和方向随时间改变，就要用瞬时电流强度来表示瞬时电流的强弱，此时

$$i = \lim_{\Delta t \to 0} \frac{\Delta q}{\Delta t} = \frac{\mathrm{d}q}{\mathrm{d}t}$$

例如，在电容器的充放电过程中或在交流电路中，电流都不是恒定的，这时电路中的电流就必须用瞬时电流来表示。

2. 电流密度

当导体中有电流通过时，一般情况下，只要知道通过导体的电流大小和方向就可以了。但当电流通过有一定形状和体积的导体，如大块金属、人体躯干或盛在容器中的电解质溶液时，导体中各处的电流的大小和方向可能不同，这样的导体称为容积导体（volume conductor）。这时仅知道通过导体的电流是不够的，还需知道电流在导体内的分布情况。如图 8-1 所示的是大块导体内电流分布的示意图。

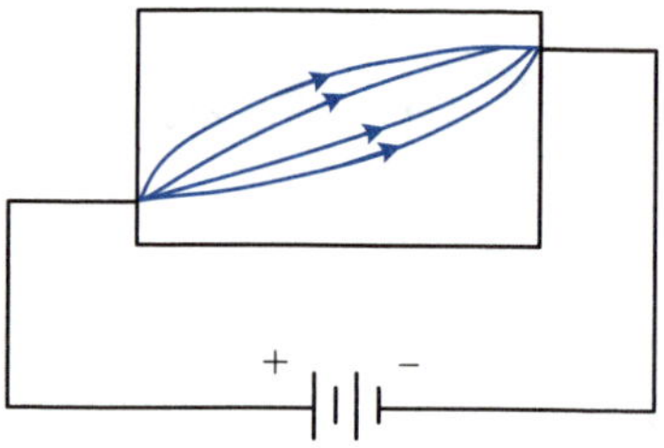

图 8-1　容积导体内电流分布

为了描述导体内电流的分布情况，需要引入一个新的物理量——电流密度 $\boldsymbol{j}$（current density）。电流密度 $\boldsymbol{j}$ 是一个矢量，其大小定义为通过与电流方向垂直的单位面积的电流强度。如图 8-2 所示，在通有电流的导体内任取一点，在该点处取一个与该点电流方向垂直的面积 Δs，若通过该点的电流强度为 ΔI，则该点的电流密度大小为

$$j = \lim_{\Delta s \to 0} \frac{\Delta I}{\Delta s} = \frac{\mathrm{d}I}{\mathrm{d}s} \tag{8-2}$$

电流密度的方向与该点的场强 $\boldsymbol{E}$ 方向相同。在国际单位制中，电流密度的单位是安培・米$^{-2}$（A・m^{-2}）。

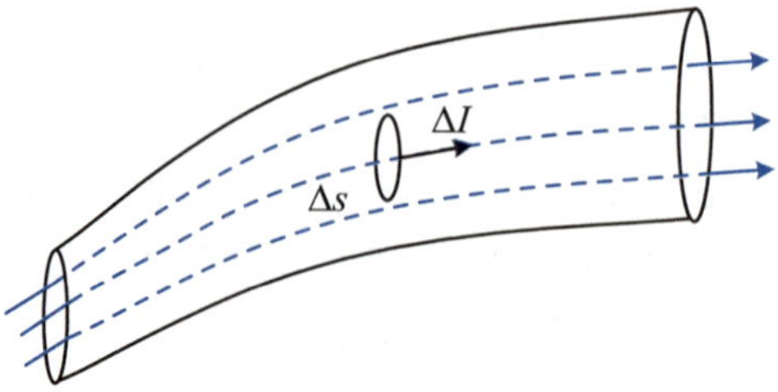

图 8-2　电流密度矢量

为了说明电流密度的矢量性，下面讨论电流密度与载流子漂移速度之间的关系。

设导体中只有一种载流子，每个带电粒子的带电量为 Ze（Z 表示带电粒子的价数），单位体积内的带电粒子数为 n。载流子在电场力作用下的定向运动称为漂移，载流子在电场力作用下的定向运动的速度称为漂移速度，设载流子平均漂移速度为 $\bar{\boldsymbol{v}}$。则在 Δt 时间内通过图 8-2 所示面积 Δs 的电量为

$$\Delta q = nZe\bar{v}\Delta t\Delta s$$

通过面积 Δs 的电流强度为

$$\Delta I = \frac{\Delta q}{\Delta t} = nZe\bar{v}\Delta s$$

因而电流密度为

$$j = \lim_{\Delta s \to 0} \frac{\Delta I}{\Delta s} = nZe\bar{v}$$

上式说明，若载流子为正电荷，电流密度 $\boldsymbol{j}$ 的方向与它的平均漂移速度 $\bar{\boldsymbol{v}}$ 方向相同；若载流子为负电荷，则电流密度 $\boldsymbol{j}$ 的方向与它的平均漂移速度 $\bar{\boldsymbol{v}}$ 的方向相反。把上式写成矢量式，则有

$$\boldsymbol{j} = nZe\bar{\boldsymbol{v}} \tag{8-3}$$

8.1.2　欧姆定律的微分形式

欧姆定律（Ohm's law）指出：当导线的温度一定时，通过导线中的电流 I 与导线两端的电压 U 成正比，即

$$I = \frac{U}{R} = GU$$

式中，R 称为导线的电阻，$G = 1/R$ 称为导线的电导。在国际单位制中，电阻的单位为欧姆（Ω），电导的单位为西门子（S）。实验表明，欧姆定律在金属导体上是十分准确的，仅在电流密度大到每平方厘米几百安培时，观察到的结果才会与根据欧姆定律计算出来的数值有很小的偏差（约 1%）。欧姆定律对于电介质溶液也是适用的。但对于真空管、半导体等器件，欧姆定律就不再适用了。

对于给定的粗细均匀的导体，其电阻 R 与导体的长度 l 成正比，与导体的横截面 S 成反比，即

$$R = \rho\frac{l}{S} \tag{8-4}$$

式中，ρ 是反映导体导电性能好坏的一个物理量，称为导体的电阻率（resistivity），电阻率的倒数 $\gamma\left(\gamma = \frac{1}{\rho}\right)$称为电导率（conductivity）。电阻率越小，电导率越大，导体的导电性能越好，如铜的导电性能好于铁，因而铜的电导率比铁的电导率大。在国际单位制中，电阻率的单位是欧姆・米（Ω・ m），电导率的单位是西门子・米$^{-1}$（S・m^{-1}）。

下面推导适用于导体中任一体元的欧姆定律，即欧姆定律的微分形式。

如图 8-3 所示，在导体中取一轴线与电流方向平行的直的圆柱体元，其长度为 $\mathrm{d}l$，截面积为 $\mathrm{d}s$，两端的电势分别为 U 和 $U + \mathrm{d}U$。由欧姆定律知，通过该圆柱体元的电流强度 $\mathrm{d}I$ 为

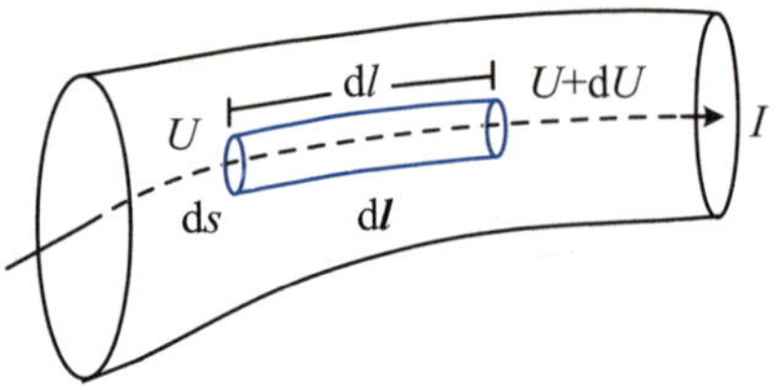

图 8-3 推导欧姆定律微分形式

$$\mathrm{d}I = -\frac{\mathrm{d}U}{R} \tag{8-5}$$

根据电阻计算公式(8-4)可得,圆柱体元的电阻

$$R = \rho\frac{\mathrm{d}l}{\mathrm{d}S}$$

代入式(8-5)得

$$\mathrm{d}I = -\frac{1}{\rho}\frac{\mathrm{d}U}{\mathrm{d}l}\mathrm{d}S$$

或

$$\frac{\mathrm{d}I}{\mathrm{d}S} = -\frac{1}{\rho}\frac{\mathrm{d}U}{\mathrm{d}l}$$

因为 $j=\dfrac{\mathrm{d}I}{\mathrm{d}S}$,$\gamma=\dfrac{1}{\rho}$,又根据场强和电势梯度的关系,有 $E=-\dfrac{\mathrm{d}U}{\mathrm{d}l}$,所以上式也可写作

$$j = \gamma E$$

由于电流密度 $\boldsymbol{j}$ 和场强 $\boldsymbol{E}$ 均为矢量,且方向一致,所以上式可以写作

$$\boldsymbol{j} = \gamma\boldsymbol{E} \tag{8-6}$$

式(8-6)称为欧姆定律的微分形式。它表明通过导体中任一点的电流密度与该点的电场强度成正比,从而揭示了导体中的电流分布与导体中的电场之间的关系,比欧姆定律具有更深刻的意义。需要指出的是,欧姆定律的微分形式对非稳恒情况也是适用的。

8.2 基尔霍夫定律

8.2.1 一段含源电路的欧姆定律

图 8-4 表示的是从某个电路中取出的一段含有电源及若干个电阻元件的电路,这样一段含有电源的电路称为一段含源电路。注意,对于从多回路中取出的一段含源电路,其各部分的电流可能是不相同的,如图 8-4 中的 AE 段电路,其中 AC 部分与 CE 部分的电流就不相同。

一段含源电路的欧姆定律揭示的是电路两端的电势差与电路各部分电流之间的关系。

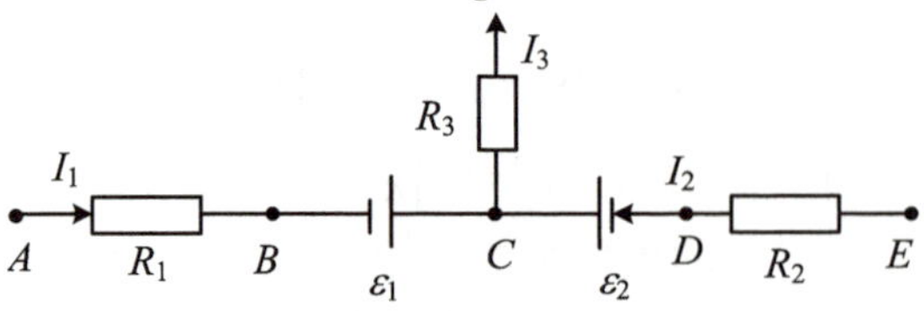

图 8-4 一段含源电路

如图 8-4 所示,A 点与 E 点的电势差

$$
\begin{aligned}
U_{AE} &= U_A - U_E \\
&= U_A - U_B + U_B - U_C + U_C - U_D + U_D - U_E \\
&= U_{AB} + U_{BC} + U_{CD} + U_{DE}
\end{aligned}
$$

在稳恒条件下，电路上各点的电势值是确定的，每一元件两端的电势差也是恒定的。求电路中两点之间的电势差可以理解为求这两点间的电势降落，因此沿着选定的走向，若通过某一元件时电势降落，则电势降落值记为正数；若电势升高，则电势降落值记为负数，把它看作负的电势降落。因此计算 U_{AE} 时，选取从 A 到 E 的走向，当电流 I_1 通过电阻 R_1 时产生电势降落，因此在电阻 R_1 上的电势降落记为 I_1R_1，则 A 点与 B 点的电势差为

$$U_{AB} = U_A - U_B = I_1R_1$$

当通过电源 ε_1 时，由于选定走向由负极指向正极，在电源上电势升高，则在电源 ε_1 上的电势降落记为 $-\varepsilon_1$，因此 B 点与 C 点间的电势差为

$$U_{BC} = U_B - U_C = -\varepsilon_1$$

当通过电源 ε_2 时，由于选定走向由正极指向负极，在电源上电势降落，则在电源 ε_2 上的电势降落记为 ε_2，因此 C 点与 D 点间的电势差为

$$U_{CD} = U_C - U_D = \varepsilon_2$$

当电流 I_2 通过电阻 R_2 时产生电势升高，因此在电阻 R_2 上的电势降落记为 $-I_2R_2$，则 D 点与 E 点的电势差为

$$U_{DE} = U_D - U_E = -I_2R_2$$

因此，A 点与 E 点的电势差为

$$U_{AE} = U_A - U_E = I_1R_1 - \varepsilon_1 + \varepsilon_2 - I_2R_2$$

推广到所有含源电路，可得任意一段含源电路 AB 的两端电势差为

$$U_{AB} = U_A - U_B = \sum \varepsilon_i + \sum I_iR_i \tag{8-7}$$

这就是一段含源电路的欧姆定律。式(8-7)表明一段含源电路 AB 的两端电势差等于从 A 点到 B 点各段电势降的代数和。

在使用式(8-7)时，应注意以下两点：

① 在使用公式前必须明确所求电路的电势差的起点和终点，即确定走向。

② 注意公式中各项的正负号：如果通过电阻 R 的电流为 I，当电流 I 方向与所选定的走向相同时，该电阻上的电势降低，电势降取正值($+IR$)；当电流 I 方向与所选定的走向相反时，该电阻上的电势上升，电势降取负值($-IR$)；如果电源的电动势为 ε，当电源的电动势方向(从电源的负极经电源内部指向电源的正极)与所选定的走向相同时，该电源上的电势上升，电势降取负值($-\varepsilon$)，当电源的电动势方向与所选定的走向相反时，该电源上的电势降低，电势降取正值(ε)。

8.2.2　基尔霍夫定律

实际电路往往比单纯的电阻串、并联电路或单回路复杂得多。相较于简单电路，复杂电路是由多个电源和多个电阻的复杂连接组成的。电路中的每一分支称为支路，支路是由一个或几个元件串联构成的，因而在同一条支路中各处电流相同，如图 8-5 中的 A 点经 I_1 到 B 点或 A 点经 I_3 到 D 点等都是支路。3 条和 3 条以上的支路的连接点称为节点(nodal point)，如图 8-5 中的 A，B，C，D 都是节点。电路中由若干个支路构成的闭合通路称为回路，如图 8-5 中的 $ABCDA$，$ABDA$，$BCDB$ 等都是回路。

要处理复杂电路计算，仅用欧姆定律是不够的，需要借助其他的定理和方法，基尔霍夫定律（Kirchoff's law）就是其中之一，原则上它可以计算任何复杂电路中任一支路上的电流。

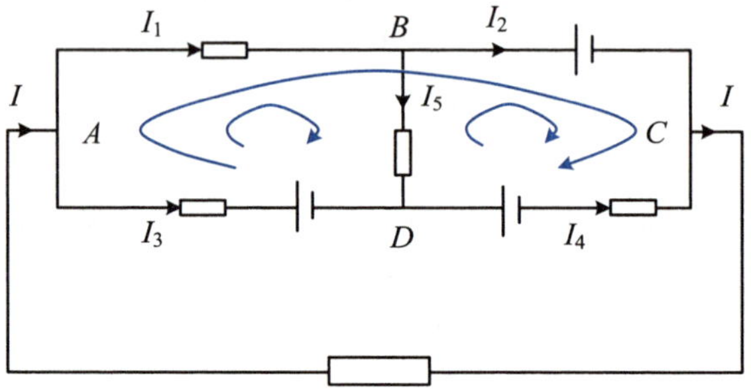

图 8-5　支路、节点和回路

1. 基尔霍夫第一定律

在直流电路中，任意一点都不应该有电荷的积累，否则导体中各点的场强也将随之改变，电流就不能保持恒定。因此，在图 8-6(a)中，若 S_1，S_2 为载流导体中任意两个横截面，则单位时间内通过横截面 S_1 的电量等于通过横截面 S_2 的电量，因此有

$$I_1 = I_2$$

此即稳恒电流的连续性方程。

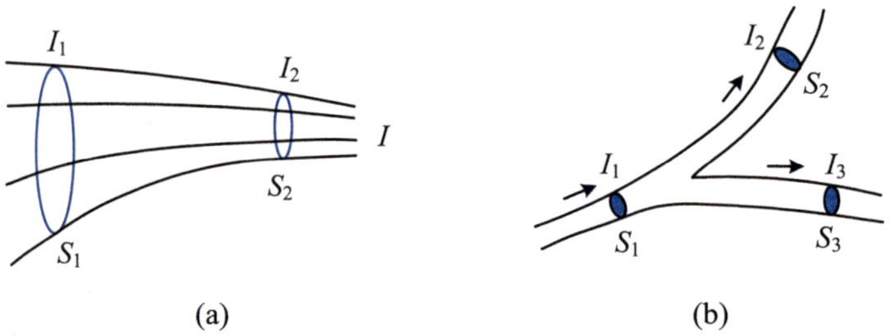

图 8-6　稳恒电流连续性方程

该方程可以推广到 3 根或 3 根以上载流导线连接在一点的情况。在图 8-6(b)中，若在 3 根导线中分别选取横截面 S_1，S_2 和 S_3，则单位时间内通过横截面 S_1 的电量等于通过横截面 S_2，S_3 的电量之和，因此有

$$I_1 = I_2 + I_3$$

由稳恒电流的连续性方程可知，在任一节点处，流向节点的电流之和等于流出节点的电流之和，这就是基尔霍夫第一定律，又称节点电流定律。例如，对图 8-5 中的 B 点来说，有

$$I_1 = I_2 + I_5 \quad 或 \quad I_1 - I_2 - I_5 = 0$$

对图 8-5 中的 D 点来说，有

$$I_3 + I_5 = I_4 \quad 或 \quad I_3 + I_5 - I_4 = 0$$

通常把基尔霍夫第一定律记作

$$\sum I = 0 \tag{8-8}$$

式(8-8)中，一般把流向节点的电流取为正值，把从节点流出的电流取为负值。在应用节点电流定律时，有的支路电流方向事先并不知道，这时可以任意假设一个方向，如果经计算得出的结果是正值，则实际电流方向与假设的方向相同，如果是负值，则实际电流方向与假设的方向相反。此外，对每一个节点，应用基尔霍夫第一定律，都可以写出一个方程，但是对于共有 n 个节点的完整电路所写的 n 个方程式中，只有 $n-1$ 个是彼此独立的，也就是说，第 n 个节点电流方程，必然包含在这 $n-1$ 个节点方程之中，这 $n-1$ 个方程称为基尔霍夫第一方程组。

2. 基尔霍夫第二定律

由于沿回路环绕一周回到原点时，该处电势大小不变，因此由一段含源电路的欧姆定律可知，沿任一闭合回路绕行一周，各段的电势降的代数和等于零，即

$$\sum \varepsilon + \sum IR = 0 \tag{8-9}$$

这个结论称为基尔霍夫第二定律，又称回路电压定律。

应用基尔霍夫第二定律时，首先要选取回路的绕行方向，绕行方向可以任意选取。其次要注意式(8-9)中各项的正负号的取法，公式中各项的正负号取法与一段含源电路的正负号取法相同。最后要说明的是，在复杂电路中，每个回路都能应用基尔霍夫第二定律写出一个方程，但并非所有的回路写出的方程式都是独立的，只有在这个选中的回路中至少有一段电路是在已选过的回路中未曾出现过时，得到的方程组才是相互独立的，这些独立方程总称为基尔霍夫第二方程组。

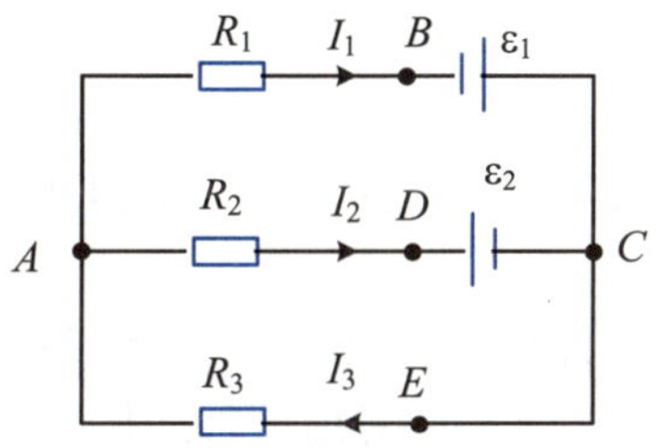

图 8-7　基尔霍夫第二定律

以图 8-7 为例，图中箭头方向为假设的电流方向，以顺时针方向为回路绕行方向，则

对于 *ABCDA* 回路

$$I_1R_1 - \varepsilon_1 - \varepsilon_2 - I_2R_2 = 0$$

对于 *ABCEA* 回路

$$I_1R_1 - \varepsilon_1 + I_3R_3 = 0$$

对于 *ADCEA* 回路

$$I_2R_2 + \varepsilon_2 + I_3R_3 = 0$$

在 3 个回路中，只有任意两个根据回路写出的方程是相互独立的，第三个方程可由其他两个方程得出。

基尔霍夫第一、第二方程组中独立方程的个数，等于所求未知数的个数。联立基尔霍夫第一、第二方程组，可解决分支电路中电流等问题。在解题过程中，首先要任意假设电流方向和回路绕行方向，然后根据基尔霍夫第一定律和第二定律分别列出基尔霍夫第一、第二方程组，再代入已知数值，解联立的方程组，得出结果。若解出的电流值是正值，说明实际的电流方向与假设电流方向相同；若电流值是负值，说明实际的电流方向与假设电流方向相反。

【例 8-1】　图 8-8 所示是两个直流电源并联给一个负载 R_3 供电的情形，已知 $\varepsilon_1 = 5.0\ \text{V}$，$\varepsilon_2 = 12.0\ \text{V}$，$R_1 = 2.0\ \Omega$，$R_2 = 6.0\ \Omega$，$R_3 = 12.0\ \Omega$，试求通过电源的电流 I_1，I_2 和负载的电流 I_3 以及 A，B 两点间的电势差 U_{AB}。

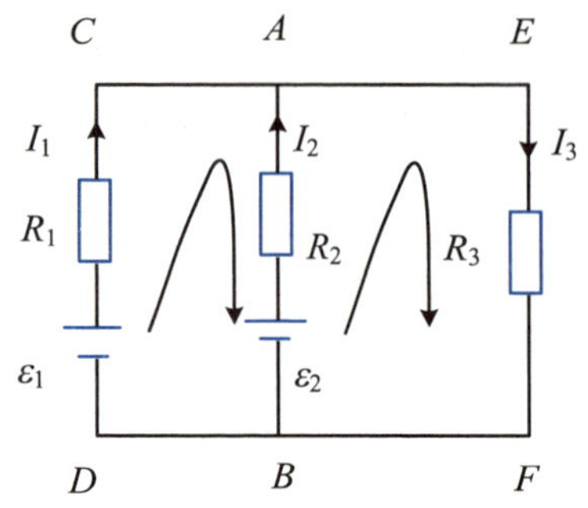

图 8-8　例 8-1 图

解　设各电流方向和回路绕行方向如图 8-8 所示。根据基尔霍夫第一定律(节点定律),对节点 A,有

$$I_1 + I_2 - I_3 = 0$$

由于这个电路只有两个节点,所以从节点定律只能得出一个独立的方程,因此对节点 B 没有必要再列方程式了。为了求出各未知电流,还需要两个方程,这两个方程必须利用基尔霍夫第二定律列出。根据基尔霍夫第二定律,对回路 $DCABD$,有

$$-\varepsilon_1 + I_1R_1 - I_2R_2 + \varepsilon_2 = 0$$

对回路 $BAEFB$,有

$$-\varepsilon_2 + I_2R_2 + I_3R_3 = 0$$

代入已知数值,得

$$\begin{cases} I_1 + I_2 - I_3 = 0 \\ 2I_1 - 6I_2 = -7 \\ 6I_2 + 12I_3 = 12 \end{cases}$$

解这个方程组,可得

$$I_1 = -0.5\ \text{A},\quad I_2 = 1.0\ \text{A},\quad I_3 = 0.5\ \text{A}$$

解得的结果说明,I_2 和 I_3 实际的方向与假设方向相同,而 I_1 的实际方向与假设方向相反。

计算 A,B 两点的电势差 U_{AB},选择图 8-8 中 3 条支路中的任意一条支路都可以。选 $AEFB$ 支路相对简单,此时

$$U_{AB} = I_3R_3 = 0.5 \times 12 = 6.0\ (\text{V})$$

若选择 $ACDB$ 支路,则此时

$$U_{AB} = -I_1R_1 + \varepsilon_1 = -(-0.5) \times 2 + 5 = 6.0\ (\text{V})$$

8.3　生物膜电位

8.3.1　能斯特方程

大多数动物和人体的细胞在不受外界干扰时,由于细胞膜内液和外液中的离子浓度不同,且细胞膜对不同种类的离子通透性不同,所以在细胞膜内、外存在电势差,由于生理学上规定膜外电势为零,因此,这个电势差反映了膜内的电势,称为生物膜电位,又称跨膜电位。

现在我们用图 8-9 来说明生物膜电位产生的过程。一个容器中间由半透膜隔开,两边装着浓度不同的 KCl 溶液,设左边溶液的浓度 C_1 大于右边溶液的浓度 C_2,半透膜只允许 K^+ 通过而不允许 Cl^- 通过。由于半透膜两边浓度不同,K^+ 将从浓度大的左边向浓度小的右边扩散,结果使膜右侧正电荷逐渐增加,左侧出现过剩的负电荷。这些电荷在膜的两侧聚集起来,产生一个阻碍离子继续扩散的电场 $\boldsymbol{E}$。这个电场不仅阻碍离子扩散,同时还会使

K^+ 从半透膜的右边向左边做漂移运动，最后当扩散和漂移达到动态平衡时，膜的两侧就具有了稳定的电势差 ε，我们将其称为平衡电位。

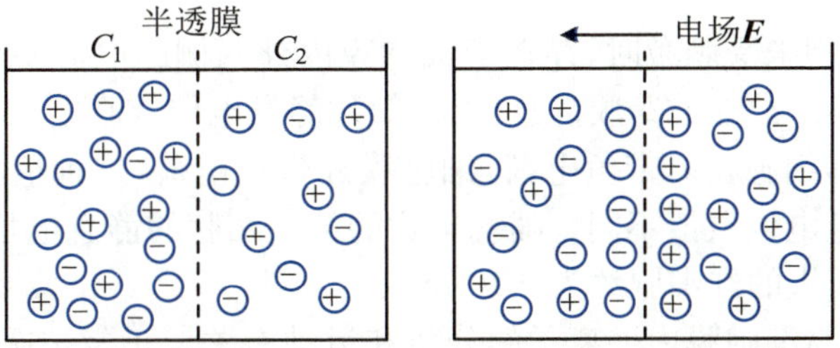

(a) 离子扩散前　　(b) 形成平衡电位

图 8-9　平衡电位的形成

对于稀溶液，ε 的值可由玻尔兹曼能量分布定律来计算。玻尔兹曼能量分布定律指出，在温度相同的条件下，势能为 E_p 的单位体积的粒子数（即粒子密度）n 与 E_p 有如下关系：

$$n = n_0 e^{\frac{-E_p}{kT}}$$

式中，n_0 是势能为零处的粒子密度；k 为玻尔兹曼常数（$1.38\times10^{-23}\ \mathrm{J\cdot K^{-1}}$）；$T$ 为热力学温度。设在平衡状态下，半透膜左、右两侧离子密度分别为 n_1，n_2，浓度分别为 C_1，C_2，电势分别为 U_1，U_2，离子价数为 Z，对正离子来说，Z 取正值，对负离子来说，Z 取负值，电子电量的绝对值为 e，则膜两侧离子的电势能分别为

$$E_{p1} = ZeU_1$$

$$E_{p2} = ZeU_2$$

代入上式，得

$$n_1 = n_0 e^{\frac{-ZeU_1}{kT}}$$

$$n_2 = n_0 e^{\frac{-ZeU_2}{kT}}$$

两式相除，得

$$\frac{n_1}{n_2} = e^{\frac{-Ze(U_1-U_2)}{kT}}$$

两边取自然对数，得

$$\ln\frac{n_1}{n_2} = -\frac{Ze}{kT}(U_1 - U_2)$$

因为膜两侧离子密度 n_1，n_2 与浓度 C_1，C_2 与成正比，即

$$\frac{n_1}{n_2} = \frac{C_1}{C_2}$$

因此，有

$$U_1 - U_2 = -\frac{kT}{Ze}\ln\frac{C_1}{C_2} \tag{8-10}$$

若改成常用对数，则

$$U_1 - U_2 = -2.3\frac{kT}{Ze}\lg\frac{C_1}{C_2} \tag{8-11}$$

式(8-10)和式(8-11)称为能斯特方程(Nernst′s equation)。

8.3.2 静息电位

静息电位是指细胞未受刺激时，存在于细胞膜内外两侧的电势差。由于这一电势差存在于安静细胞膜的两侧，故亦称跨膜静息电位，简称静息电位或膜电位。静息电位都表现为膜内比膜外电势低，即细胞膜内带负电荷，细胞膜外带正电荷，这种情况称之为极化。对不同种类的细胞，其静息电位数值不同。哺乳动物的神经细胞的静息电位约为 -70 mV，骨骼肌细胞约为 -90 mV，人的红细胞约为 -10 mV。

静息电位的产生与细胞膜内外离子的分布和运动有关。正常情况下细胞内的 K^+ 浓度和有机负离子 A^- 浓度比膜外高，而细胞外的 Na^+ 浓度和 Cl^- 浓度比膜内高。在这种情况下，K^+ 和有机负离子 A^- 有向膜外扩散的趋势，而 Na^+ 和 Cl^- 有向膜内扩散的趋势。但细胞膜在安静时，对 K^+ 的通透性较大，对 Na^+ 和 Cl^- 的通透性很小，而对有机负离子 A^- 几乎不通透。因此，K^+ 顺着浓度梯度由膜内扩散到膜外，使膜外具有较多的正电荷；有机负离子 A^- 由于不能透过膜而留在膜内使膜内具有较多的负电荷；这就造成了膜外变正、膜内变负的极化状态。由 K^+ 扩散到膜外造成的外正内负的电势差，将成为阻止 K^+ 外移的力量，而随着 K^+ 外移的增加，阻止 K^+ 外移的电势差也增大。当促使 K^+ 外移的浓度差和阻止 K^+ 外移的电势差这两种力量达到平衡时，经膜的 K^+ 净通量为零，即 K^+ 外流和内流的量相等。此时，膜两侧的电势差就稳定于某一数值不变，此电势差称为 K^+ 的平衡电位，也就是静息电位，其具体数值可用能斯特方程计算（健康人体的体温为 310 K）：

$$U_{外} = -\frac{61.5}{Z}\lg\frac{C}{C_{外}}\text{(mV)}$$

以人体心肌细胞为例，表 8-1 所示的是实验测得的一组人体心肌细胞膜内外各离子浓度值，实际测得的心肌细胞跨膜电位是 -90 mV，用能斯特方程计算所得的 K^+ 平衡电位值为 -94 mV，与之很接近。实际测得的静息电位值总是比计算所得的 K^+ 平衡电位值小，这是由于膜对 Na^+ 和 Cl^- 也有很小的通透性，它们经过细胞膜的扩散运动（主要指 Na^+ 的内移），可以抵消一部分由 K^+ 外移造成的电势差数值。

表 8-1 人体心肌细胞膜内外各离子浓度值及其平衡电位

离子	细胞内液浓度（$mmol\cdot L^{-1}$）	细胞外液浓度（$mmol\cdot L^{-1}$）	平衡电位（mV）
Na^+	30	140	+41
K^+	140	4	-94
Cl^-	30	104	-33
A^-	147	47	+30

维持静息电位的第二个因素是细胞膜上的“钠钾泵”的作用。钠钾泵是指镶嵌在细胞膜上的特殊蛋白质分子，它们能够摄取新陈代谢过程中产生的能量，逆着浓度差，主动地把 Na^+ 由细胞膜内移到细胞膜外，同时把细胞膜外的 K^+ 移到细胞膜内，以此与缓慢的跨膜 Na^+，K^+ 离子的扩散形成动态平衡，从而维持了细胞膜内、外显著的离子浓度差。

8.3.3 动作电位

当细胞受到外来的刺激时，不管这种刺激是电的、化学的还是其他的刺激，跨膜电位在静息电位的基础上都会发生一次短暂的电位变化，这种电位变化称为动作电位。

实验观察，如图 8-10 所示，动作电位包括一个上升期和一个下降期。上升期代表膜的去极化过程，上升期的下半部分为膜的去极化，是膜内负电位减小，由 -90～-70 mV 变为 0 mV；上升期的上半部分是膜的反极化，是膜电位的极性发生倒转即膜外变负，膜内变正，由 0 mV 上升到 $+20$～$+40$ mV。上升期膜内电位上升幅度为 90～130 mV。下降期代表细胞膜的复极化过程，它是膜内电位从上升期顶端下降到静息电位水平的过程。

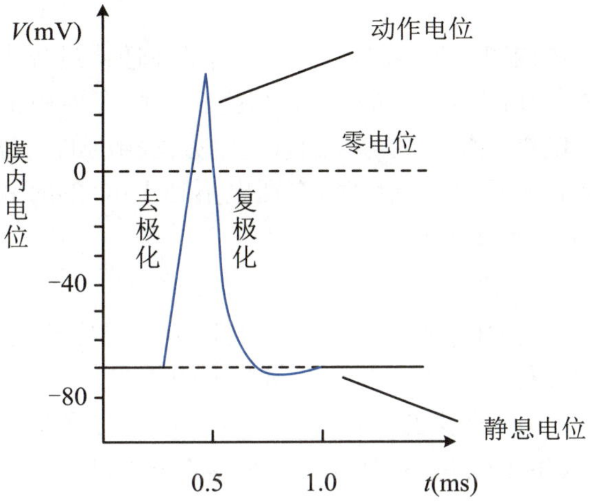

图 8-10　动作电位

动作电位产生的机制与静息电位相似，都与细胞膜的通透性及离子转运有关。当细胞受刺激而兴奋时，膜对 Na^+ 的通透性增大，对 K^+ 的通透性降低，于是细胞外的 Na^+ 便会顺其浓度梯度和电梯度向细胞内扩散，导致膜内负电势变小，直至膜内电势比膜外高，形成内正外负的反极化状态。当促使 Na^+ 内流的浓度梯度和阻止 Na^+ 内流的电梯度这两种抗衡力量相等时，Na^+ 内流和外流平衡。因此，可以说动作电位的去极化过程相当于 Na^+ 内流所形成的电-化学平衡电位。然后细胞开始复极化过程，当细胞膜除极到峰值时，细胞膜的 Na^+ 通道迅速关闭，而对 K^+ 的通透性增大，于是细胞内的 K^+ 便顺其浓度梯度向细胞外扩散，导致膜内负电势增大，直至恢复到静息时的数值。由此可见，动作电位的变化幅度，与细胞膜内外 Na^+ 浓度差有关，所以，动作电位又称作 Na^+ 平衡电位。

8.4　直流电对人体的作用

从导电性能来看，人体是一个复杂的有机体。人体组织的导电性能与含水量有着直接的关系，含水量多的组织，导电性能较强，如血液、肌肉、脑等，含水量少的组织，导电性能较弱，如脂肪、骨等。总体而言，人体绝大部分组织都是导电的，因此，当人体成为电路的一部分时，就有电流通过。当直电流通过人体时，除了会使组织发热，从而使组织温度升高，产生热效应以外，还会对人体产生以下几种作用。

1. 离子迁移

人体的体液是一种复杂的电解质溶液，因而人体导电的主要方式是离子导电。当直流电通过人体时，这些离子在直流电场作用下将向电性相反的电极移动，这种现象称为离子迁移。离子迁移的结果是使体内离子浓度发生变化，而浓度变化又会引起相应的生理变化。如 H^+ 和 OH^- 浓度的变化可直接影响到体内 pH，而 pH 的微小变化，又会影响到蛋白质胶体的结构，相应的细胞机能也会随之改变。

2. 电极化

在直流电的作用下，体内离子发生迁移。这些离子在迁移过程中，遇到细胞膜将会受到很大的阻力，从而造成离子在细胞膜上的堆积，细胞膜一侧将堆积正离子，另一侧堆积负离子，这就是电极化现象。电极化将产生与外加直流电方向相反的电势差，这将严重阻碍直流电的通过，这就是为什么在进行直流电疗时，在通电不到 1 ms 的时间内，电流强度就会下降到初始值的 1/100～1/10 的原因所在。

3. 电泳

悬浮或溶解在电解质溶液中的带电粒子，如细胞、蛋白质分子、病毒等，在直流电作用下会发生定向迁移，这种现象称为电泳。由于不同粒子的体积、分子量及带电量都有所不同，因而它们在电场作用下迁移的速度也不同。这些带电粒子的移动改变了原来的分布，相应的体液的黏度和渗透也发生了改变，从而影响了人体的生理机能。

4. 电渗

人体内的组织膜含有大量的微孔，膜的微孔壁能够有选择地吸附离子。当直流电通过人体时，若水中的负离子 OH^- 被微孔壁吸附而呈负电，则水带正电，这样就会导致水在电场力的作用下，透过组织膜流向负电极一侧，反之，若水中的正离子 H^+ 被微孔壁吸附而呈正电，则水带负电，这样就会导致水在电场力的作用下，透过组织膜流向正电极一侧，这种现象称为电渗。人体内发生电渗现象会造成组织膜两侧水分变化，水分增加的区域，组织膜变得疏松，通透性增高，水分减少的区域，组织膜变得致密，通透性降低。

5. 电解

当直流电通过人体时，人体内的 NaCl 产生电解，分离成 Na^+ 和 Cl^-，Na^+ 向直流电源的阴极移动，Cl^- 向阳极移动，它们到达电极后就发生电中和，生成钠原子和氯原子，并分别和水发生化学反应，生成碱和酸。

阴极：

$$Na^+ + e \longrightarrow Na$$

$$2Na + 2H_2O \longrightarrow 2NaOH + H_2\uparrow$$

阳极：

$$2Cl^- - 2e \longrightarrow Cl_2$$

$$2Cl_2 + 2H_2O \longrightarrow 4HCl + O_2\uparrow$$

这将影响人体组织的酸碱度。显然，在用直流电进行电疗和诊断时，不能把电极直接放在皮肤上，应在皮肤和电极之间加上湿润的衬垫，使电极附近生成的碱和酸被衬垫所吸收，以免刺激或损伤皮肤。

习　题

8-1 两根截面不同的铜棒串联一起，两端加上一定的电压 U。问：

(1) 通过两棒的电流强度是否相同？

(2) 如果略去分界面处的边缘效应，通过两棒的电流密度是否相同？

(3) 若两棒的长度相同，两棒两端的电压是否相同？

（相同；不相同；不相同）

8-2 有一灵敏电流计可以测量小到 10^{-10} A 的电流，问：

(1) 铜导线中通有这样小的电流时，每秒内有多少个自由电子通过导线的任一截面？

(2) 若导线的截面积是 1 cm^2，自由电子的密度是 $8.5\times10^{28}\ \mathrm{m}^{-3}$，自由电子沿导线漂移 1 cm 需要多少时间？

（$6.25\times10^{8}\ \mathrm{s}^{-1}$；$1.4\times10^{10}$ s）

8-3 一圆柱形钨丝原来的长度为 L_1，截面积为 S_1，现将钨丝均匀拉长，最后的长度 $L_2=10\ L_1$，并算得拉长后的电阻为 75 Ω，求未拉长时的电阻值。

（0.75 Ω）

8-4 某复杂直流电路的一段电路如图 8-11 所示，则 U_{ab} 是多少？

（$-\varepsilon_1+I(R+r)$）

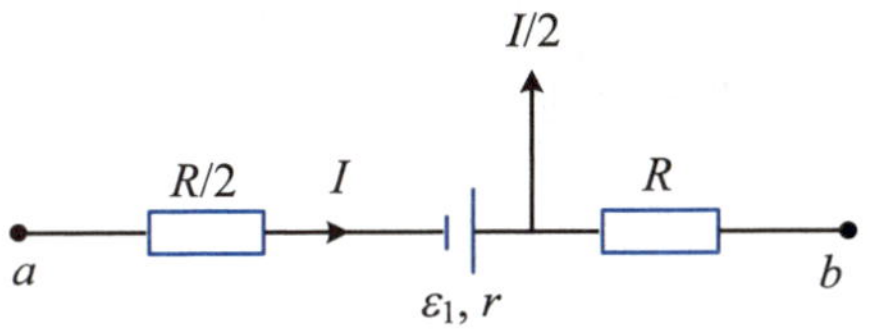

图 8-11　习题 8-4 图

8-5 如图 8-12 所示，$\varepsilon_1=2.0$ V，$\varepsilon_2=\varepsilon_3=4.0$ V，$R_1=R_3=1.0\ \Omega$，$R_2=2.0\ \Omega$，$R_4=R_5=3.0\ \Omega$。求：

(1) 电路中各支路的电流 $I_1(ACB)$，$I_2(AB)$，$I_3(ADB)$；

(2) A 与 B 两点的电势差 U_{AB}。

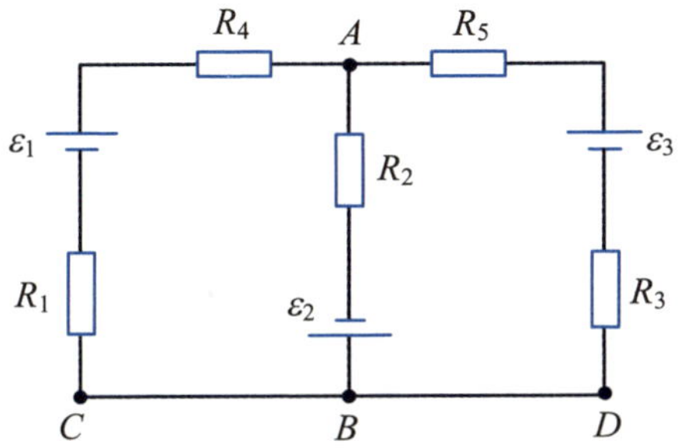

图 8-12　习题 8-5 图

$\left(\frac{5}{8}\text{A},\frac{7}{4}\text{A},\frac{9}{8}\text{A};-\frac{1}{2}\text{V}\right.$，因为电流未标出方向，所以答案只给出电流的数值的大小)

8-6 如图 8-13 所示电路，$\varepsilon_1=8\ \text{V}$，$\varepsilon_2=2\ \text{V}$，$R_1=2\ \Omega$，$R_2=4\ \Omega$，电源内阻不计，通过 R_3 的电流为 1.5 A，方向如图 8-13 所示，试求 R_3。

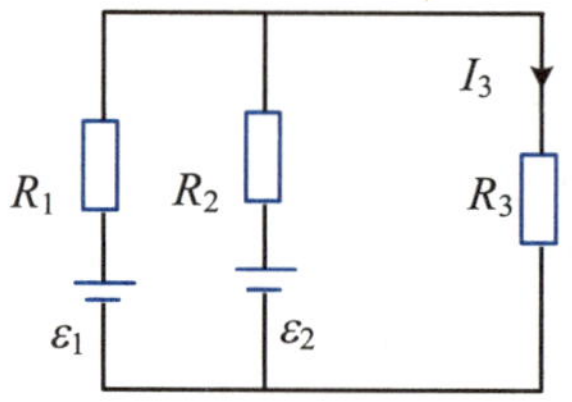

图 8-13 习题 8-6 图

$\left(\frac{8}{3}\Omega\right)$

8-7 若某负离子可以通过细胞膜，其价数为 −1，它在某细胞膜内、外的浓度分别为 $120\ \text{mol}\cdot\text{m}^{-3}$ 及 $30\ \text{mol}\cdot\text{m}^{-3}$，求在 37 ℃时该离子的平衡电位是多少？

(37 mV)

8-8 如果某细胞膜只允许钾离子通透，在达到平衡时，细胞膜内、外钾离子的浓度分别为 $10\ \text{mol}\cdot\text{m}^{-3}$ 及 $160\ \text{mol}\cdot\text{m}^{-3}$，问：

(1) 跨膜电位(设温度为 37 ℃)是多少？

(2) 钾离子向哪个方向漂移？

(3) 使一个钾离子漂移通过细胞膜，电场力需做多少功？

(74 mV；由膜内向膜外漂移；1.18×10^{-20} J)

8-9 什么是静息电位？什么是动作电位？

(赵　艳)

本章课件

第9章　波动光学

课程思政

光是一种电磁波，能够引起视觉作用的电磁波称可见光，其波长范围在 400～760 nm 之间，不同波长的可见光给人们以不同颜色的视觉。波长范围在 760～6×10^5 nm 的电磁波称为“红外线”，波长范围在 5～400 nm 的电磁波称为“紫外线”，红外线和紫外线都是不可见光。19 世纪发现了光的干涉、衍射及偏振现象，这些现象表明光具有波动性。以光的波动性为基础，研究光的传播及其规律的学科称为波动光学(Wave optics)。

本章我们主要讨论光的干涉衍射及偏振现象和物质的旋光性。

【本章学习要求】

了解：偏振光的应用。

熟悉：光的相干条件及光程和光程差的概念。

掌握：杨氏双缝干涉、薄膜干涉的基本原理和公式；夫琅禾费单缝衍射、光栅衍射的基本原理和公式；光的偏振的概念及马吕斯定律。

9.1　光的干涉

干涉现象是波动过程的基本特征之一，只有波动的叠加才可能产生干涉现象，因此光的波动性质可以通过干涉现象来证实。

9.1.1　光的相干性

由于机械波的波源可以连续地振动，辐射出不间断的波，所以观察机械波的干涉现象比较容易。但普通光源发出的光一般不能满足相干条件，这是因为普通光源的发光机制是自发辐射，即由大量原子或分子单独进行的，每个原子或分子发光延续的时间都非常短，它们发出的电磁波是长度有限的波列，其振动方向和初相位以及频率是彼此独立、随机分布的。所以，由大量波列组成的光束，不能保持固定的振动方向和初相位，不仅来自两个独立光源的光波不能相互干涉，即使是同一光源不同部分发出的光波也不可能产生干涉现象。

要实现光的干涉，可以用一定的装置把同一光源同一点发出的光波分成两束光波，使它们经过不同传播路径后再相遇，就可以在相遇区域内产生干涉现象。来自同一光源的同一点的两束相干光波，相当于来自两个频率相同、振动方向相同、初相位相同或相位差保持恒定的光源，这样的光源称为相干光源(coherent source)，相干光源发出的光称为相干光(coherent light)。产生干涉现象的典型装置有杨氏双缝干涉实验装置、薄膜干涉实验装置、劈形空气隙干涉实验装置和迈克耳逊干涉仪等。

9.1.2 光程和光程差

计算相位差在分析光的叠加现象时十分重要。为了方便地比较和计算光经过不同介质时引起的相位差,需引入光程和光程差的概念。

任意单色光在不同介质中传播时,其频率是恒定不变的。然而由于介质性质的不同,其传播速度和波长会发生变化。设有一束频率为 γ 的单色光,它在真空中的波长为 λ,传播速度为 c。当它在折射率为 n 的介质中传播时,传播速度为 $u=\dfrac{c}{n}$,波长 $\lambda'=\dfrac{u}{\gamma}=\dfrac{c}{n\gamma}=\dfrac{\lambda}{n}$。这说明,一定频率的光在折射率为 n 的介质中传播时,其波长为真空中波长的$\dfrac{1}{n}$。波传播一个波长的距离,相位的变化为 2π,若光波在介质中传播的几何路程为 r,则相位变化为

$$\Delta\varphi = 2\pi\frac{r}{\lambda'} = 2\pi\frac{nr}{\lambda}$$

上式表明,光波在介质中传播时,其相位的变化,不但与光波的几何路程及光在真空中的波长有关,而且还与介质的折射率有关。如果对于任意介质,都采用真空中的波长 λ 来计算相位的变化,那么就需要把介质中的几何路程 r 乘以折射率 n。这就是说,就相位变化而言,单色光在折射率为 n 的介质中所通过的几何路程 r,相当于在真空中通过 nr 的几何路程。我们把光波在某一介质中所经过的几何路程 r 和该介质的折射率 n 的乘积 nr 称为光程(optical path)。由此可见,计算光程实际上就是把光在某一介质中的几何路程折算到其在真空中的等效路程,也就是把牵涉不同介质时的复杂情形都折算为光在真空中的情形。光程之差称为光程差(optical path difference)。两束相干光在不同介质中传播时,对干涉起决定作用的不是几何路程和几何路程差,而是光程和光程差。所以决定明暗条纹形成的条件如下:

明条纹:

$$\delta = n_2r_2 - n_1r_1 = \pm k\lambda \qquad (k=0,1,2,\cdots) \tag{9-1}$$

暗条纹:

$$\delta = n_2r_2 - n_1r_1 = \pm(2k+1)\frac{\lambda}{2} \qquad (k=0,1,2,\cdots) \tag{9-2}$$

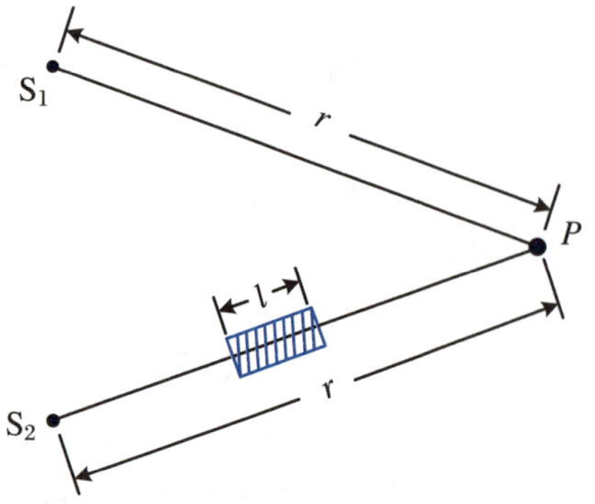

图 9-1 光程和光程差

如图 9-1 所示,从光源 S_1 和 S_2 发出的同相位的两束相干光波,在与 S_1 和 S_2 等距离的 P 点相遇,其中一束光波经过空气,而另一束光波还经过厚度为 l、折射率为 n 的介质,虽然两束光波的几何路程都是 r,但光程不同,光波 S_1P 的光程就是几何路程 r,而光波 S_2P 的光程却是 $(r-l)+nl$,两者的光程差为

$$\delta = (r-l)+nl-r = (n-1)l$$

由此光程差引起的相位差为

$$\Delta\varphi = \frac{2\pi}{\lambda}(n-1)l$$

9.1.3 杨氏双缝干涉实验

1801 年,英国物理学家托马斯 · 杨(Thomas Yong)第一次成功地进行了光的干涉实验。

如图 9-2 所示的是杨氏双缝干涉实验图,在单色平行光前放一狭缝 S,S 前又放有与 S 平行而且等距离的两条平行狭缝 S_1 和 S_2。根据惠更斯原理 S_1,S_2形成两个新的相干光源,由 S_1 和 S_2发出的光波在空间相遇,产生干涉现象,在屏幕 AC 上形成如图 9-3(a)所示的稳定的明暗相间的干涉条纹。图 9-3(b)表示双缝干涉的光强分布。

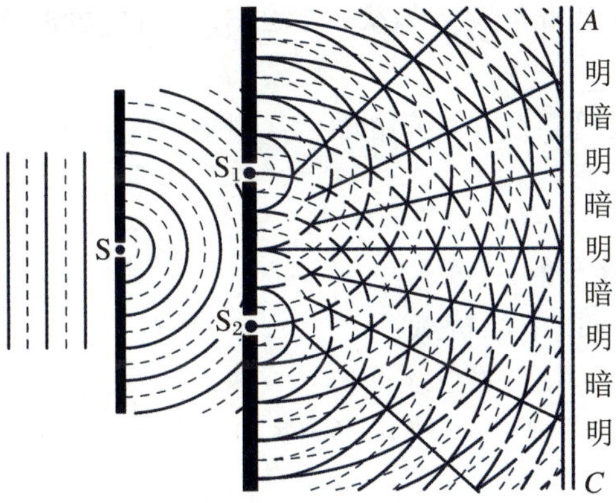

图 9-2 杨氏双缝干涉实验

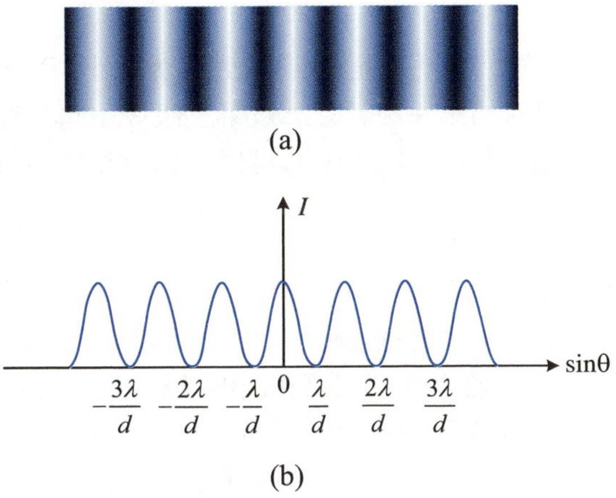

图 9-3 杨氏双缝干涉条纹

下面分析屏幕上出现明暗条纹应满足的条件。如图 9-4 所示,设 S_1,S_2间的距离为 d,其中点为 M,从 M 到屏幕 AC 的距离为 D,且 $D \gg d$。在屏幕上任意取一点 P,P 与 S_1和 S_2 间的距离分别为 r_1和 r_2,P 到屏幕的中心点 O(M 点在屏幕上的投影)的距离为 x,则由 S_1 和 S_2发出的光波到 P 点的光程差为

$$\delta = r_2 - r_1 \approx d\sin\theta \approx d\,\frac{x}{D}$$

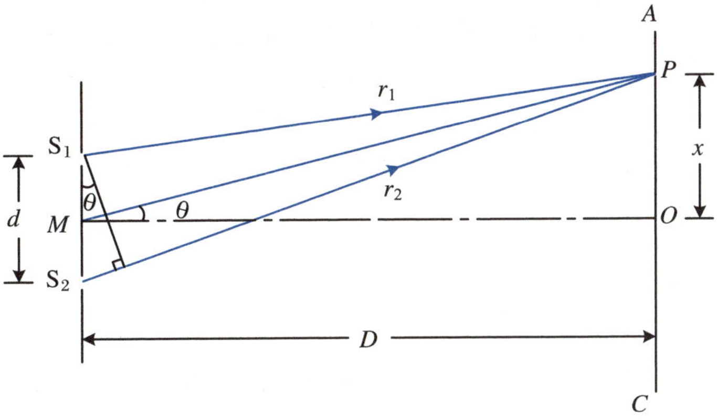

图 9-4 干涉条纹的推导

根据波动理论,若入射光的波长为 λ,则当

$$\delta = d\sin\theta = \pm k\lambda$$

或

$$x = \pm k\frac{D}{d}\lambda \qquad (k = 0,1,2,\cdots) \tag{9-3}$$

时，两光波在 P 点加强，光强为极大，P 点处出现明条纹。式中，k 为干涉级数，当 $k=0$ 时，$x=0$，即在 O 点出现明条纹，称为中央明条纹或称零级明条纹。与 $k=1,2,3,\cdots$对应的明条纹分别称为第一级、第二级、第三级……明条纹。式中的正、负号表示条纹在中央明条纹两侧对称分布。图 9-3(b)的曲线表示方向角 θ 与亮度的关系，当

$$\delta = d\sin\theta = \pm(2k-1)\frac{\lambda}{2}\left(\text{或 } x = \pm(2k-1)\frac{D}{d}\cdot\frac{\lambda}{2}\right) \qquad (k = 1,2,3,\cdots) \tag{9-4}$$

时，两光波在 P 点互相削弱，光强为极小，P 点处出现暗条纹。与 $k=1,2,3,\cdots$对应的暗条纹分别称为第一级、第二级、第三级……暗条纹。

由式(9-3)或式(9-4)可以计算出相邻明条纹或暗条纹中心间的距离，即条纹间距为

$$\Delta x = \frac{D}{d}\lambda \tag{9-5}$$

此结果表明 Δx 与 k 无关，因此干涉条纹是等间距分布的。

总结上述讨论，杨氏双缝干涉实验所得条纹具有以下的特点：

① 屏幕上出现明暗相间的条纹，且对称地分布在中央明条纹两侧。

② 干涉明暗条纹是等间距分布的，要使 Δx 能够用眼睛分辨，必须使 D 足够大，d 足够小，否则干涉条纹密集，以致无法分辨。

③ 若 d，D 值给定，则 $\Delta x \propto \lambda$，波长越大，条纹间距越大。因此红光的条纹间距比紫光的大，当用白光入射时，则只有中央明条纹是白色的，其他各级明条纹错开形成由紫到红的彩色条纹。

④ 若在折射率为 n 的介质中做杨氏双缝实验，例如，在水中，暗条纹间距变小了：

$$\Delta x = \frac{D\lambda_0}{dn}$$

其中，λ_0为真空中的光波波长。

⑤ 若光源 S 上移，则改变了 S_1与 S_2光振动的初相位差，这样使得波程差为 0 的中央亮条纹位置下移，整个干涉条纹随之下移。同理，若光源 S 下移，则整个干涉条纹上移。

⑥ 若用折射率为 n 的介质挡住上缝 S_1，则改变了 r_1光线的光程，这样使得光程差为 0 的中央亮条纹位置上移，整个干涉条纹随之上移。同理，挡住下缝 S_2，整个干涉条纹下移。

【例 9-1】 如图 9-5 所示，在杨氏双缝实验中，已知双缝间的距离为 0.60 mm，缝和屏幕相距 1.50 m，若测得相邻明条纹间的距离为 1.50 mm，求：

(1) 入射光的波长。

(2) 若以折射率 $n=1.30$，厚度 $l=0.01$ mm 的透明薄膜遮住其中的一缝，原来的中央明纹处将变为第几级明条纹？

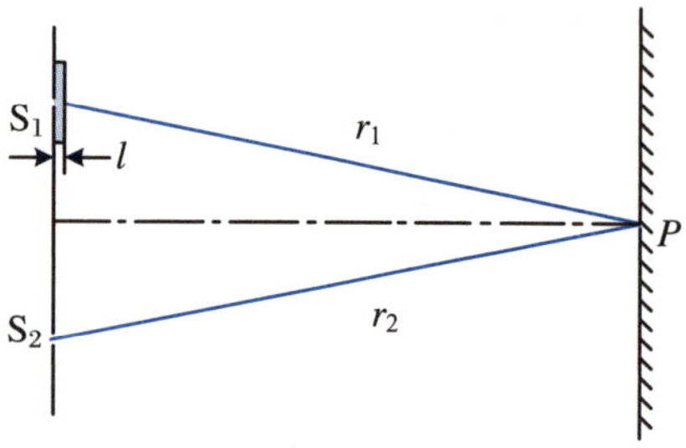

图 9-5 例 9-1 图

解 (1) 由 $\Delta x = \frac{D}{d}\lambda$，得

$$\lambda = \frac{\Delta x d}{D} = \frac{1.50 \times 10^{-3} \times 0.60 \times 10^{-3}}{1.50}$$
$$= 6.00 \times 10^{-7}(\text{m}) = 600(\text{nm})$$

（2）未遮薄膜时，中央明纹处的光程差为

$$\delta = r_1 - r_2 = 0$$

遮上薄膜后，光程差为

$$\delta = r_1 - l + nl - r_2 = (n-1)l$$

设此处为第 k 级明条纹，则

$$k = \frac{(n-1)l}{\lambda} = \frac{(1.30-1) \times 0.01 \times 10^{-3}}{6.00 \times 10^{-7}} = 5$$

即原来的中央明条纹处将变为第5级明条纹。

9.1.4　洛埃德镜实验

洛埃德镜(Lloyd mirror)实验的装置如图9-6所示。KL为一块背面涂黑的玻璃片(洛埃德镜)。从狭缝 S_1 射出的光，一部分直接射到屏幕E上，另一部分经玻璃面KL反射后到达屏幕上，反射光可看成是由虚光源 S_2 发出的。S_1，S_2 构成一对相干光源。图9-6中画有阴影的区域表示相干光叠加的区域，这时，在阴影区域的屏幕E上，可以观察到明暗相间的干涉条纹。

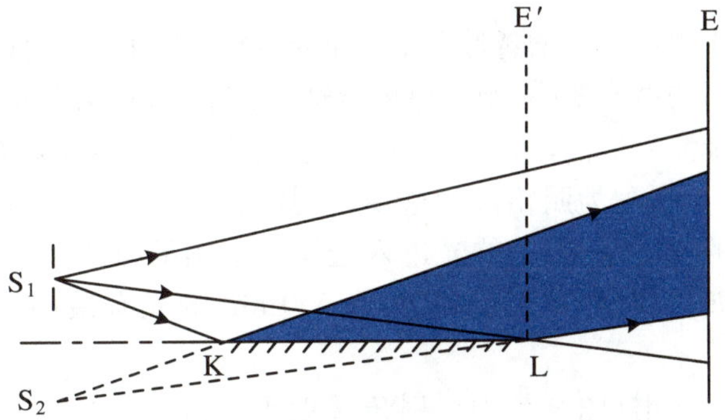

图9-6　洛埃德镜实验简图

若把屏幕移到和镜端相接触的位置E′L上，在屏幕和镜面的接触处将出现一暗条纹。这表明，直接射到屏幕上的光与由镜面反射出来的光在L处的相位相反，即相位差为 π。由于直接射到屏幕上的光不可能有这个变化，所以只能认为光从空气射向玻璃发生反射时，反射光有大小为 π 的相位突变。相位差 π 相当于增加(或减少)了半个波长的光程差，这个现象称为半波损失(half-wave loss)。

洛埃德镜实验演示了光的干涉现象，证实了光的波动性，更重要的是它证明了光由光疏介质射向光密介质表面入射发生反射时，反射光会发生半波损失。

9.1.5　薄膜干涉

光波照射到透明薄膜时，在膜的前后两个表面都会发生反射。这些反射光波来自同一光源，只是经历了不同的路径因而有恒定的相位差，所以它们是相干光，在它们相遇时就会产生干涉现象，称之为薄膜干涉。薄膜干涉现象在日常生活中就可以观察到。例如，太阳光照在肥皂膜或水面的油膜上，都能观察到彩色花纹，这就是薄膜干涉现象。

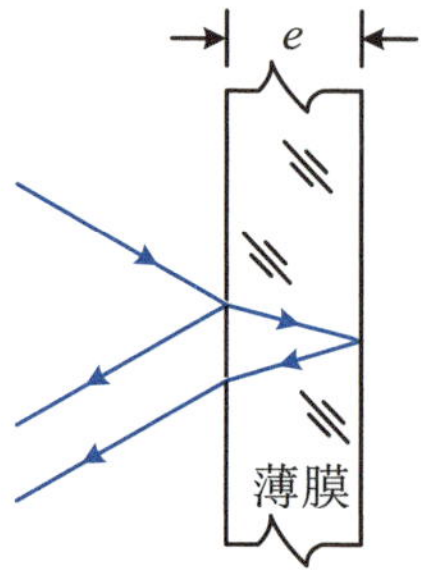

图 9-7　薄膜干涉

为了简单起见，假设光波是垂直入射的(为了能看得清楚，图中入射角画得稍大一些)。如图 9-7 所示，设薄膜厚度为 e，折射率为 n。光波到达膜的表面时，一部分被反射，另一部分进入薄膜，在膜的后表面被反射回来再经前表面折射而出，穿过薄膜的反射光波要比直接反射的光波增加了一段光程 $2ne$。但是考虑到光波在前表面反射时有半波损失，当光程差等于半波长的奇数倍时，两反射光波正好是反相相遇，互相削弱。因此削弱的条件是

$$2ne+\frac{\lambda}{2}=(2k+1)\frac{\lambda}{2}\left(\text{或 } e=\frac{k\lambda}{2n}\right)\quad(k=1,2,3,\cdots)\tag{9-6}$$

如果光程差等于波长的整数倍，则两反射光波同相相遇，互相加强。因此加强的条件是

$$2ne+\frac{\lambda}{2}=k\lambda\left(\text{或 } e=(2k-1)\frac{\lambda}{4n}\right)\quad(k=1,2,3,\cdots)\tag{9-7}$$

当薄膜折射率小于膜外介质的折射率时，虽然前表面的反射没有半波损失，但后表面的反射却有半波损失，因此削弱和加强的条件仍然适用。如果薄膜的折射率介于前后介质的折射率之间，则在计算光程差的时候不需要考虑半波损失，故加强和削弱的条件就要对调一下。

现代光学仪器镜头表面上的增透膜就是根据薄膜干涉的原理而设计的，它是一层折射率介于空气和玻璃之间的透明薄膜，当其厚度合适时，就可以使某种单色光在膜的两个表面发生反射时由于相互干涉而抵消，从而使这种单色光完全不发生反射而全部透过透明薄膜。

【例 9-2】 如图 9-8 所示为照相机的透镜，在其表面常镀上一层透明薄膜，目的是利用干涉原理来减少表面的反射，使更多的光进入透镜。常用的镀膜物质是氟化镁(MgF_2)，它的折射率 $n=1.38$。如果要使可见光谱中 $\lambda=550$ nm 的光有最小反射，问膜的厚度应是多少?

解　假设光线垂直入射(图 9-8 中入射角接近于零)，由于两次反射都有半波损失，因此两反射光波互相削弱的条件是

$$2ne=(2k-1)\frac{\lambda}{2}$$

取 $k=1$，得膜的最小厚度为

$$e=\frac{\lambda}{4n}=\frac{550}{4\times1.38}=99.6\,(\text{nm})$$

由于被削弱的波长是可见光谱中的黄绿色部分(550 nm)，其他颜色仍有部分被反射，因此镀膜后的透镜表面为青紫色。

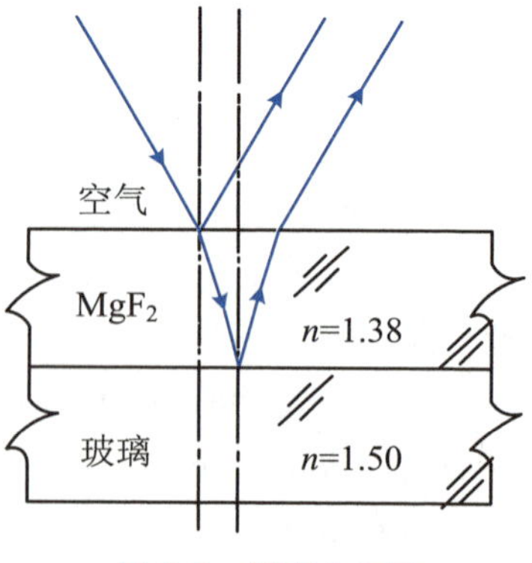

图 9-8　例题 9-2 图

薄膜干涉分为两类：等倾干涉和等厚干涉。如果入射光不是垂直入射，那么后表面反射的光波和前表面反射的光波的光程差为(假设置于空气中)

$$\delta = 2e\sqrt{n^2 - \sin^2 i} + \frac{\lambda}{2}$$

由此可见，对于厚度均匀的平面薄膜来说，光程差是随光线的倾角（指入射角 i）的改变而改变的。具有相同入射角 i 的入射光有相同的光程差，它们将形成同一级数的干涉条纹。这种干涉条纹称为等倾条纹（equal inclination fringes）。

9.1.6　等厚干涉

当平行光垂直地照射到厚度不均匀的薄膜上时，从薄膜的前后表面反射的光的光程差仅与薄膜的厚度有关，厚度相同，光程差相同，干涉条纹的级数也相同，这种干涉条纹称为等厚条纹（equal thickness fringes），相应的干涉现象，称为等厚干涉（equal thickness interference）。劈尖干涉和牛顿环就是这一类干涉。

1. 劈尖干涉

取两片洁净的显微镜载玻片叠在一起，两片的一端捏紧，另一端夹入一薄片，这样就构成一个劈形空气薄膜，简称为劈尖。它的两个表面都是平面，其间有一个很小的夹角 θ，如图 9-9(a)所示。两表面的交线称为劈尖的棱边。如果用平行的单色光垂直入射到劈面上，从劈尖上、下表面反射的光，在劈尖的上表面附近相遇，而发生干涉。因此，当观察劈尖表面时，就会看到干涉条纹。以 e 表示在入射点 A 处劈尖的厚度，则两束相干的反射光相遇时光程差为

$$\delta = 2ne + \frac{\lambda}{2}$$

由于各劈尖的厚度 e 不同，所以光程差也不同，出现明暗条纹的条件如下：

明条纹：

$$\delta = 2ne + \frac{\lambda}{2} = k\lambda \qquad (k = 1,2,3,\cdots) \tag{9-8}$$

暗条纹：

$$\delta = 2ne + \frac{\lambda}{2} = (2k+1)\frac{\lambda}{2} \qquad (k = 0,1,2,\cdots) \tag{9-9}$$

式(9-8)与式(9-9)表明，每级明条纹或暗条纹都与一定的劈尖厚度相对应，因此这种干涉条纹是等厚条纹。由于劈尖的等厚线是一些平行棱边的直线，所以干涉条纹是一些与棱边平行的明暗相间的直条纹，如图 9-9(b)所示。

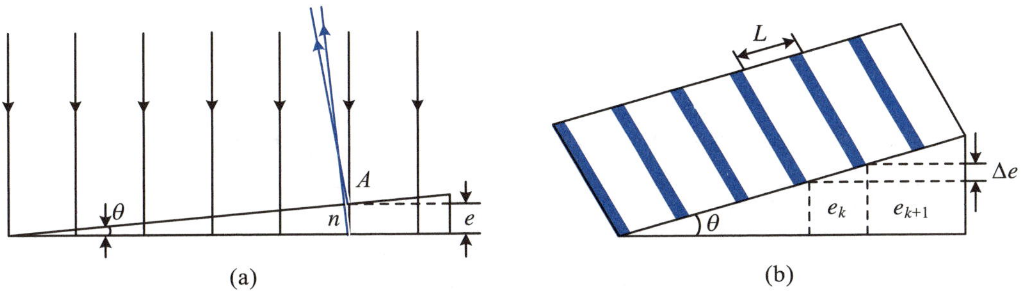

图 9-9　劈尖干涉

在棱边处 $e=0$，只是由于有半波损失，两相干光相差为 π，因而形成暗条纹。

以 L 表示相邻两条明条纹或暗条纹在表面上的距离，则由图 9-9(b)可求得

$$L = \frac{\Delta e}{\sin\theta}$$

式中，θ 为劈尖角，Δe 为相邻两条明纹和暗纹对应的厚度，由式(9-8)或式(9-9)可知

$$\Delta e = e_{k+1} - e_k = \frac{\lambda}{2n}$$

则

$$L = \frac{\lambda}{2n\sin\theta} \tag{9-10}$$

通常 θ 很小，所以 $\sin\theta \approx \theta$，上式又可写为

$$L = \frac{\lambda}{2n\theta} \tag{9-11}$$

式(9-10)和式(9-11)表明，劈尖干涉形成的干涉条纹是等间距的。条纹间距与劈尖角 θ 有关，θ 越大，条纹间距越小，条纹越密。当 θ 大到一定程度时，条纹就密得无法分开。所以干涉条纹只能在劈尖角度很小时才能观察到。

2. 牛顿环

在一块光平的玻璃片 B 上，放置一个曲率半径 R 很大的平凸透镜 A，在 A，B 间形成一薄的劈形空气层，如图 9-10 所示。当用平行单色光垂直入射平凸透镜时，在空气层的上、下表面发生反射，形成两束向上的相干光，这两束相干光在平凸透镜下表面处相遇而发生干涉，在透镜下表面上，可以观察到一组以接触点 O 为中心的同心圆环，称为牛顿环(Newton ring)。这两束相干光的光程差为

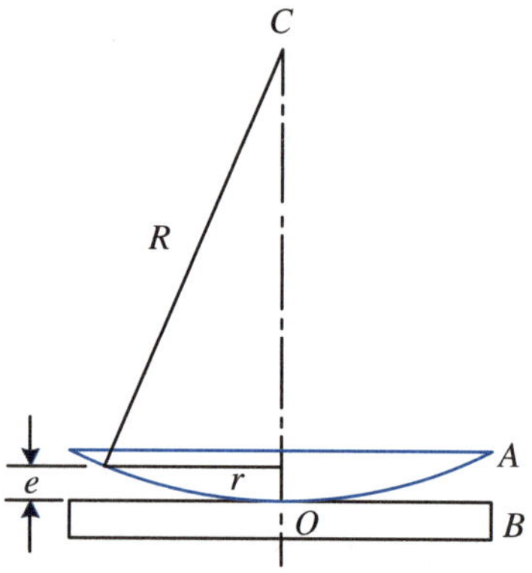

图 9-10　牛顿环实验

$$\delta = 2e + \frac{\lambda}{2}$$

其中，e 是空气层的厚度，$\frac{\lambda}{2}$ 是光在空气层下表面即和玻璃的分界面上反射时产生的半波损失。由于这一光程差由空气薄层的厚度决定，所以牛顿环也是一种等厚干涉条纹。又由于空气层的等厚线是以 O 为中心的同心圆，所以干涉条纹成为明暗相间的圆环。形成明环的条件为

$$2e + \frac{\lambda}{2} = k\lambda \quad (k = 1,2,3,\cdots) \tag{9-12}$$

$$2e + \frac{\lambda}{2} = (2k+1)\frac{\lambda}{2} \quad (k = 0,1,2,\cdots) \tag{9-13}$$

在中心处 $e=0$，因有半波损失，两相干光光程差为 $\frac{\lambda}{2}$，所以形成一暗斑。

设牛顿环的半径为 r，由图 9-10 可以看出，r 与 R 的关系为

$$r^2 = R^2 - (R-e)^2$$

因为 $R \gg r$，此式中 e^2 可以略去，于是得

$$r^2 = 2Re$$

则明环半径为

$$r = \sqrt{\frac{(2k-1)R\lambda}{2}} \quad (k = 1,2,3,\cdots) \tag{9-14}$$

暗环半径为

$$r = \sqrt{kR\lambda} \quad (k = 0,1,2,\cdots) \tag{9-15}$$

可见半径 r 与环的级数的平方根成正比，所以从环心越向外，圆环的分布越密。

9.2 光的衍射

光波绕过障碍物传播的现象称为光的衍射(diffraction of light)。衍射后所形成的明暗相间的图样称为衍射图样。干涉和衍射现象都是波动所固有的特性。通常根据观察方式的不同，把光的衍射现象分为两类：一类是光源和观察屏(或二者之一)与障碍物之间的距离是有限的，这一类衍射称为菲涅耳衍射(Fresnel′s diffraction)；另一类是光源和观察屏与障碍物之间的距离都是无限远的，这一类衍射称为夫琅禾费衍射(Fraunhofer′s diffraction)。下面的讨论只限于夫琅禾费衍射。实验中观察光的夫琅禾费衍射，是借助于两块会聚透镜来实现的，一块放在障碍物前，把点光源发出的光变成平行光；一块放在障碍物后，使经过障碍物后的衍射光在透镜的焦平面上成像。这样既可增加衍射图样的强度，又可保持衍射的性质不变，更便于观察。

9.2.1 惠更斯-菲涅耳原理

惠更斯原理仅仅从几何学的角度解释并确定了光波的传播方向，然而却不能圆满地解释光波的衍射问题。例如，对各子波在新波阵面上任何一点所产生振动的振幅和相位如何，沿不同方向传播的振动的振幅如何等问题都没有涉及。菲涅耳基于光的叠加原理和干涉原理，认为不同次级子波之间可以产生干涉，对惠更斯原理做了补充，为衍射理论奠定了基础，称为惠更斯-菲涅耳原理：从同一波阵面上各点发出的子波，经传播而在空间某点相遇时，也可相互叠加而产生干涉现象。

菲涅耳保留并发展了惠更斯原理中关于子波的概念。他认为，波动对空间某一点所起的作用，是某时刻各子波对该点作用的合成。当然，在合成时，要考虑到各子波“扩张”到该点时振幅的大小与相互间的相位关系。这就是惠更斯-菲涅耳原理的精神实质。利用惠更斯-菲涅耳原理可以很好地解释并描述光束通过各种障碍物时所产生的衍射现象，比如衍射的分布问题、条纹的强度问题等。

9.2.2 单缝衍射

单缝衍射的实验装置如图 9-11 所示。光源 S 放在透镜 L_1 的焦点上，观察屏 E 放在透镜 L_2 的焦平面上。当平行光垂直照射到狭缝 K 上时，在屏幕 E 上将出现明暗相间的衍射图样。

如果 S 是单色光源，其衍射图样是一组与狭缝平行的明暗相间的条纹，正对狭缝的是中央明纹，两侧对称分布着各级明暗条纹。条纹的分布是不均匀的，中央明纹亮度较大且较宽，其他明纹的光强迅速下降。如图 9-12 所示，图中的曲线表示光强的分布，光强的极大值、极小值与各级明、暗条纹的中心对应。

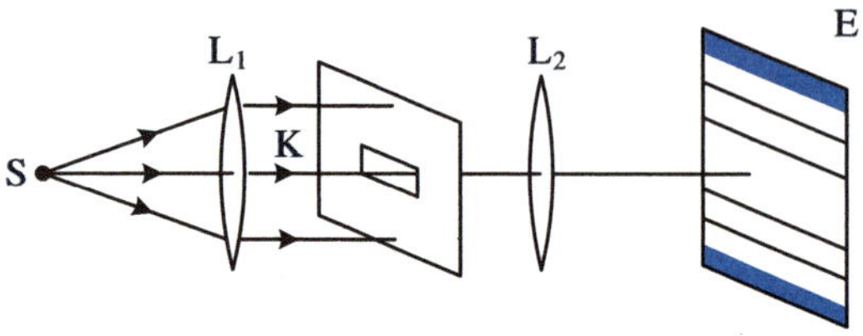

图 9-11 单缝衍射

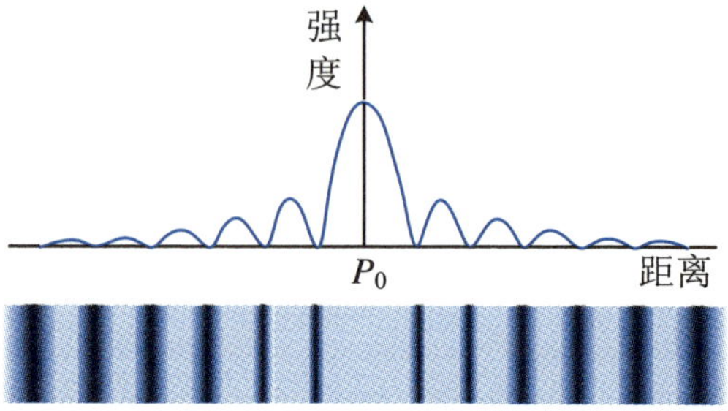

图 9-12 单缝衍射图样

单缝衍射可用半波带法(half wave zone method)加以说明。如图 9-13(a)所示，设单缝的宽度为 a，入射光的波长为 λ。根据惠更斯原理，当平行光垂直照射到狭缝上时，位于狭缝所在处的波阵面 AB 上的每一点都是一个新的波源，向各个方向发射子波，狭缝后面空间任意一点的光振动，都是这些子波传到该点的振动的相干叠加，其加强或减弱的情况，决定于这些子波到达该点时的光程差。假设衍射角为任意角 θ 的一束平行光，经过透镜 L_2 聚集在屏幕 E 上的 P 点，从 A 点作 AC 垂直于 BC，由于平行光经过透镜会聚后不会产生附加的光程差，这束光线的两边缘之间的光程差为

$$BC = a\sin\theta$$

BC 亦是这束平行光的最大光程差，P 点的明暗程度完全取决于光程差 BC 的量值。

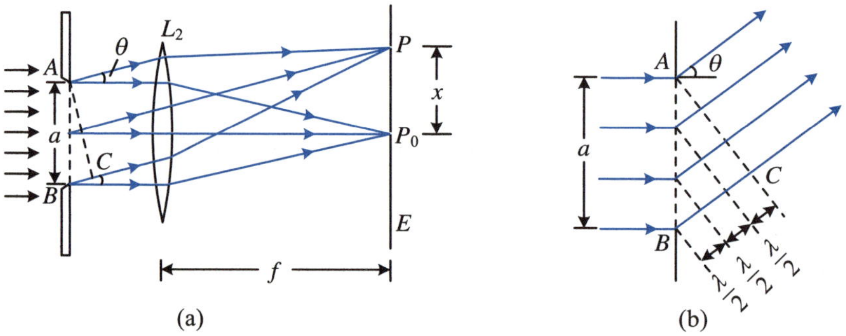

图 9-13 单缝衍射条纹的形成

如果这个光程差 BC 刚好等于入射光的半波长的整数倍，可作一些平行于 AC 的平面，使两相邻平面之间的距离都等于 $\frac{\lambda}{2}$，这些平面将把单缝处的波阵面 AB 分为整数个面积相等的部分，每一个部分称为一个半波带，如图 9-13(b)所示。由于各个半波带的面积相等，因而各个半波带发出的子波在 P 点所引起的光振幅接近相等，而相邻两半波带上任何两个对应点发出的子波在 P 点的光程差都是 $\lambda/2$，即相位差为 π。因此，相邻两半波带发出的子波在 P 点合成时将互相抵消。这样如果 BC 等于半波长的奇数倍，单缝处的波阵面 AB 可分为奇数个半波带，则一对对相邻的半波带发的光分别在 P 点相互抵消后，还剩一个半波带发的光到达 P 点合成，这时 P 点应为明条纹的中心。θ 角越大，半波带面积越小，明纹光强就越小。当 $\theta=0^\circ$ 时，各衍射光源原方向传播，光程差为零，通过透镜后聚集在屏幕的中心

P_0，这就是中央明纹的中心位置，该处光强最大。对于任意其他的衍射角 θ，BC 一般不能恰好等于半波长的整数倍，AB 亦不能分成整数个半波带，此时，衍射光束形成介于最明和最暗之间的中间区域。综上所述可知，当平行光垂直于单缝平面入射时，单缝衍射条纹的明暗条件如下：

暗纹中心：

$$a\sin\theta = \pm 2k\frac{\lambda}{2} \qquad (k = 1,2,3,\cdots) \tag{9-16}$$

明纹中心：

$$a\sin\theta = \pm(2k+1)\frac{\lambda}{2} \qquad (k = 1,2,3,\cdots) \tag{9-17}$$

中央明纹中心：

$$\theta = 0 \tag{9-18}$$

式中 k 为衍射的级数，$k=1,2,3,\cdots$依次为第一级、第二级、第三级……暗纹或明纹。

两个第一级暗条纹中心间的距离即为中央明纹的宽度。考虑到一般 θ 角较小，中央明纹的半角宽度为

$$\theta = \sin\theta = \frac{\lambda}{a} \tag{9-19}$$

以 f 表示透镜 L_2 的焦距，则屏上中央明纹的宽度为

$$\Delta x = 2f\tan\theta \approx 2f\sin\theta = 2f\frac{\lambda}{a} \tag{9-20}$$

屏上各级暗条纹的中心与中央明纹中心的距离为

$$x = \pm kf\frac{\lambda}{a} \tag{9-21}$$

如果把相邻暗条纹之间的宽度 $f\frac{\lambda}{a}$，定义为一条明条纹的宽度，则中央明纹的宽度既是其他明纹宽度的两倍，也是第一级暗纹的中心与中央明纹的中心的距离的两倍。

式(9-20)表明，中央明纹的宽度正比于波长 λ，反比于缝宽 a。缝越窄，衍射越显著；缝越宽，衍射越不明显。当缝宽 $a \gg \lambda$ 时，各级衍射条纹向中央靠拢，密集到无法分辨，只能观察到一条明条纹，它就是透镜所形成的单缝的像，这个像相应于从单缝射出的光是直线传播的平行光束。由此可见，光的直线传播现象是光的波长较障碍物的线度小很多时，衍射现象不显著的情形。

当缝宽 a 一定时，入射光的波长 λ 越大，衍射角也越大。因此，若以白光照射，中央明纹将是白色的，而其两侧则呈现出一系列由紫到红的彩色条纹。

【例 9-3】 用波长为 500 nm 的单色光垂直照射到宽为 0.25 mm 的单缝上。在单缝后放置一透镜用以观察夫琅禾费衍射条纹，屏放在透镜的焦距 $f=25$ cm 处。求：

(1) 屏上第一级暗条纹与中心的距离；

(2) 中央明条纹的宽度；

(3) 其他各级明条纹的宽度。

解 (1) 第一级暗条纹与中心的距离为

$$x_1 = f\frac{\lambda}{a} = \frac{25\times 500\times 10^{-7}}{0.25\times 10^{-1}} = 0.05\ (\text{cm})$$

(2) 中央明条纹的宽度为

$$2\Delta x = 2f\frac{\lambda}{a} = 0.1\,(\text{cm})$$

(3) 其他各级明条纹的宽度为

$$\Delta x = f\frac{\lambda}{a} = 0.05\,(\text{cm})$$

9.2.3 圆孔衍射

在图 9-11 所示的单缝衍射装置中，如果用一直径为 D 的小圆孔代替狭缝，那么在光屏上就可得到如图 9-14 所示的圆孔衍射的图样。图样的中央是一明亮的圆斑，周围是一组明暗相间的同心圆环，由第一暗环所包围的中央亮斑称为艾里斑(Airy disk)。理论计算证明，艾里斑的光强约占整个入射光强的 84%，其半角宽度为

$$\theta \approx \sin\theta = 1.22\frac{\lambda}{D} \tag{9-22}$$

若以 f 表示透镜 L_2 的焦距，艾里斑的半径为

$$r = f\theta = 1.22f\frac{\lambda}{D} \tag{9-23}$$

λ 是入射光的波长，显然 D 越小或 λ 越大，衍射现象越明显。

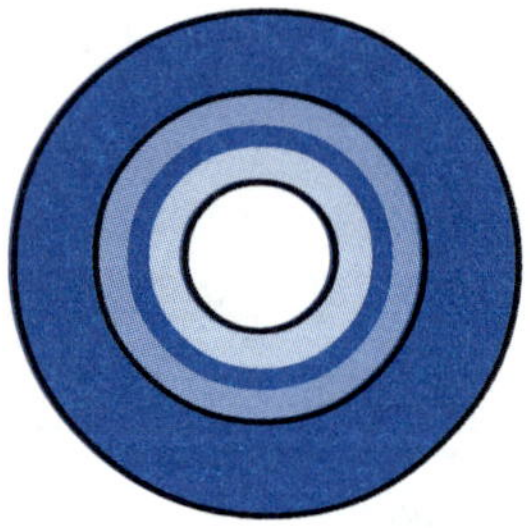

图 9-14　圆孔衍射图样

大多数光学仪器(望远镜、显微镜、眼镜……)所使用的透镜的边缘都是圆形的，它就相当于一个透光的小圆孔。按几何光学，物体上一个发光点经透镜聚集后将得到一个对应的像点。但实际上，由于光的圆孔衍射现象，我们得到的是一个有一定大小的艾里斑。因此，对相距很近的两个物点，经同一个透镜成像后，其相应的两个艾里斑就会互相重叠。如果两个物点相距太近，相应的两个艾里斑大部分互相重叠，就会使我们完全无法分辨出这两个物点的像。可见，光的圆孔衍射现象使光学仪器分辨能力受到了限制。

9.2.4 光栅衍射

光栅(grating)又称为衍射光栅，是一种利用衍射原理制成的光学元件。在一块光学玻璃片上，用精密刻线机刻出一系列等宽等间距的平行刻痕，刻痕处因漫反射而不大透光，相当于不透光的部分，未刻过的地方相当于透光的狭缝，这样就制成了光栅。实用的光栅每毫米内有几十条、上千条甚至几万条刻痕，原刻的光栅是非常贵重的，实验中通常使用的是复制的光栅。光栅由大量等宽等间距的狭缝组成的。缝的宽度 a 和两缝之间不透光的部分的宽度 b 之和，即 $d = a + b$，称为光栅常量(grating constant)，是光栅的重要指标之一。

图 9-15 是光栅衍射的原理示意图，当平行光垂直照射到光栅 G 上时，光栅上的每一条狭缝都将在屏幕 E 的同一位置上产生单缝衍射的图样，又由于各条狭缝都处在同一波阵面上，所以各条狭缝的衍射光也将在屏幕 E 上相干叠加，结果在屏幕 E 上形成光栅衍射图样。光栅衍射图样是单缝衍射和多缝干涉的总效果。

在衍射角为任意角 θ 的方向上，从任意相邻两狭缝相对应点发出的光到达 P 点的光程

差都是$d\sin\theta$。由波的叠加规律可知,当θ满足下式时,所有的缝发出的光到达P点时都是同相的,它们将彼此加强,形成明条纹。

$$d\sin\theta = \pm k\lambda \qquad (k = 0,1,2,\cdots) \qquad (9\text{-}24)$$

式(9-24)称为光栅方程(grating equation)。式中,k表示明条纹的级数,$k=0$的明条纹称为中央零级明条纹,又称为零级像,$k=1,2,\cdots$时分别称为第一级、第二级……明条纹(或像)。只有在满足光栅方程的那些特殊的方向上各缝发出的光才能彼此都加强。因此,光栅各级明条纹细窄而明亮。

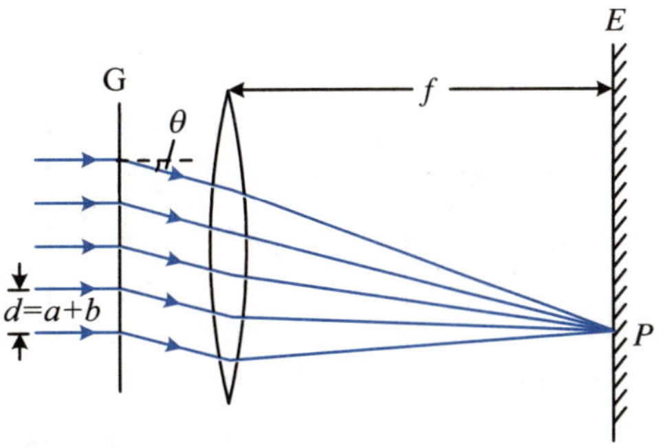

图 9-15 光栅衍射

由光栅方程可以看出,光栅常量愈小,各级明条纹的衍射角就愈大,即各级明条纹分得愈开。对给定程度的光栅,总缝数愈多,明条纹愈亮。对光栅常量一定的光栅,入射光波长愈大,各级明条纹的衍射角也愈大。如果是白光(或复色光)入射,则除中央零级明条纹外,其他各级明条纹都按波长不同各自分开,形成光栅光谱(grating spectrum)。通过光栅光谱可以了解原子、分子的内部结构,还可以了解物质由哪些元素组成的及每种元素所占的百分比,因此光栅已成为光谱分析仪器的核心部件。

如果满足光栅方程的θ角,同时又满足单缝衍射形成暗纹的条件$a\sin\theta=\pm k'\lambda$,则在光栅衍射图样上缺少这一级明条纹,这一现象称为光栅的缺级现象。所缺的级数k为

$$k = \pm\frac{d}{a}k' \qquad (k' = 1,2,3,\cdots) \qquad (9\text{-}25)$$

例如,当$\dfrac{d}{a}=4$时,则缺级的级数为$\pm4,\pm8,\cdots$。

光栅谱线的最高级数$k_m=\dfrac{d}{\lambda}$(与$\sin\theta=1$对应)。

9.3 光的偏振

9.3.1 自然光和偏振光

光波是一种电磁波,电磁波是横波,其电场强度矢量$\boldsymbol{E}$和磁感应强度矢量$\boldsymbol{B}$的振动方向都垂直于波的传播方向,并且它们之间也互相垂直。在光波的$\boldsymbol{E}$矢量和$\boldsymbol{B}$矢量中,能引起感光作用和生理作用的主要是$\boldsymbol{E}$矢量,所以一般把$\boldsymbol{E}$矢量称为光矢量(light vector),把$\boldsymbol{E}$矢量的振动称为光振动,并以它的振动方向代表光的振动方向。由于原子、分子发光的独立性和间歇性,普通光源发出的光中,包含有各个方向的光矢量,没有哪个方向比其他方向更占优势,也就是说,在所有可能的方向上,$\boldsymbol{E}$矢量的振幅都相等,这样的光称为自然光(natural light),如图9-16(a)所示。普通光源发出的光都是自然光。

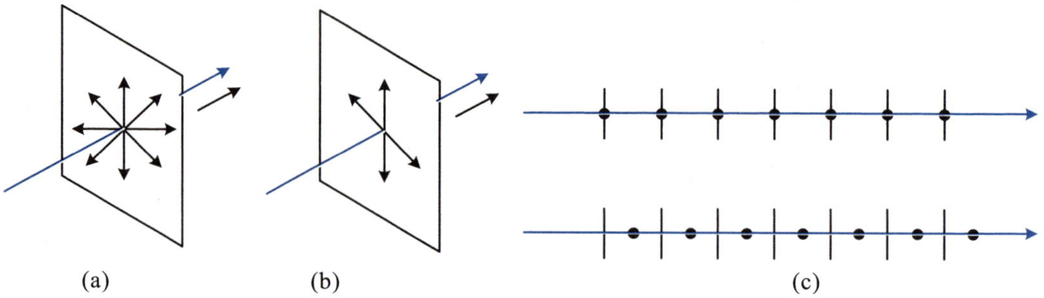

图 9-16　自然光的图示法

如果在垂直于光波传播方向的平面内，光矢量只沿一个固定的方向振动，这样的光称为线偏振光，亦称为平面偏振光，简称为偏振光(polarized light)，如图 9-17(a)、图 9-17(b)所示。偏振光的振动方向和光的传播方向构成的平面称为偏振光的振动面(plane of vibration)，与振动面垂直而且包含有传播方向的平面称为偏振面(plane of polarization)。由于任何一个方向的振动都可以分解为某两个相互垂直的方向的振动，因此可以分解为方向垂直取向任意的两个偏振光，这两个偏振光振幅相等，其强度各等于自然光强度的一半。所以自然光也可以用图 9-17(b)、图 9-17(c)所示的符号表示。值得注意的是，这两个分量是相互独立的，没有固定的相位关系，不能合成一个偏振光。

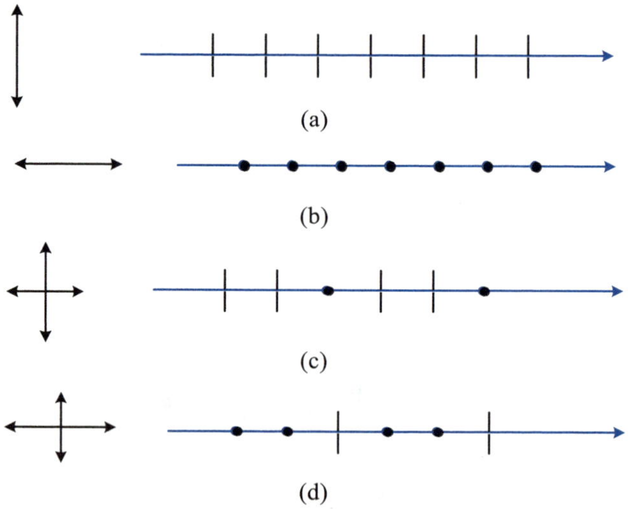

图 9-17　偏振光和部分偏振光的图示法

如果光波中，光矢量在某一个确定方向上最强，或者说有更多的光矢量取向该方向，这样的光称为部分偏振光(partial polarized light)，如图 9-17(c)、(d)所示。还有一种偏振光，它的光矢量随时间做有规律的改变，光矢量的末端在垂直于传播方向的平面上的轨迹呈现出椭圆或圆，这样的光称为椭圆偏振光(elliptically polarized light)或圆偏振光(circularly polarized light)。如果迎着光线看时光矢量顺时针旋转，则称为右旋椭圆(或圆)偏振光；光矢量逆时针旋转，则称为左旋椭圆(或圆)偏振光。

9.3.2 马吕斯定律

自然光通过某些装置后会变成偏振光，能够把自然光变成偏振光的装置称为起偏器(polarizer)。起偏器的作用像一个滤板，它只让光波中沿某一特定方向振动的成分通过，因此通过起偏器后的光波即成为在该特定方向振动的偏振光。人眼不能分辨光波的振动方向，无法辨别自然光和偏振光。用于检测光波是否偏振并确定其振动方向的装置称为检偏器(analyzer)。任何起偏器都可以作为检偏器。

如图 9-18 所示，用两块圆片 P 和 A 分别表示起偏器和检偏器。假设光波在通过起偏器和检偏器时，只有那些在片中平行线方向上振动的成分才能通过，这个方向称为透射轴。如图 9-18(a)所示，自然光通过 P 后，成为在水平方向振动的偏振光，因为 P 和 A 的透射轴是一致的，所以能够通过 P 的振动成分也图样能通过 A，在 A 的后面透射光强最强。如果把 A 绕光波进行方向转 90°，如图 9-18(b)所示，它就只能让垂直振动的光波通过了，然而在通过 P 的偏振光中没有这样的振动分量，因此在 A 的后面光强将为零，称为消光。

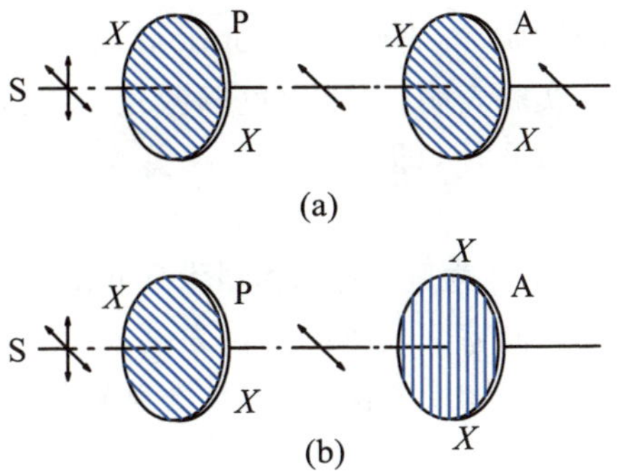

图 9-18 起偏和检偏

如果检偏器 A 和起偏器 P 的透射轴既不互相平行，也不互相垂直，而是成一个角度 θ，如图 9-19 所示，那么只有部分光波可以通过 A。假设在 A 和 P 之间的偏振光的振幅为 E_0，在不考虑反射和吸收的情况下，透射光的振幅则为 $E_1 = E_0\cos\theta$，因光的强度与光的振幅的平方成正比，因此，通过 A 的偏振光的强度 I 和通过前的强度 I_0 有如下的关系：

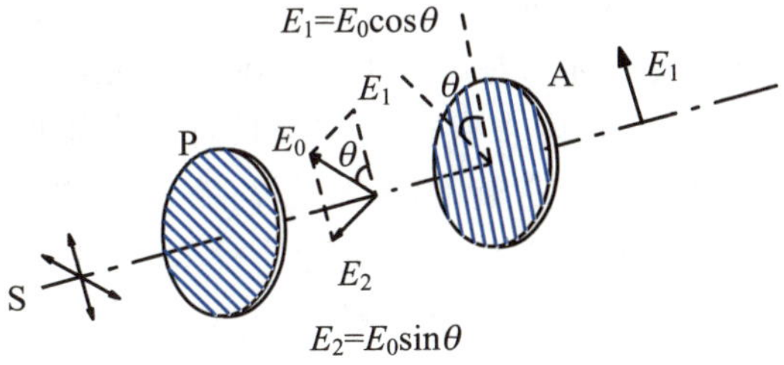

图 9-19 马吕斯定律

$$\frac{I}{I_0} = \frac{E_1^2}{E_0^2} = \frac{E_0^2\cos^2\theta}{E_0^2} = \cos^2\theta$$

由此得

$$I = I_0\cos^2\theta \qquad (9\text{-}26)$$

这一公式称为马吕斯定律(Malus′s law)。它指出，通过检偏器的偏振光的强度与检偏器的透射轴的方向有关，如果透射轴方向与入射光振动方向之间的角度为 θ，则通过它的光强与 $\cos^2\theta$ 成正比。

由式(9-26)可知，当 $\theta = 0°$ 或 $180°$ 时，$I = I_0$，光强最大；当 $\theta = 90°$ 或 $270°$ 时，$I = 0$，没有光从检偏器射出，这就是两个消光的位置；当 θ 为其他值时，光强 I 介于 0 和 I_0 之间。

9.4 物质的旋光性

当偏振光沿光轴方向通过石英晶体时，其振动面会发生旋转，这一现象是阿拉果（D. Arage）于1811年首先发现的。后来在许多其他晶体及某些液体中也发现了这种现象，如氯酸钠（$NaClO_3$）、溴酸钠（$NaBrO_3$）、松节油、糖的水溶液、酒石酸溶液等。偏振光通过物质时振动面发生旋转的现象称为旋光现象（rota-optical phenomena）。能使偏振光的振动面旋转的性质，称为旋光性（optical activity）。具有旋光性的物质称为旋光物质。

实验表明，对于单色偏振光，旋光物质使振动面旋转的角度 θ 与偏振光通过的物质的长度 L 成正比，即

$$\theta = \alpha L \tag{9-27}$$

式中，α 称为旋光率（specific rotation），表示光通过单位长度的旋光物质时，振动面转过的角度。固体旋光率的单位为度·米$^{-1}$（(°)·m^{-1}）。

如果物质为溶液，振动面旋转的角度不仅与通过的长度 L 成正比，还与溶液浓度 c 成正比，即

$$\theta = \alpha c L \tag{9-28}$$

溶液的旋光率 α 在数值上等于单位长度的单位浓度的溶液所引起的偏振光的振动面旋转的角度。此式中 θ 的单位为度(°)，c 的单位为千克·米$^{-3}$（kg·m^{-3}），L 的单位为度·千克$^{-1}$·米$^{-2}$（(°)·kg^{-1}·m^{2}），实用单位（(°)·g^{-1}·cm^{3}·dm^{-1}）。旋光率一般用$[\alpha]_{\lambda}^{t}$ 表示，t 指温度，λ 指偏振光的波长。不同物质的旋光率不同，对于同一种物质，α 的值与偏振光的波长以及温度有关，即对给定长度的旋光物质，不同波长的偏振光将旋转不同的角度，这种现象称为旋光色散（rotatory dispersion）。

偏振光的振动面的旋转具有方向性。迎面观察通过旋光物质的光，振动面按顺时针方向旋转的称为右旋（right-handed），按逆时针方向旋转的称为左旋（left-handed）。光的振动面究竟是左旋还是右旋，与旋光物质的结构有关。石英和许多有机物质都具有左右旋两种旋光异构体，天然的蔗糖（$C_{12}H_{22}O_{11}$）和天然的葡萄糖都是右旋的，右旋葡萄糖是人体新陈代谢中的一种重要的化合物；某些药物也有左右旋之分，且左旋和右旋药物疗效不同；一些生物物质如不同的氨基酸和DNA等也有左右旋的不同等等。令人费解的是，生物总是选择右旋糖消化吸收，而对左旋糖不择优。

当长度 L 一定时，一定波长的偏振光通过旋光物质（溶液）后，其旋转的角度 θ 与溶液的浓度 c 成正比。利用这个原理的制成测定溶液浓度的旋光计。旋光计的原理如图9-20所示。图中P为起偏器，A为检偏器，S为单色光源，T为盛放待测溶液的玻璃管，由单色光源发出的光线经起偏器P后变为偏振光，在放入待测溶液前先调整检偏器A，使A与P的透射轴垂直，即视场最暗。当放入待测溶液后，由于旋光作用，视场由暗变亮。旋转检偏器 A，使视场重新变暗，所旋的角度就是旋转角 θ。这样就可以从公式中求出溶液的浓度 c。这种测定旋光物质的方法既可靠又迅速，在药品检验及商品检验中被广泛应用。许多化合物，例如樟脑、可卡因、尼古丁及各种糖类，都可用这种方法测定。专门为测定糖溶液浓度而设计的偏振计叫糖量计。

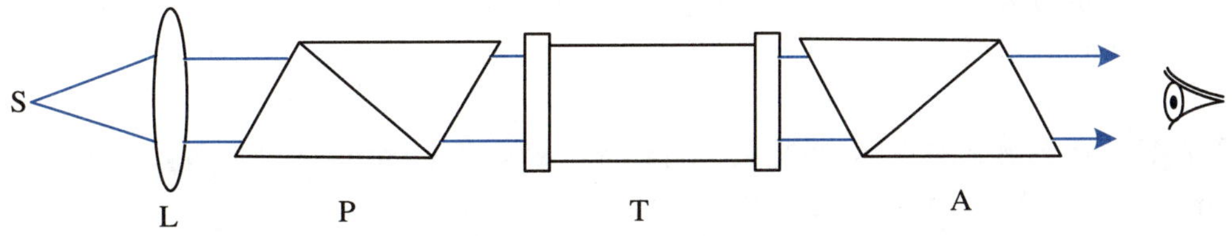

图 9-20　旋光计原理

如果溶液中含有多种溶质，当各种溶质之间没有强烈的相互作用时，溶液的旋转角就是这些溶质各自产生的旋转角的代数和。

在外界的作用下，也可以使某些非旋光物质具有旋光性。法拉第于 1846 年发现，在外磁场的作用下，振动面的旋转角度 θ 与磁感应强度 B 成正比，即

$$\theta = V \cdot l \cdot B$$

式中，l 为样品的长度，比例系数 V 称为费尔德(Verdet)常数。一般物质的费尔德常数都很小。这种在外磁场作用下产生旋光的现象叫磁致旋光，通常称为法拉第旋转效应。需要说明的是，对天然旋光物质来说，是左旋还是右旋由旋光物质本身的性质决定，与光的传播方向无关，但磁致旋光则不然，是左旋还是右旋与光的传播方向有关。

习　题

9-1 在杨氏双缝实验中，两缝相距 2.2×10^{-4} m，屏与狭缝相距 0.94 m，第 3 条明纹间相距 1.5×10^{-2} m。求所用光波的波长。

(585 nm)

9-2 在杨氏干涉实验中，双缝的间距为 0.30 mm，以波长为 600 nm 的单色光照射狭缝，求在离双缝 50 cm 远的屏幕上，从中央向一侧数第 2 条与第 5 条暗条纹之间的距离。

(3 mm)

9-3 一单色光波在真空中的波长为 λ，它射入折射率为 n 的介质中，由一点传播到另一点，相位改变了 $\frac{3}{2}\pi$。求此光波在这两点的光程差和几何路程差。

$\left(\frac{3}{4}\lambda;\frac{3\lambda}{4n}\right)$

9-4 空气中有一水膜，折射率 $n=\frac{4}{3}$，厚度 $d=0.10$ mm，用波长 $\lambda=500$ nm 的光垂直照射此水膜。问：

(1) 光波在水中的波长是多少?

(2) 在 $2d$ 距离内含有多少个完整的波?

(375 nm;533 个)

9-5 在一块平整的玻璃片($n=1.50$)上覆盖一层透明介质薄膜($n=1.25$)，使波长为 600 nm 的光垂直投射在它上面而不反射。试求这层薄膜的最小厚度。

(120 nm)

9-6 一玻璃劈尖，折射率 $n=1.52$，波长 $\lambda=589.3$ nm 的钠光垂直入射，测得相邻条纹间距 $L=5.0$ mm，求劈尖夹角。

(8″)

9-7 用单色光观察牛顿环，测得某一明环的直径为 3.00 mm，它外面第 5 个明环直径为 4.60 mm，平凸透镜的曲率半径为 1.03 m，求此单色光的波长。

(590 nm)

9-8 波长为 $\lambda=589.3$ nm 的钠光通过单缝后在距离缝 1 m 处产生衍射图样，若两个第一极小值之间的距离为 2 mm，求单缝的宽度。

(5.9×10^{-4} m)

9-9 用波长为 500 nm 的单色光，垂直照射到一宽度为 0.5 mm 的单缝上，在缝后置一焦距为 0.8 m 的凸透镜，试求屏上中央明纹和其他明纹的宽度。

(1.6×10^{-3} m；8.0×10^{-4} m)

9-10 一束单色光垂直入射到每毫米 500 条缝的光栅上，所成二级像与原入射方向成 30°角，求光波的波长。

(500 nm)

9-11 自然光入射到放在一起的两个偏振片上，问：

(1) 如果透射光的强度为最大透射光强的 1/3，问这两块偏振片的透射轴夹角是多少度？

(2) 如果透射光强度是入射光强度的 1/3，则它们的透射轴夹角又是多少度？

(54°44′；35°16′)

9-12 两块偏振片的透射轴互相垂直，在它们之间插入两块偏振片，使相邻两片偏振片透射轴的夹角都是 30°。如果自然光的强度为 I_0，求通过所有偏振片后光的强度。

($0.21I_0$)

9-13 将 50 g 的含杂质的糖溶解于纯水中，制成 100 cm^3 的糖溶液，然后将此溶液装入长 10 cm 的玻璃管中，当线偏振光垂直于管的端面并沿管轴通过时，测得偏振面旋转了 25°4′。已知这种纯糖的旋光率为 54.4° $cm^2\cdot g^{-1}$，试计算这种糖的纯度(即含有纯糖的百分比)。

(9.2%)

(张拥军)

本章课件

第 10 章　几何光学　几种医用光学仪器

几何光学(Geometrical optics)是光学的一个重要分支，是当光波波长趋近于零时波动光学的一种极限情形。几何光学以光在均匀媒质中的直线传播定律、光通过两种媒质界面时的反射和折射定律、光的独立传播定律及光路可逆定律等实验规律为基础，以近轴光线为前提，用几何方法研究光在透明介质中的传播及光学仪器的成像等问题，而不考虑光的波动性。

课程思政(1)

本章主要讨论光经过单球面和透镜折射后成像的一般规律、眼的屈光系统及常用的几种医用光学仪器。

课程思政(2)

【本章学习要求】

了解：放大镜及内窥镜的组成、作用及应用。

熟悉：眼睛的光学系统及非正视眼屈光不正的矫正；光学显微镜的基本组成及放大率的基本概念。

掌握：单球面折射成像的基本原理和成像公式中的符号规则；共轴球面系统、薄透镜成像的基本规律及其应用。

10.1　球面折射

10.1.1　单球面折射

当两种折射率不同的透明媒质的分界面为球面一部分时，光在其上所产生的折射现象称为单球面折射。单球面折射成像规律是理解各种透镜以及眼睛等光学系统成像原理的基础。

如图 10-1 所示是两种均匀透明媒质，设这两种均匀透明媒质的折射率分别为 n_1 和 n_2 ($n_1 < n_2$)，它们的分界面 MN 为球面(称为折射面)的一部分，其曲率中心为 C，曲率半径为 r，通过曲率中心 C 的直线 OPI 为折射面的主光轴，球面与主光轴的交点为折射面的顶点 P。如果入射光线 OA 与主光轴的夹角 α 比较小，且满足 $\alpha \approx \sin\alpha \approx \tan\alpha$，则此入射光线称为近轴光线(paraxial rays)，否则称为远轴光线。以下我们的讨论中没有特别说明时，讨论的光线仅限于近轴光线。

我们考虑到自物点 O 发出的两条光线，一条沿主光轴行进，经过折射面折射后不改变传播方向；另一条光线 OA 经过折射面折射后成为折射光线，其与主光轴交于 I 点，I 点是物点O的像。物点O到折射面顶点P的距离OP称为物距,用u表示,像点I到折射面顶点P的距离PI称为像距,用v表示。入射光线OA与折射光线AI遵循折射定律

$$n_1 \sin i_1 = n_2 \sin i_2$$

我们由此可以推算出u与v的关系。

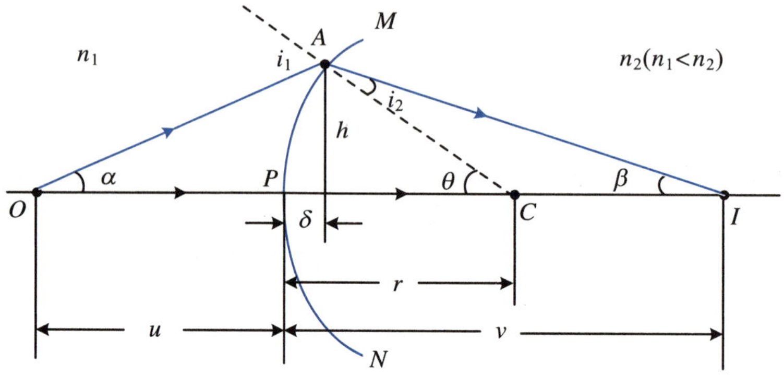

图 10-1　单球面折射

因OA是近轴光线,则i_1,i_2均很小,有:$\sin i_1 \approx i_1$,$\sin i_2 \approx i_2$,则折射定律可写为

$$n_1 \cdot i_1 = n_2 \cdot i_2 \tag{10-1a}$$

由图10-1可得

$$i_1 = \alpha + \theta$$

$$i_2 = \theta - \beta$$

将i_1,i_2的表达式代入式(10-1a),整理后得

$$n_1 \cdot \alpha + n_2 \cdot \beta = (n_2 - n_1)\theta \tag{10-1b}$$

由近轴光线可知式(10-1b)中的α,β,θ均很小,则有

$$\alpha = \frac{h}{u+\delta} \approx \frac{h}{u}$$

$$\beta = \frac{h}{v-\delta} \approx \frac{h}{v}$$

$$\theta = \frac{h}{r-\delta} \approx \frac{h}{r}$$

将上面3个表达式一并代入式(10-1b),并消去h后得

$$\frac{n_1}{u} + \frac{n_2}{v} = \frac{n_2 - n_1}{r} \tag{10-1c}$$

式(10-1c)说明了u,v之间的关系,称为单球面折射成像公式,它适用于所有凸、凹球面的成像,但在应用时,u,v,r须遵守如下符号规则:实物、实像时物距u、像距v均取正值;虚物、虚像时物距u、像距v均取负值;凸球面对着入射光线时单球面的曲率半径r取正,反之取负。

对于给定的物距u,不同的折射球面(n_1,n_2,r不同)有不同的像距v与之对应,因此,式(10-1c)右端的$\frac{n_2-n_1}{r}$决定了球面折射本领的大小,我们将其称之为折射面的光焦度(focal power),用Φ表示

$$\Phi = \frac{n_2 - n_1}{r} \tag{10-2}$$

式(10-2)中,若 r 以米(m)为单位,则 Φ 的单位为屈光度(diopter),用 D 表示。由式(10-2)可知:$n_2 - n_1$ 越大,r 越小,光焦度 Φ 越大,折光本领越强。

当点光源位于主光轴某点 F_1时,由该点发出的光线经过单球面折射后成为平行光线,则点 F_1称为该折射面的第一焦点,从第一焦点 F_1到折射面顶点 P 的距离称为第一焦距,用 f_1表示。将 $v = \infty$代入式(10-1c)可求得

$$f_1 = \frac{n_1}{n_2 - n_1} r \tag{10-3}$$

如果平行于主光轴的近轴光线经过单球面折射后成像于主光轴 F_2点,则点 F_2称为折射面的第二焦点,从 F_2到 P 的距离称为第二焦距,以 f_2表示。将 $u = \infty$代入式(10-1c)可求得

$$f_2 = \frac{n_2}{n_2 - n_1} r \tag{10-4}$$

当 f_1,f_2为正时,F_1,F_2是实焦点,折射面有会聚光线的作用;当 f_1,f_2为负时,F_1,F_2是虚焦点,折射面有发散光线的作用。

由式(10-3)和式(10-4)可知,第一焦距和第二焦距并不相等,两者的比值为

$$\frac{f_1}{f_2} = \frac{n_1}{n_2} \tag{10-5}$$

由式(10-2)和式(10-5)可知,折射面的两个焦距与光焦度之间有如下的关系:

$$\Phi = \frac{n_1}{f_1} = \frac{n_2}{f_2} \tag{10-6}$$

然而,我们有时希望用折射面的两个焦距 f_1,f_2表示近轴光线的单球面折射成像公式,为此可得

$$\frac{f_1}{u} + \frac{f_2}{v} = 1 \tag{10-7}$$

式(10-7)称为单球面折射成像的高斯公式。

【例 10-1】　有一半径为 2 cm 的圆柱形玻璃棒(n =1.5),其一端为凸球面,要求:

(1) 求棒置于空气中时,在棒的轴线上距离棒端外 8 cm 的物点所成像的位置;

(2) 计算该凸球面的焦距和光焦度;

(3) 若将此棒放入水(n =4/3)中时,物距不变,像距应是多少(设棒足够长)?

解　(1) 当棒置于空气中时,$n_1 = 1.0$,$n_2 = 1.5$,$r = 2$ cm,$u = 8$ cm,代入式(10-1c),有

$$\frac{1.0}{8} + \frac{1.5}{v} = \frac{1.5 - 1.0}{2}$$

解得

$$v = 12\ \text{cm}$$

其结果说明所成像在玻璃棒内轴线上,距棒的顶点 12 cm 处,且为实像。

(2) 根据 $v = \infty$,求得

$$f_1 = \frac{n_1}{n_2 - n_1} r = \frac{1.0}{1.5 - 1.0} \times 2 = 4\ (\text{cm})$$

根据 $u = \infty$,求得

$$f_2 = \frac{n_2}{n_2 - n_1} r = \frac{1.5}{1.5 - 1.0} \times 2 = 6\ (\text{cm})$$

由 $\Phi = \frac{n_2 - n_1}{r}$或$\Phi = \frac{n_1}{f_1} = \frac{n_2}{f_2}$,求得

$$\Phi = 25\ \text{D}$$

(3) 当棒置于水中时，$n_1 = \frac{4}{3}$，$n_2 = 1.5$，$r = 2$ cm，$u = 8$ cm，代入式(10-1c)，有

$$\frac{\frac{4}{3}}{8} + \frac{1.5}{v} = \frac{1.5 - \frac{4}{3}}{2}$$

解得

$$v = -18\ \text{cm}$$

其结果说明所成像在棒外轴线上(与物点同侧)，离玻璃棒顶点 18 cm，为虚像。

10.1.2 共轴球面系统

如果有两个或两个以上单球面折射面，且这些折射面的曲率中心均在同一条直线上，则它们组成一个共轴球面系统(coaxial spherical system)。这些折射面的曲率中心所在直线称为共轴球面系统的主光轴。

光线通过共轴球面系统后所成的像，决定于入射光线依次在每一单个折射面上折射的结果。在整个成像的求解过程中，先求出光线通过第一单球面折射后所成的像 I_1，然后将其 I_1 作为第二单球面的物，再求出它通过第二单球面折射后所成的像 I_2，逐次进行下去，直到求出该共轴球面系统中最后的单球面折射后所成的像为止，此像即为光线通过共轴球面系统后所成的像。这一求解方法称为逐次成像法。

【例 10-2】 有一个半径为 10 cm 的玻璃球($n = 1.5$)，某点光源放在球前 40 cm 处，求近轴光线通过该玻璃球后所成的像。

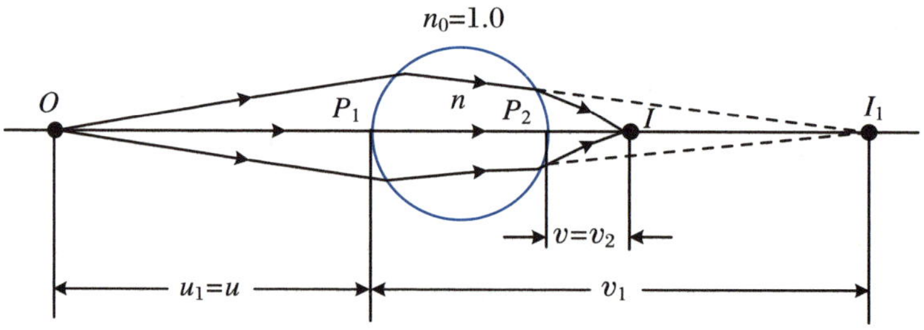

图 10-2 例 10-2 图

解 对第一单球面折射而言，$n_1 = 1.0$，$n_2 = 1.5$，$r = 10$ cm，$u_1 = 40$ cm，代入式(10-1c)，有

$$\frac{1.0}{40} + \frac{1.5}{v_1} = \frac{1.5 - 1.0}{10}$$

解得

$$v_1 = 60\ \text{cm}$$

如图 10-2 所示，由此可见，物体通过第一单球面折射后成像于 I_1处，因为 60 cm 超过了球的直径 20 cm，则折射光线在成像前就被第二单球面折射了，实际上在 P_1后面 60 cm 处并不存在 I_1，则 I_1相对于第二单球面应为虚物，所以对第二单球面：$u_2 = -(60 - 20) = -40$ (cm)，$n_1 = 1.5$，$n_2 = 1.0$，$r = -10$ cm，代入式(10-1c)，有

$$-\frac{1.5}{40} + \frac{1.0}{v_2} = \frac{1.0 - 1.5}{-10}$$

解得

$$v_2 = 11.4\ \text{cm}$$

则最后像成在玻璃球后 11.4 cm 处。

10.2　透　　镜

透镜(lens)是共轴球面系统中最简单的一种情况，它是由两个有规则折射面的均匀透明介质所组成。根据折射面的形状不同可将透镜分为球面透镜(常简称透镜)及柱面透镜。组成透镜的两个折射面顶点之间的距离称为透镜的厚度，如果透镜的厚度与球面的曲率半径相比很小，则这种透镜称为薄透镜(thin lens)，否则称为厚透镜(thick lens)。

10.2.1　薄透镜成像公式

如图 10-3 所示，设折射率为 n 的薄透镜置于折射率为 n_0 的介质中，设薄透镜两折射面的曲率半径分别为 r_1 和 r_2。令一点光源 O 置于主光轴上，经过透镜折射后成像于 I 处。设 u_1, v_1 和 u_2, v_2 分别表示第Ⅰ和第Ⅱ折射面的物距和像距，以 u, v 分别表示透镜的物距和像距。因为是薄透镜，这些量均可从光心(每个透镜主轴上都有一个特殊的点，凡是通过该点的光线，其传播方向不发生改变，这个特殊的点叫光心)算起，则 $u_1 \approx u$，$u_2 \approx -v_1$，$v_2 \approx v$。对第Ⅰ、第Ⅱ折射面分别应用式(10-1c)，可得

$$\frac{n_0}{u} + \frac{n}{v_1} = \frac{n - n_0}{r_1}$$

$$\frac{n}{-v_1} + \frac{n_0}{v} = \frac{n_0 - n}{r_2}$$

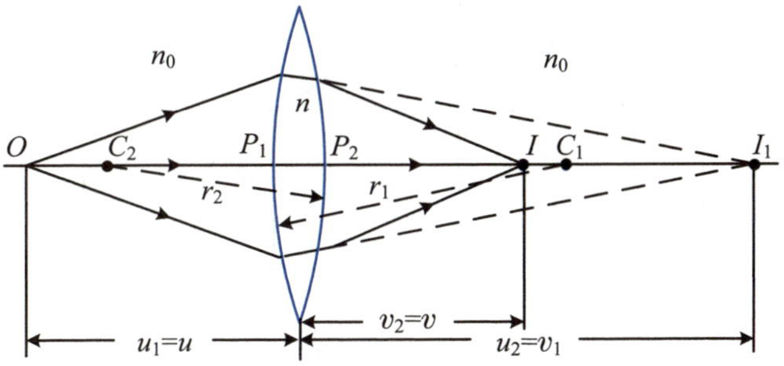

图 10-3　薄透镜成像

上述两式相加，并整理后得

$$\frac{1}{u} + \frac{1}{v} = \frac{n - n_0}{n_0}\left(\frac{1}{r_1} - \frac{1}{r_2}\right) \tag{10-8}$$

式(10-8)称为薄透镜成像公式。式(10-8)中 u, v, r_1, r_2 的正、负号仍然遵守上节的符号规则，且适用于各种形状的凸、凹球面薄透镜。

若置于透镜主光轴上的点光源经过透镜折射后成像在无穷远处，则该点光源所在的点

称为透镜的第一焦点，此时的物距为第一焦距 f_1；而位于透镜轴上无穷远处的点光源经过透镜折射后成像于主光轴上一点，则该像点称为第二焦点，此时的像距为第二焦距 f_2。按上述定义，应用式(10-8)可求得

$$f = f_1 = f_2 = \left[\frac{n - n_0}{n_0}\left(\frac{1}{r_1} - \frac{1}{r_2}\right)\right]^{-1} \tag{10-9}$$

由此可见，薄透镜的两个焦距相等，我们用 f 表示薄透镜的焦距，则式(10-8)可表示为

$$\frac{1}{u} + \frac{1}{v} = \frac{1}{f} \tag{10-10}$$

式(10-10)称为薄透镜成像公式的高斯形式。

透镜的焦距越长，它会聚或发散光线的本领越弱。因此，焦距的倒数 $\frac{1}{f}$ 表明了透镜会聚或发散光线的能力，称为透镜的光焦度，即 $\Phi = \frac{1}{f}$。人们通常在配置眼镜时常将透镜的光焦度以“度”为单位，1 屈光度(D) = 100 度。

10.2.2　薄透镜组合

由两个或两个以上薄透镜组成的共轴系统，称为薄透镜组合，简称透镜组。物体经过透镜组后所成的像，可以利用薄透镜成像公式，采用逐次成像法求得。

最简单的透镜组是由两个薄透镜紧密贴合在一起组成的，这种组合放置称为两个薄透镜密接，如图 10-4 所示。设两个薄透镜焦距分别为 f_1 和 f_2，这两个薄透镜均放置于空气中，透镜组物距为 u，像距为 v，物体经过透镜Ⅰ成像在 I_1 处，相应的物距和像距为 u_1 与 v_1，并且 $u_1 = u$，由薄透镜成像公式(10-10)得

$$\frac{1}{u} + \frac{1}{v_1} = \frac{1}{f_1}$$

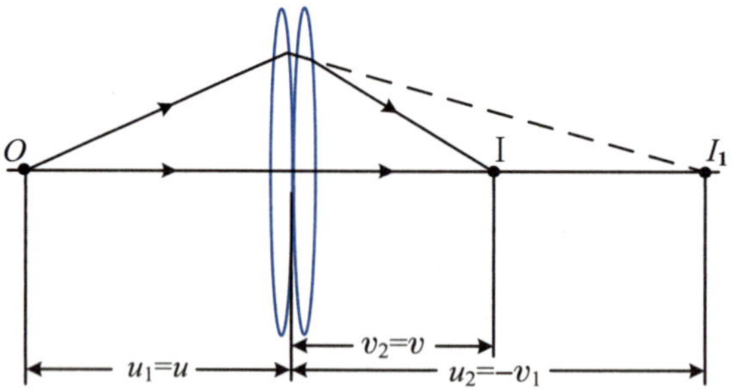

图 10-4　薄透镜的组合

对于第Ⅱ薄透镜，$u_2 = -v_1$(虚物)，$v_2 = v$，则

$$-\frac{1}{v_1} + \frac{1}{v} = \frac{1}{f_2}$$

将上两式相加，得

$$\frac{1}{u} + \frac{1}{v} = \frac{1}{f_1} + \frac{1}{f_2} = \frac{1}{f} \tag{10-11}$$

式中，f 表示为透镜组的等效焦距，即密接时透镜组的等效焦距的倒数等于组成它的各薄透镜焦距的倒数之和。

如果以 Φ_1，Φ_2，Φ 分别表示第Ⅰ薄透镜、第Ⅱ薄透镜和透镜组的光焦度，则由

$$\frac{1}{f} = \frac{1}{f_1} + \frac{1}{f_2}$$

可得它们之间的关系为

$$\Phi = \Phi_1 + \Phi_2 \tag{10-12}$$

式(10-12)常常被用来测量薄透镜的光焦度。例如，要测定某近视眼镜片(凹透镜)的光焦度，可用已知光焦度的凸透镜与它进行密接，使组合后的等效光焦度为零，即光线通过透镜组后既不发散也不会聚，光线的方向不改变，这时有 $\Phi_1 = -\Phi_2$，即两薄透镜的光焦度数值相等，符号相反，从而可得知此凹透镜的光焦度了。

【例 10-3】 凸透镜 L_1 和凹透镜 L_2 的焦距分别为 20 cm 和 −40 cm，这两薄透镜左右放置，且 L_2 在 L_1 的右边 40 cm 处。若在 L_1 左边 30 cm 处放置某物，试求该物经过透镜组后所成的像。

解　由成像公式(10-10)可知，对 L_1 有

$$\frac{1}{30} + \frac{1}{v_1} = \frac{1}{20}$$

可得

$$v_1 = 60\ \text{cm} \qquad (\text{像为实像})$$

由两薄透镜的位置关系可知，对 L_2：物应为虚物，$u_2 = -(60-40) = -20\ (\text{cm})$，$f_2 = -40\ \text{cm}$，$v_2 = v$，代入公式(10-10)，有

$$-\frac{1}{20} + \frac{1}{v} = -\frac{1}{40}$$

可得

$$v = 40\ \text{cm}$$

此像为实像。

10.2.3　厚透镜

厚透镜和薄透镜一样，也是包含两个折射面的共轴球面系统，只不过是两个折射面顶点之间的距离比较大，讨论中不能被忽略。事实上，任何共轴球面系统，不管它包含多少个折射面，原则上都可以用逐个成像法求出最后的像。但这样求解比较麻烦。最简单的方法是利用三对基点(cardinal points)求出像。下面我们介绍共轴球面系统的三对基点，利用三对基点可以简化求像的过程，并可更深入地了解共轴球面系统的性质。

共轴球面系统的三对基点包括：一对焦点、一对主点和一对节点。

1. 一对焦点

将点光源放在共轴球面系统的主光轴上某点 F_1，若它发出的光线经过厚透镜折射后成为一束平行光线，如图 10-5 所示中的光线(1)，则点 F_1 称为厚透镜的第一主焦点；若平行于共轴球面系统主光轴的光线经过厚透镜折射后交于该主光轴上点 F_2，则 F_2 点称为厚透镜的第二主焦点，如图 10-5 所示中的光线(2)。

2. 一对主点

在图 10-5 中，通过 F_1 的入射光线(1)的延长线与经过整个共轴球面系统折射后出射光

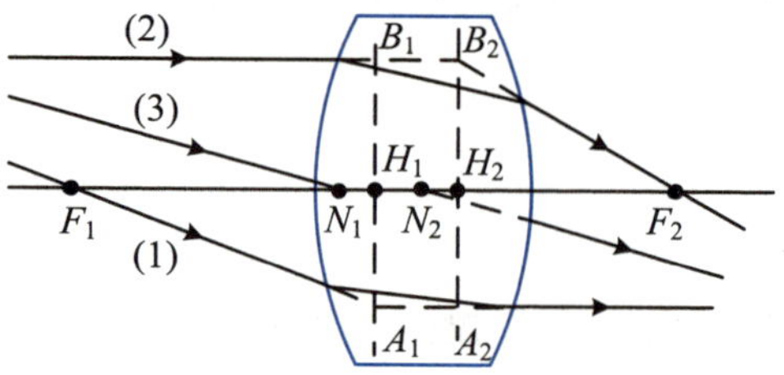

图 10-5 一对焦点、一对主点和一对节点

线的反向延长线相交于 A_1点。过 A_1点作垂直于共轴球面系统主光轴的平面 $B_1H_1A_1$，平面 $B_1H_1A_1$称为第一主平面，第一主平面与共轴球面系统主光轴的交点 H_1点称为共轴球面系统的第一主点。同样，平行于共轴球面系统主光轴的入射光线(2)的延长线与经过整个共轴球面系统折射后的出射光线的反向延长线相交于 B_2点，过 B_2点作垂直于共轴球面系统主光轴的平面 $B_2H_2A_2$，平面 $B_2H_2A_2$称为第二主平面，第二主平面与共轴球面系统主光轴的交点 H_2点称为共轴球面系统的第二主点。

由图 10-5 中，无论光线在共轴球面系统中经过怎样的折射路径，但在效果上光线只相当于在两个相应的主平面上发生一次折射。通常将第一焦点 F_1到第一主点 H_1的距离称为共轴球面系统的第一焦距 f_1，物到第一主平面的距离称为物距。第二焦点 F_2到第二主点 H_2的距离称为共轴球面系统的第二焦距 f_2，像到第二主平面的距离称为像距。

3. 一对节点

在共轴球面系统的主光轴上还可以找到两个点 N_1和 N_2，以任何角度向 N_1入射的光线都以同一角度从 N_2射出，如图 10-5 所示中的光线(3)，即光线通过它们时不改变方向，仅发生平移。点 N_1，N_2分别称为共轴球面系统的第一节点和第二节点。N_1和 N_2的性质类似于薄透镜的光心。

只要知道共轴球面系统三对基点的位置，我们就可以利用下列三条光线中的任意两条求出物经过共轴球面系统折射后所成的像，如图 10-6 所示。这三条光线是：

① 平行于共轴球面系统主光轴的光线(1)在第二主平面折射后通过第二主焦点 F_2；

② 通过第一主焦点 F_1的光线(2)在第一主平面上折射后平行于主光轴射出；

③ 通过第一节点 N_1的光线(3)从第二节点 N_2平行于入射方向射出。

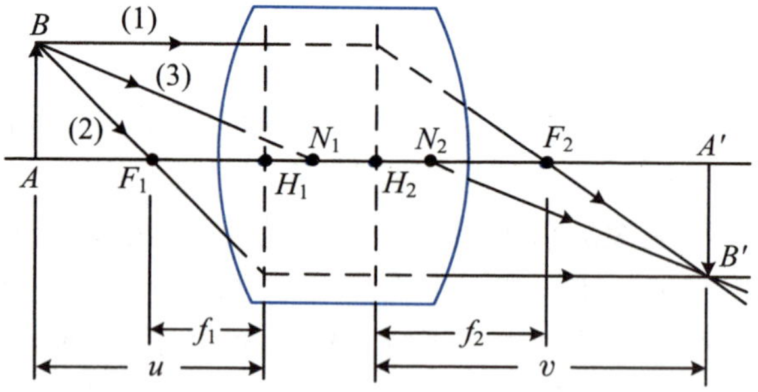

图 10-6 用作图法求物体的成像

同样，单球面和薄透镜也存在三对基点。单球面的两主点重合在单球面顶点上，其两节点重合在单球面的曲率中心上；而薄透镜的两主点及两节点都重合在薄透镜的光心上。

10.2.4 柱面透镜

在薄透镜中，如果两个折射面不是球面，而是圆柱面的一部分，则这种透镜称为柱面透镜(cylindrical lens)。如图 10-7 所示。柱面透镜的两个折射面可以都是圆柱面,也可以一面为圆柱面,另一折射面为平面;它与透镜一样,柱面透镜有凸柱面透镜和凹柱面透镜两种。

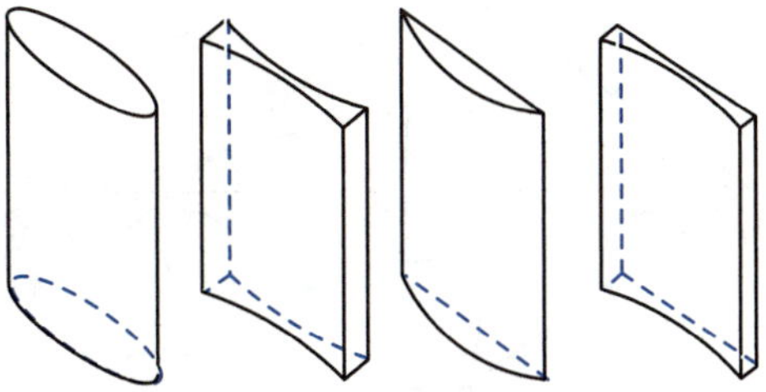

图 10-7　柱面透镜

通常将通过主光轴的平面称为子午面,子午面与折射面之间的交线称为子午线。如果折射面在各个方向上的子午线曲率半径相同,这种折射面称为对称折射面;否则称为非对称折射面。由非对称折射面组成的共轴系统称为非对称折射系统。非对称折射系统对光线在各个子午面上的折射本领不同,因此,点光源发出的光束经过此系统折射后不能形成一个清晰的点像,柱面透镜的成像就是如此,如图 10-8 所示。柱面透镜在水平子午面上的光焦度最大且为正值,对光线起会聚作用;在垂直子午面上的光焦度为零,折射光线不改变方向。所以在图 10-8 所示的情况下,点状物体经过柱面透镜折射后形成的像为一条竖直线 $I_1I_2I_3$。利用柱面透镜的这一特点可以纠正任何子午面上光焦度不足的缺点。

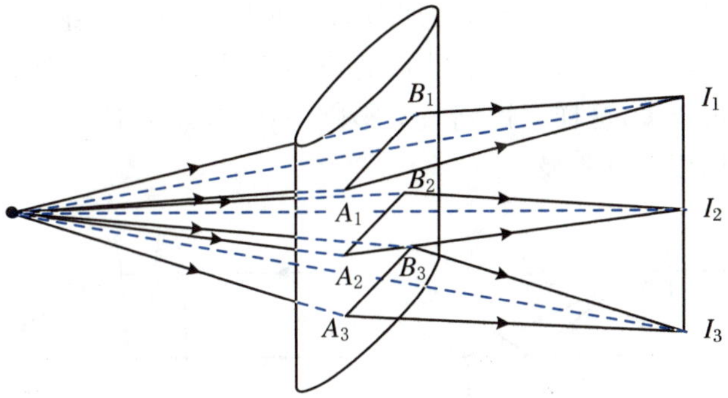

图 10-8　柱面透镜成像

10.2.5　透镜的像差

由于种种原因,由物发出的光线经过透镜折射后所成的像与原物有一定的偏差,这种现象称为透镜的像差(aberration)。产生像差的原因很多,在此我们仅简单介绍球面像差(spherical aberration)和色像差(chromatic aberration)。

1. 球面像差

我们在讨论球面折射成像时,只是讨论了近轴光线,但在实际中,还存在着远轴光线。主光轴上点光源发出的远轴光线和近轴光线经过透镜折射后不能会聚于主光轴上同一点,如图 10-9(a)所示,这种现象称为球面像差。产生球面像差的原因是通过透镜边缘部分的远轴光线比通过透镜中央部分的近轴光线偏折得多一些,于是点光源不能形成点像,而形成一个小圆斑。

缩小球面像差最简单的方法是在透镜前加放一个光阑,如图 10-9(b)所示。光阑的作用是限制远轴光线进入透镜,只让近轴光线通过,这样即可形成一个清晰的点像。但由于挡住了一部分入射光线,像的亮度就要变小。另外,缩小球面像差也可在会聚透镜之后放置一个发散透镜,因为发散透镜对远轴光线的发散作用强于近轴光线。这样组成的透镜组虽然降低了光焦度，却缩小了球面像差。

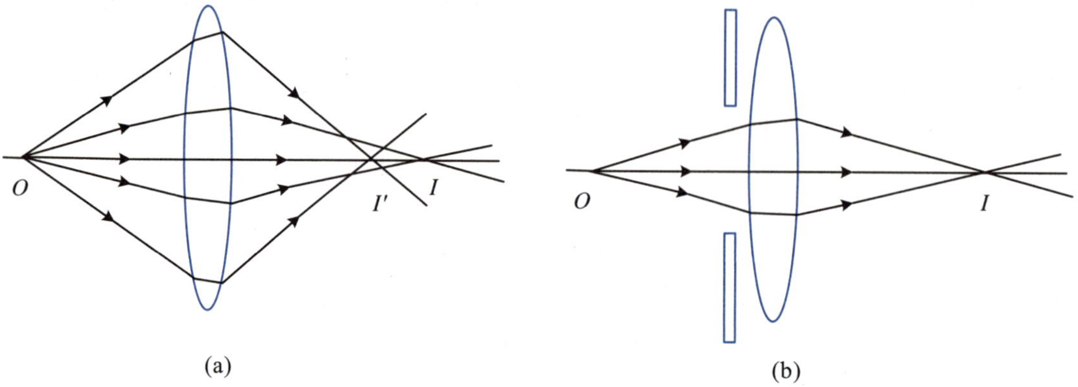

图 10-9　球面像差及其矫正

2．色像差

我们在前面的讨论中，常常把介质对光的折射率看成是常量，但实际上，只有在单色光入射到介质上时才是如此。通常，我们必须考虑到波长不同的光在同一种介质中的折射率是不相同的，一般而言，介质的折射率随波长的缩小而增大，所以点光源发出白光，经过透镜折射后，短波的光偏折较多，这样会得到一个彩色小圆斑，如图 10-10(a)所示，这种现象称为色像差。透镜越厚，色像差越明显。

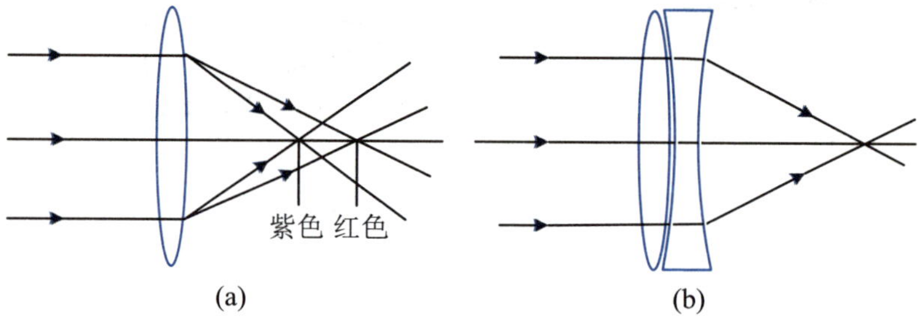

图 10-10　色像差及其矫正

缩小色像差的方法是用具有不同折射率的凸透镜和凹透镜适当组合，如图 10-10(b)所示，使一个透镜的色像差能被另一个透镜所抵消，例如冕牌玻璃的相对色散较小，而火石玻璃的相对色散较大，用冕牌玻璃的凸透镜和火石玻璃的凹透镜组合成一个复合透镜，就可以消除色像差。

在较好的光学仪器内，透镜系统都是比较复杂的，其目的是在最大限度内消除像差。

10.3　眼　　睛

课程思政(3)

眼睛是一个很典型的光学系统，眼睛通过调节能够把远、近不同的物体清晰地成像在视网膜上。本节我们介绍眼睛的光学结构及其基本性质、视力的概念及非正视眼的矫正方法。

10.3.1　眼睛的光学结构

图 10-11 所示是眼睛的水平剖面图。眼睛的前表面是一层透明的膜称为角膜。外界光线通过角膜进入眼睛内。角膜的后面是虹膜，虹膜中央有一个圆孔称为瞳孔，瞳孔的大小通过肌肉收缩而改变，以控制进入眼睛内的光量，相当于一个光阑。虹膜的后面是晶状体，它是透明的且具有弹性的组织，形状像一个凸透镜，其表面的曲率半径随睫状肌的收缩和扩张来调节。在角膜、虹膜和晶状体之间充满了透明的水状液体称为房水。眼球的内层称为视网膜，它上面布满了视神经，是外界物体经过眼睛的光学系统折射后成像的地方。晶状体与视网膜之间充满了另一种透明的液体称为玻璃体。视网膜正对瞳孔处的小块黄色区域称为黄斑，黄斑中央的凹陷称为中央凹，是对光线最敏感的部位。

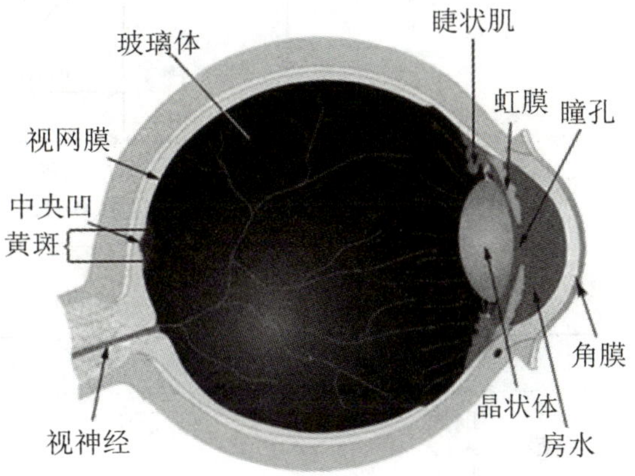

图 10-11　眼睛的水平剖面图

眼睛的光学系统比较复杂，从几何光学的角度看，眼睛是由多种媒质组成的较复杂的共轴球面系统，且物体经过这一复杂系统折射后成像于视网膜上。古尔斯特兰德(Gullstrand)计算了眼睛的光学系统参数，并提出了古尔斯特兰德简化眼模型(简称古氏简化眼)，如图 10-12 所示，从图 10-12 中可知，眼睛的三对基点中，H_1，H_2 靠得很近，N_1，N_2 靠得也很近，三对基点的位置和单球面接近，因此，在生理学上，常把眼睛进一步简化为一个单球面折射系统，称为简约眼(reduced eye)，如图 10-13 所示。简约眼的单球面曲率半径在眼睛处于完全放松状态时为 5 mm，媒质折射率为 1.33，由此可计算出对应的焦距为：$f_1 = 15$ mm，$f_2 = 20$ mm。我们知道，眼睛看近和远处物体时，其像距不变，则此时要求简约眼的 r 值必须改变，并满足下式：

$$\frac{1}{u} + \frac{1.33}{v} = \frac{1.33 - 1}{r}$$

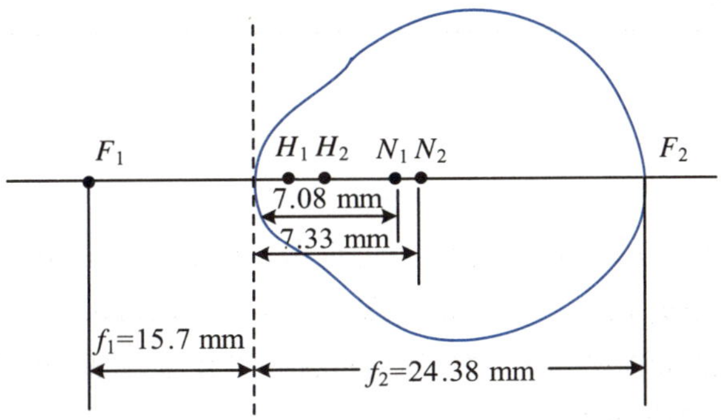

图 10-12　古氏简化眼

眼睛内各种媒质的折射率与各界面的曲率半径见表 10-1 所示。

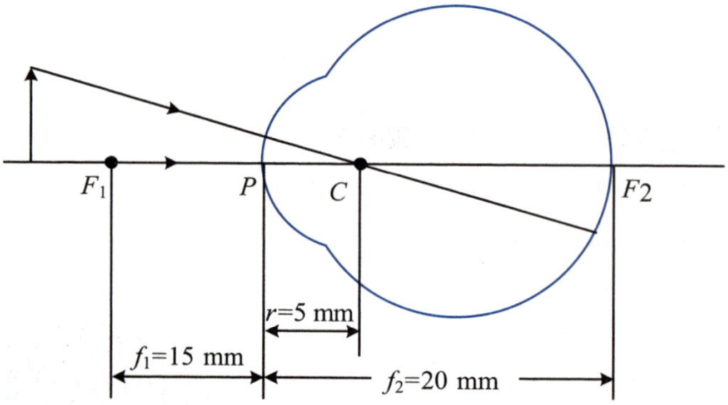

图 10-13　简约眼

表 10-1　眼睛内各种媒质的折射率及古氏简化眼常数

			折射率	在主光轴上位置(mm)	曲率半径(mm)
角膜	前面		1.376	0	7.7
	后面			0.5	6.8
房水			1.336		
玻璃体			1.336		
晶状体	皮质	前面	1.386	3.6	10.0
		后面		7.2	−6.0
	核体	前面	1.406	4.15	7.9
		后面		6.57	−5.8
三对基点	第一主点(H_1)			1.348	
	第二主点(H_2)			1.602	
	第一节点(N_1)			7.08	
	第二节点(N_2)			7.33	
	第一焦点(F_1)			−15.70	
	第二焦点(F_2)			24.38	

10.3.2　眼睛的调节

眼睛的光焦度能在一定范围内改变，使远近不同的物体均能在视网膜上成清晰的像。眼睛具有这种改变自身光焦度的本领称为眼睛的调节(ocular accommodation)。眼睛的调节主要是通过睫状肌收缩改变晶状体表面的曲率半径来完成的。但这种调节有一定限度，当被观察的物体距离眼睛较近时，睫状肌收缩，晶状体曲率半径变小，眼睛的光焦度变大，最大可达到 70.57 D。我们把眼睛在最大调节时能看清物点的最近位置称为近点(near point)。视力正常人的近点在眼前 10～12 cm 处。近视眼的近点要更近一些，而远视眼的近点则较正常人远一些，所以远视眼看不清近处的物体。当被观察物体在无穷远时，睫状肌完全放松，此时晶状体曲率半径最大，眼睛的光焦度最小，大约为 58.64 D。我们把眼睛处于完全松弛不需要调节就能看清物点的最远位置称为远点(far point)，视力正常人的远点在眼前无穷远处，近视眼的人远点在眼前一定距离位置，所以近视眼看不清远处的物体。

眼睛在观察眼前不同距离的物体时，往往需要进行一定的调节，但眼睛感觉的疲劳程度不一样。在日常工作中，视力正常的人不致引起眼睛过度疲劳的最适宜距离为眼前 25 cm 左右，通常我们将这个距离称为眼睛的明视距离(comfortable visual distance)。

10.3.3　眼睛的分辨本领及视力

从物体两端射入到眼睛节点的光线所夹的角度称为视角(visual angle)，如图 10-14 所示。视角的大小不仅与物体大小有关，同时还与物体离眼睛的距离远近有关。视角的大小决定物体在视网膜上所成像的大小，视角越大，所成的像越大，眼睛越能看清楚物体的细节。实验证明，在照明较好的情况下，视力正常人的眼睛能分辨两个物点的最小视角约为 1 分。常常用眼睛能分辨的最小视角 α 的倒数来表示眼睛的分辨本领，称为视力(visual acuity)，即

$$\text{视力} = \frac{1}{\text{眼能分辨的最小角 } \alpha} \tag{10-13}$$

式中，最小视角以分(′)为单位，例如：若最小视角为 10′，则视力为 0.1。用这种原理制作的视力表称为国际标准视力表。

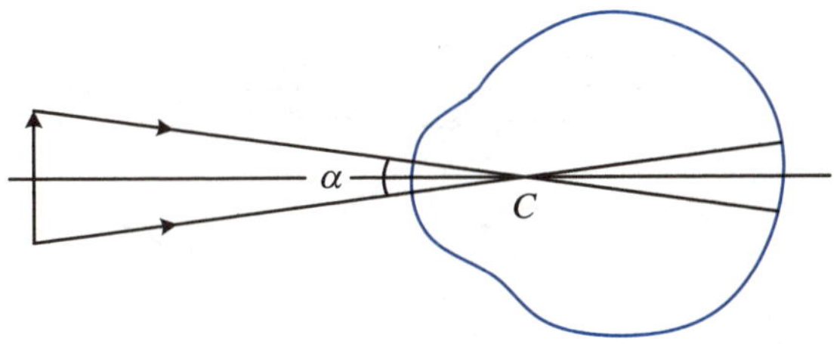

图 10-14　视角

另一种常用视力表为国家标准对数视力表，即五分法视力表，五分法视力用 L 表示，L 与最小视角的关系为

$$L = 5 - \lg \alpha \tag{10-14}$$

若最小视角为 10′，相应对数视力为 4.0；若最小视角为 0.5′，相应的对数视力为 5.3。对数视力表如图 10-15 所示。

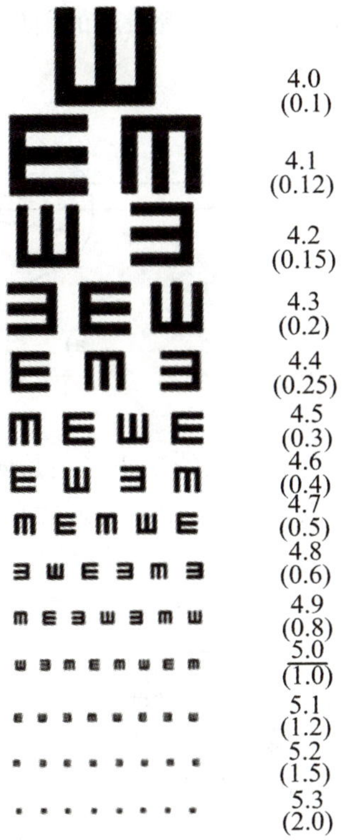

图 10-15　对数视力表

10.3.4 眼睛的屈光不正及其矫正

眼睛未调节时，如果平行光进入眼睛内刚好在视网膜上形成一个清晰的像，如图 10-16 所示，则这种眼睛称为正视眼，否则称为非正视眼或屈光不正眼。屈光不正眼包括近视眼（near sight）、远视眼（far sight）和散光眼（astigmatism）三种。我们可以根据具体情况通过佩戴框架眼镜、角膜塑型镜和激光手术进行矫正。下面我们以佩戴框架眼镜为例来说明非正视眼的矫正。

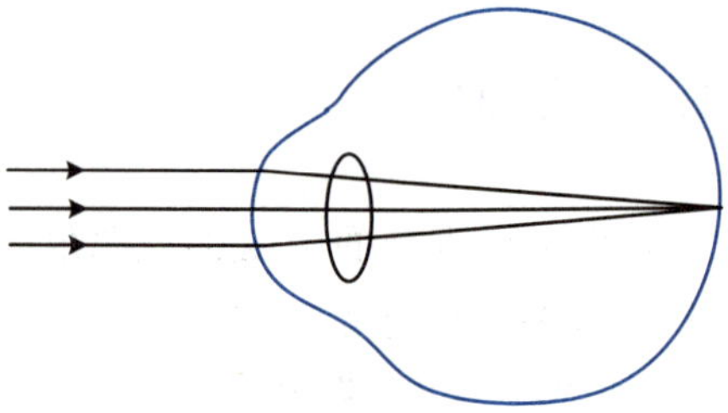

图 10-16 正视眼

1. 近视眼

如果在眼睛不调节时，平行光进入眼内会聚于视网膜之前，则称此类眼睛为近视眼，如图 10-17(a)所示。由此可见，近视眼需将物体移近到眼睛前某一位置才能看清楚物体，近视眼的远点在有限距离处。近视眼产生的原因可能是角膜或晶状体的曲率半径太小，对光线偏折太强，或者眼球的前后直径太长。

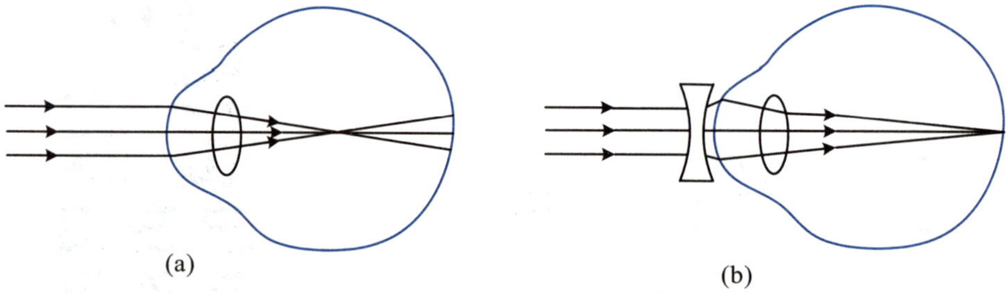

图 10-17 近视眼及其矫正

近视眼的矫正方法是佩戴一副适当光焦度的凹透镜，使光线进入眼睛之前经凹透镜适当发散，再经眼睛折射后在视网膜上形成清晰的像，如图 10-17(b)所示。近视眼所佩戴的凹透镜应能使平行光线成虚像在近视眼患者的远点处，这样近视眼在眼睛不调节的情况下即可看清无穷远处的物体。

【例 10-4】 某近视眼患者的远点在眼前 50 cm 处，若使其看清无穷远处的物体，则他应佩戴多少度的眼镜？

解 佩戴的眼镜必须使无穷远处的物体在眼前 50 cm 处成虚像，如图 10-18 所示。设眼镜的焦距为 f，$u=\infty$，$v=-0.5$ m，代入薄透镜成像公式(10-10)，得

$$\frac{1}{\infty}+\frac{1}{-0.5}=\frac{1}{f}$$

解得

$$\Phi = \frac{1}{f} = -2(\mathrm{D}) = -200(度)$$

因此,该近视眼患者应佩戴光焦度为 200 度的凹透镜。

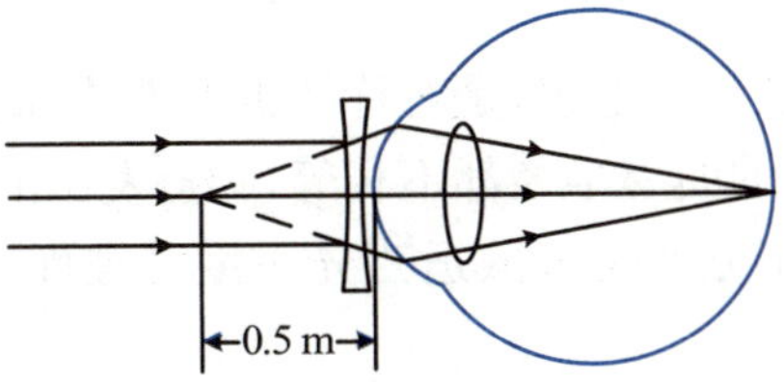

图 10-18　例 10-4 图

2. 远视眼

如果眼睛不调节时,平行光进入眼内的光线会聚于视网膜之后,此类眼睛称为远视眼,如图 10-19(a)所示。远视眼的近点距离大于正视眼。远视眼通过调节可以看清远处物体,但看不清近处物体。远视眼产生的原因可能是角膜或晶状体折射面的曲率半径太大,光焦度太小;或者是眼球前后直径太短。

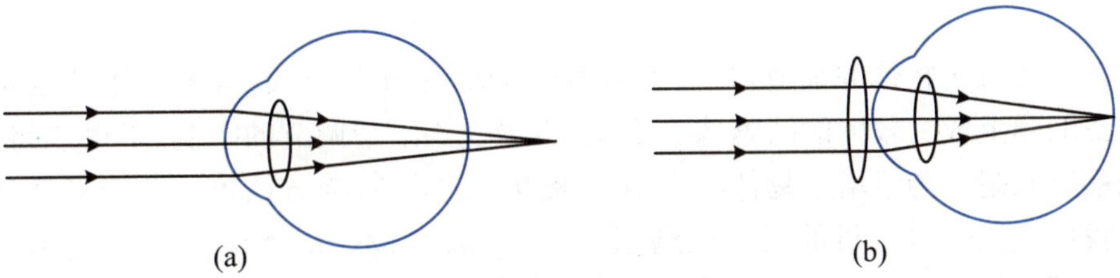

图 10-19　远视眼及其矫正

远视眼矫正的方法是佩戴凸透镜,使平行光线先经过凸透镜会聚,再经过眼睛折射后会聚于视网膜上,如图 10-19(b)所示。由于远视眼的近点较正视眼的远,因此,远视眼若要和正视眼一样看清楚近处的物体,所选择的凸透镜必须将此物体的虚像成在接近远视眼的近点处。

【例 10-5】　某远视眼患者的近点在眼睛前方 1.2 m 处,若要看清眼睛前方12 cm 处的物体,问他应佩戴多少度的眼镜?

解　所佩戴眼镜应使眼睛前方 12 cm 处的物体 O 在眼睛前方 1.2 m 处成虚像 I,如图 10-20 所示。设眼镜的焦距为 f,将 $u = 0.12$ m,$v = -1.2$ m,代入薄透镜成像公式(10-10)中,得

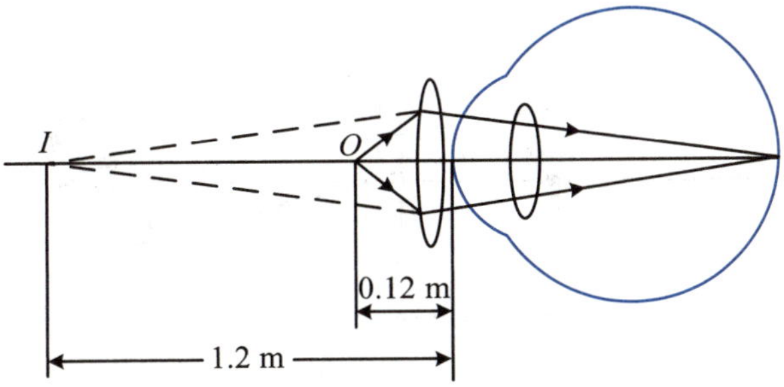

图 10-20　例 10-5 图

$$\Phi = \frac{1}{f} = \frac{1}{0.12} - \frac{1}{1.2} = 7.5(\mathrm{D})$$

所以，该远视眼患者应佩戴光焦度为750度的凸透镜。

3. 散光眼

近视眼和远视眼属于球性屈光不正，是对称性折射系统；而散光眼属于非对称性折射系统，其角膜在各个方向子午线的曲率半径都不相等，物点发出的光线经过角膜折射后不能形成清晰的像点。散光眼的矫正方法是佩戴适当光焦度的柱面透镜，以矫正屈光不正子午线的光焦度。

10.4 几种医用光学仪器

10.4.1 放大镜

为了看清楚微小物体的细节，常需要将微小物体移近眼睛，以增大物体对眼睛的视角，使物体在视网膜上成一较大的清晰像。但是，由于受到眼睛调节的限制，不可能将微小物体无限制地移近眼睛。为了增大物体对眼睛的视角，可在眼睛前方放置一个会聚薄透镜，以增大视角。我们把用于这一目的的会聚薄透镜，称为放大镜(magnifier)。在使用放大镜时，应把需要观察的微小物体放在放大镜的焦点内、靠近焦点处，使物体经过放大镜折射后成正立的放大虚像，这时，眼睛就可以不需要调节，使得微小物体在视网膜上成一清晰的像。

如图10-21(a)所示，设物体放在明视距离处不经过放大镜时对眼睛产生的视角为β，而物体经过放大镜后对眼睛的视角为γ，如图10-21(b)所示。我们常用比值γ/β来衡量放大镜放大视角的能力，称为角放大率(angular magnification)，用α表示，即

$$\alpha = \frac{\gamma}{\beta} \tag{10-15}$$

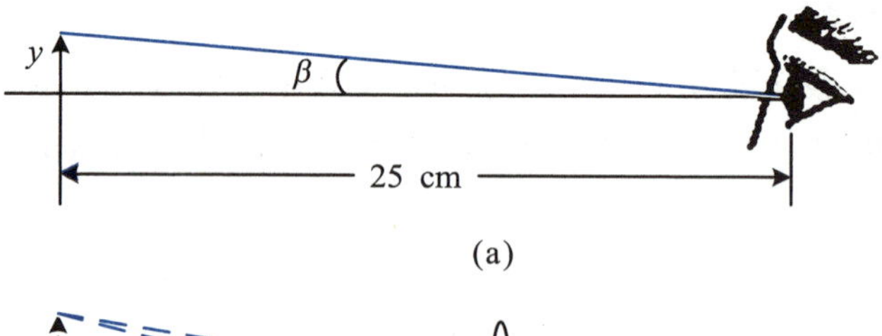

(a)

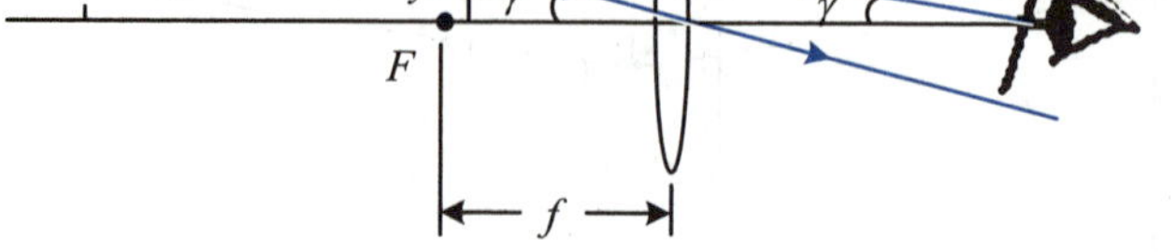

(b)

图10-21　放大镜原理

由于物体线度 y 很小，故视角 β、γ 很小，则有：$\tan\beta\approx\beta=\frac{y}{25}$，$\tan\gamma\approx\gamma=\frac{y}{f}$，将它们代入式(10-15)中可得

$$\alpha=\frac{25}{f} \tag{10-16}$$

式中，f 为放大镜的焦距。式(10-16)表明：放大镜的角放大率与它的焦距 f 成反比，即放大镜焦距越小，角放大率越大。但值得注意的是如果 f 太小，透镜会很凸、很厚，出现色像差，所以单一透镜作为放大镜时的放大率一般都小于 3 倍，若是组合透镜，放大率可以达到 20 倍之多，且像差小。

10.4.2　光学显微镜

1. 显微镜的光学原理

显微镜是生物学和医学中常用的光学仪器之一。普通光学显微镜由两组会聚透镜组成，其光路图如图 10-22 所示，其中，L_1 为物镜(objective)，物镜的焦距较短；L_2 为目镜(eyepiece)。为了消除像差，使成像质量较好，实际中的物镜和目镜分别由多个薄透镜组成相应的透镜组。通常将被观察的物体(物体的长度设为 y)放在靠近物镜的焦点外侧，经过 L_1 折射后物体在靠近目镜的焦点内侧成一个放大的倒立实像(实像的长度设为 y')，此像再经过目镜放大后成一虚像(此虚像的长度设为 y'')，设此虚像相对眼睛的视角为 γ。实际上，目镜相当于一个放大镜，其作用是增大视角。

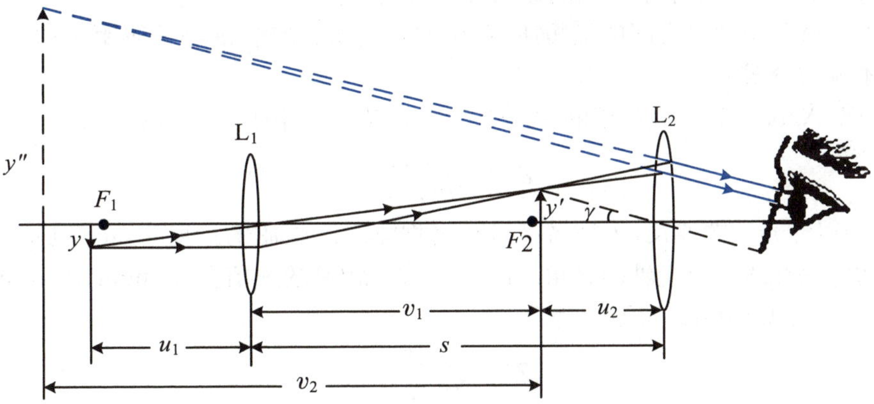

图 10-22　光学显微镜的光路图

根据光学仪器放大率的定义，显微镜的放大率 M 为

$$M=\frac{\gamma}{\beta}\approx\frac{\tan\gamma}{\tan\beta}$$

式中，$\tan\gamma\approx\frac{y''}{v_2}=\frac{y'}{u_2}$，$\tan\beta=\frac{y}{25}$，代入上式，得

$$M=\frac{y'}{u_2}\cdot\frac{25}{y}=\frac{y'}{y}\cdot\frac{25}{u_2}=\frac{v_1}{u_1}\cdot\frac{25}{u_2}$$

上式$\frac{y'}{y}=\frac{v_1}{u_1}$称为物镜的线放大率(用 m 表示)；$\frac{25}{u_2}\approx\frac{25}{f_2}$，$f_2$ 为目镜焦距，是目镜的角放大率

(用 α 表示),则上式可写为

$$M = \frac{v_1}{u_1}\frac{25}{f_2} = m\alpha \tag{10-17}$$

式(10-17)表明:显微镜的放大率等于物镜的线放大率 m 与目镜的角放大率 α 的乘积。在实际使用时,显微镜都配有各种放大率的物镜和目镜,可以进行适当组合来获得所需要显微镜的放大率。

通常由于被观察物体靠近物镜的焦点,则 $u_1 \approx f_1$,且物镜和目镜的焦距都很小,所以物镜的线放大率 $\frac{v_1}{u_1} \approx \frac{s}{f_1}$,$s$ 是显微镜镜筒的长度,因此显微镜的放大率又可写为

$$M \approx \frac{s}{f_1} \cdot \frac{25}{f_2} = \frac{25s}{f_1 f_2} \tag{10-18}$$

式(10-18)表明:显微镜镜筒越长,物镜和目镜的焦距越短,显微镜的放大率就越大。

2. 显微镜的分辨本领

我们使用显微镜的目的是观察微小物体,看清它的细节。单纯从几何光学角度看,只要消除显微镜光学系统的各种像差,提高它的放大率,细小的物点通过它就可以得到一个放大的、清晰的像点。但实际上这是做不到的,因为我们在目镜中看到的物体细节是物体经过物镜所成的像的细节,而物镜所成的像会受到光的衍射影响。由于光的衍射作用,当点光源发出的光入射到透镜时,经过透镜折射后不再是一个清晰的像点,而是一个衍射亮斑。因此,物体经过物镜所成的像就是由这些衍射亮斑组成的。如果物体上两个点之间的距离很小,则它们经过物镜后所成的两个衍射亮斑会互相重叠形成一个大亮斑,这时,就不能分辨出是两个点的像了。为此,我们引进显微镜分辨本领的概念。

显微镜能够分辨两点之间的最短距离称为最小分辨距离,最小分辨距离的倒数称为显微镜分辨本领或分辨率。

阿贝(E. Abbe)指出:显微镜的物镜所能分辨两点之间的最短距离 Z 为

$$Z = \frac{1.22\lambda}{2n\sin u} \tag{10-19}$$

式中,λ 是照射光光波的波长,n 是物镜与观察物体之间媒质的折射率,u 是从被观察物体射到物镜边缘的光线与主光轴的夹角。$n\sin u$ 称为物镜的数值孔径(numerical aperture),用 N. A. 表示,则式(10-19)可改写为

$$Z = \frac{0.61}{\text{N.A.}}\lambda \tag{10-20}$$

由此可见:物镜的数值孔径越大、照射光波长越短,显微镜能分辨的最短距离越小,越能看清物体的细节,显微镜的分辨本领就越强。

由式(10-20)可知:提高显微镜分辨本领的方法之一是增大物镜的数值孔径 $n\sin u$,例如:利用油浸物镜增大 n 和 u 的值。通常情况下,显微镜物镜和被观察物体之间的媒质是空气(称为干物镜),如图 10-23(左)所示,它的数值孔径 $n\sin u$ 最大只能达到 0.95 左右,这是因为从被观察物体出发的光线中的一部分被全反射而不能进入物镜。如果在物镜与被观察物体之间加上折射率较大的透明液体,如香柏油($n \approx 1.52$)等,则可将物镜的数值孔径 $n\sin u$ 增大到 1.5 左右,此时称为油浸物镜,如图 10-23(右)所示。油浸物镜不仅提高了显微镜的分辨本领,而且避免了全反射的产生,从而提高了像的亮度。

提高显微镜分辨本领的另一种方法是减小照射光的波长。例如:选 N. A. 为 1.5 的油浸

物镜，用可见光照射（平均波长为 550 nm），显微镜能分辨的最短距离为 223.7 nm；若改用波长为 275 nm 的紫外光照射，可使分辨本领提高 1 倍，可看清楚 112 nm 的细节。

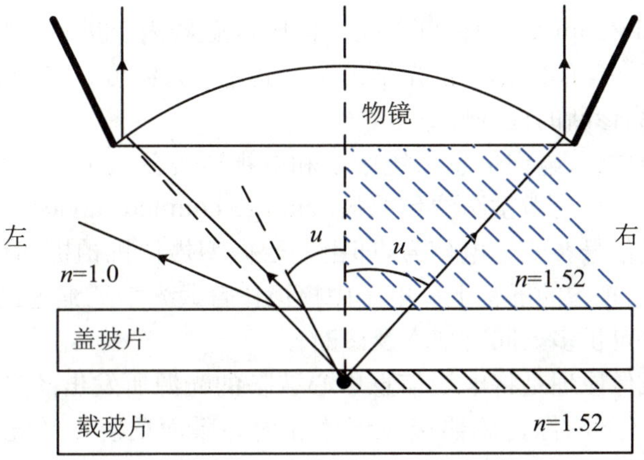

图 10-23　干物镜（左）和油浸物镜（右）

值得注意的是显微镜的分辨率和放大率是两个不同的概念。显微镜的放大率是物镜的线放大率和目镜的角放大率的乘积，而显微镜的分辨率只取决于物镜本身的特性。目镜只能放大物镜所分辨的细节，并不能提高物镜的分辨率。因此，仅靠使用高倍目镜来提高总放大率，对于整个系统分辨本领的提高是毫无益处的。所以，在考虑提高总放大率的同时，必须考虑提高分辨率。例如，两个显微镜，一个是 40×（表示 40 倍），N. A. = 0.65 的物镜配上 20× 的目镜的显微镜；另一个是 100×，N. A. = 1.30 的物镜配上 8× 的目镜的显微镜，两个显微镜的总放大率都是 800×，但后者的分辨率却比前者高一倍，可更清楚地看到微小物体的细节。

10.4.3　纤镜

纤镜（fiber scope）又称纤维内镜，它是用透明度很好的玻璃或其他透明材料拉制成很细的纤维细丝，并在其外表面涂上一层折射率比纤维细丝还小的物质制成的，由于它可以导光，所以也叫光导纤维。

医学上使用的纤镜有两个方面的作用：一方面利用它将外界的强光源发出的光导入人体器官内；另一方面通过它导出人体器官内壁的图像，方便医生观察、诊断。为了达到这一目的，纤维束的两端必须黏结固定，且两端纤维排列应完全对应，以保证导出的图像正确清晰，如图 10-24 所示。纤维束的外部不加黏结，以保证它足够柔软。目前临床上使用的光学纤维内镜有食管、胃、十二指肠、胆道、直肠、结肠、支气管、膀胱等内窥镜。利用纤镜还可直接进行活体组织取样，摘除结石或息肉等。由于通过纤镜可获得人体内器官腔壁的清晰图像，还可进行电视摄像和记录，因此，它成为临床诊断中的有用工具。

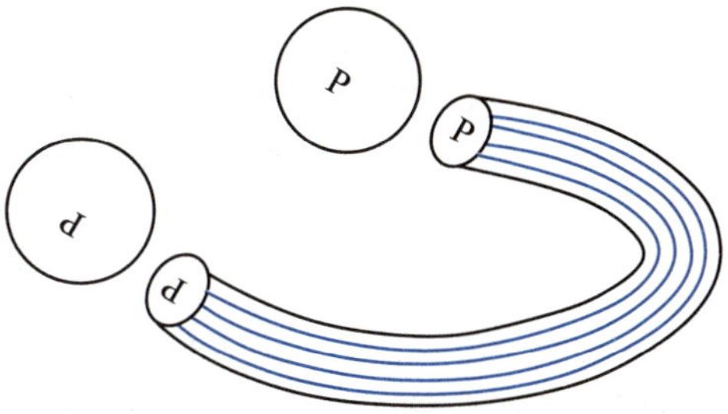

图 10-24　光学纤维导像示意图

10.4.4 电子内窥镜

电子内窥镜(endoscopy)是一种可以插入体腔或脏器内腔进行直接观察、诊断、治疗的集光、机、电等技术于一体的医用电子光学仪器。通过它人们可以直接观察到人体内脏器官的组织形态,可以提高诊断的准确性。

电子内窥镜是由内镜、电视信息系统中心和电视监视器三个主要部分组成。它的成像主要依赖于镜身前端装备的微型图像传感器(charge coupled device,CCD),微型图像传感器的主要功能是把光信号转变为电信号,即由一台微型摄像机拍摄图像然后通过图像处理器处理,显示在电视监视器的屏幕上。电子内窥镜比普通光学纤维内镜的图像清晰,色泽逼真,分辨率更高,而且可供多人同时观察及诊断。

电子内窥镜的成像原理是将电视信息中心装备的光源所发出的光,经内镜内的导光纤维导入受检体腔内;微型图像传感器接收到体腔内黏膜面反射来的光,将此光转换成电信号,再通过导线将信号输送到电视信息中心,再经过电视信息中心将这些电信号进行储存和处理,最后传输到电视监视器的屏幕上显示出受检脏器的彩色黏膜图像。

电子内窥镜在临床应用中具有操作简单、灵活、方便的优点,可将病人不适感降到了最低限度,大大提高了诊断的准确性;同时,电子内窥镜还可利用电视信息中心调整颜色区分观察不同的组织结构,从而达到对各种组织结构的最佳分辨能力。此外,人们通过把图像分析技术用于电子内窥镜检查,可以得到胃的血流图,同时可对病变进行定量分析,还可以进行温度测定,还可将超声探头装在内镜前端进行腔内超声探测;另外,可利用通信线路将电子内窥镜图像传至远方,进行临床疾病的会诊。

习　题

10-1 一个折射率为 1.6 的玻璃圆柱,长为 20 cm,两端为半球面,曲率半径为2 cm,如图 10-25 所示。若在离圆柱左端 5 cm 处的轴上有一光点 O,试求其像的位置和性质。

(−10 cm;虚像)

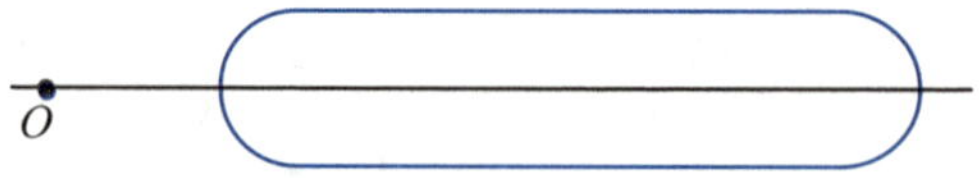

图 10-25 习题 10-1 图

10-2 空中有一会聚透镜(双凸薄透镜),其两表面的曲率半径为 $r_1=80$ cm,$r_2=36$ cm,玻璃的折射率 $n=1.63$,高为 2.0 cm 的一个物体放在透镜的左侧 15 cm 处,求像的位置及其大小。

(−24.2 cm;3.2 cm)

10-3 在空气($n_1=1.0$)中焦距为 0.1 m 的双凸透镜(其折射率 $n=1.50$),若放入水($n_2=1.33$)中,则此系统的焦距和焦度各为多少?

(0.39 m;3.4 D)

10-4 折射率为 1.5 的透镜，一面是平面，另一面是半径为 0.20 m 的凹面，将此透镜水平放置，凹面一方充满水。试求整个系统的焦距。

(−1.2 m)

10-5 凸透镜 L_1 和凹透镜 L_2 的焦距分别为 20 cm 和 40 cm，L_2 在 L_1 右方 40 cm 处，光轴上有一个小物体位于 L_1 左方 30 cm 处，求它的像。

(40 cm)

10-6 现有两个薄透镜 L_1 和 L_2，它们的焦距分别为 $f_1 = 4$ cm，$f_2 = 6$ cm，在水平方向将 L_1 置于 L_2 的左方，某物放在 L_1 透镜左方 8 cm 处，在下列两种情况下，求其像最后位于何处。

(1) 两透镜 L_1 和 L_2 相距 10 cm；

(2) 两透镜 L_1 和 L_2 相距 1 cm。

(−3 cm;3.2 cm)

10-7 某近视眼患者的眼镜是折射率为 1.52 的平凹薄透镜，凹面的曲率半径为 10 cm，求其在空气中的光焦度。

(−5.2 D 或 −520 度)

10-8 一位近视眼患者站在视力表前规定的 5 m 处时，看不清最上一行的 E 字。只有当他走到距视力表 2 m 时方能看清最上一行的 E 字，则此患者的对数视力为多少？

(3.6)

10-9 某近视眼患者的远点距离为 0.1 m，他看无穷远处物体时应佩戴多少度的眼镜？

(−1 000 度)

10-10 某远视眼患者戴光焦度为 2 D 的眼镜看书时须把书拿到眼前 40 cm 处，此人应佩戴多少度的眼镜才能和正常人一样看书？

(3.5 D 或 350 度)

10-11 显微镜目镜的焦距为 2.5 cm，物镜的焦距为 1.6 cm，物镜和目镜相距22.1 cm，最后成像于无穷远处。试问：

(1) 标本应放在物镜前什么地方？

(2) 物镜的线放大率是多少？

(3) 显微镜的总放大倍数是多少？

(1.74 cm;11 倍;110 倍)

10-12 若用数值孔径为 0.61 的显微镜去观察 0.4 μm 的标本细节能否看清楚？若以数值孔径为 1.22 的物镜去观察又怎样(设所用光波波长为 600 nm)？

(不能;能)

10-13 明视距离处人眼可分辨的最短距离为 0.1 mm，欲观察 0.25 μm 的细胞标本的细节，显微镜的总放大倍数及 N.A. 应为多少(所用的光波波长为 600 nm)？

(400 倍;1.46)

(周　杨　陈月明)

本章课件

课程思政

第 11 章　激光及其医学应用

激光(laser)是受激辐射光放大(light amplification by stimulated emission of radiation)的简称。1960 年梅曼(T. H. Maiman)制成了世界上第一台激光器——红宝石激光器。激光以其优异的特性,在短短的 50 多年时间中得到了迅速发展,激光技术已成为硕果累累的一门新兴科学技术。激光以高、精、尖的技术特点,在人类生活、工农业生产、军事、科学研究及医学等各个领域得到了广泛的应用,尤其在当今信息技术领域中,激光作为一种独特的信息载体,起着举足轻重的作用,已成为一颗光彩夺目的“明珠”。

本章将主要介绍激光产生的基本原理及几种常用激光器,然后介绍激光的特性及其医学应用。

【本章学习要求】

了解:激光的生物作用、激光的临床应用和安全防护。

熟悉:激光器的分类和基本组成结构。

掌握:激光产生条件及基本原理、激光的特性及作用。

11.1　激光的基本原理与激光器

11.1.1　光与物质的相互作用

物质由原子(或分子、离子)组成,原子具有一系列分立的运动状态,相应地有一系列分立的、不连续的能量级,其中最低能级状态称为基态(ground state),其他能级状态称为激发态。根据玻尔兹曼能量分布定律,绝大多数原子处于能量较低的状态上。

早在 1917 年爱因斯坦就对光与物质的相互作用进行过深入的研究,他指出当光辐射与物质相互作用时,原子无论是辐射光子,还是吸收光子,都同原子的能级间跃迁有关。一般而言,光与物质相互作用有三种不同的基本过程,即自发辐射、受激辐射及受激吸收(简称吸收)。为了方便地讨论光与物质相互作用的三种基本过程的特点和遵循的规律,我们只考虑与产生激光有关的原子的两个能级 E_1 和 E_2(设 $E_2>E_1$),但这并不影响能级间跃迁规律的普遍性。

1. 自发辐射

位于高能级 E_2 上的原子会自发地跃迁到低能级 E_1 上,并放出一个能量为 $h\nu = E_2 - E_1$

的光子，如图 11-1 所示。

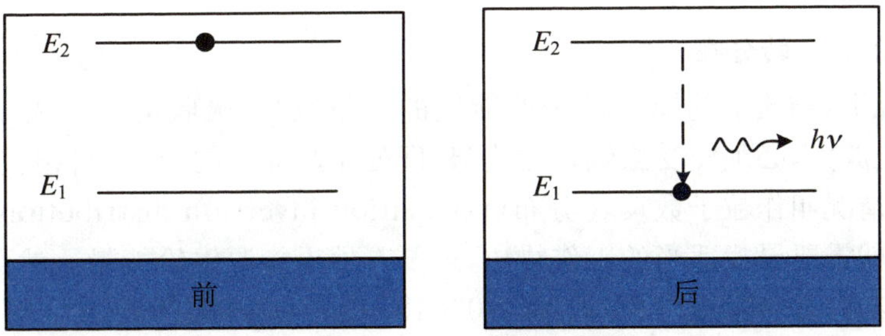

图 11-1　自发辐射

2．吸收

位于低能级 E_1上的原子会从辐射场中吸收一个能量为 $h\nu = E_2 - E_1$ 的光子而跃迁到 E_2能级上，如图 11-2 所示。

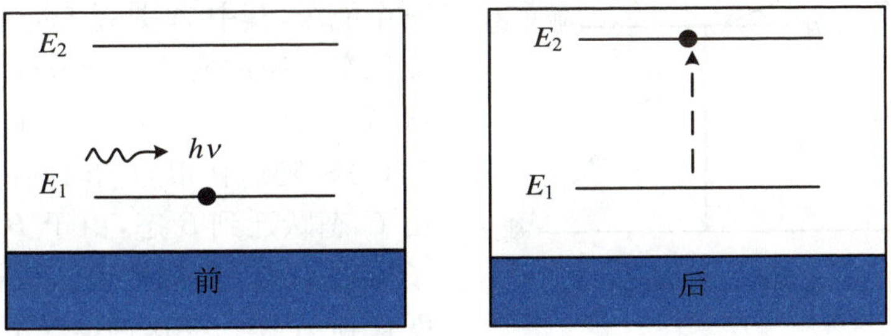

图 11-2　吸收

3．受激辐射

位于高能级 E_2上的原子，在频率满足 $h\nu = E_2 - E_1$ 的照射光场激励下，从高能级 E_2跃迁到低能级 E_1，同时辐射出一个和照射光场性质完全相同的光子，即和激励它的光场的频率、相位、偏振状态、传播方向等都相同的光子，如图 11-3 所示。

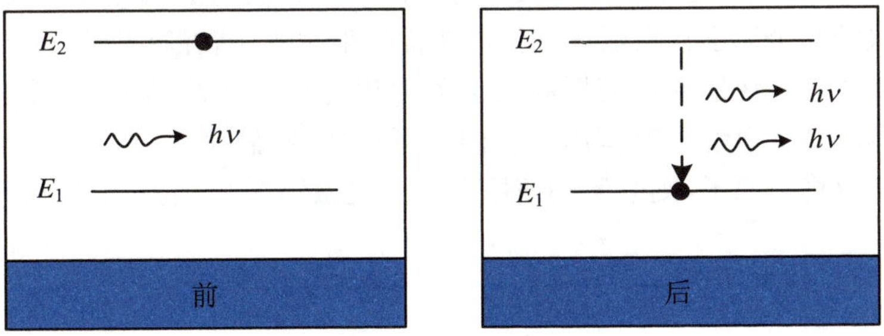

图 11-3　受激辐射

如上所述，在光辐射与物质相互作用中，存在着自发辐射、受激辐射及吸收这三种过程，在实际系统中，三种过程是可以同时存在，只是各种过程所占比例不同。

11.1.2　激光产生条件

当物质中有光辐射时，同时存在着自发辐射、受激辐射及吸收这三种过程。为了获得强大的相干光(激光),应抑制光的吸收和自发辐射,尽可能加强受激辐射,为此必须满足以下两个条件。

1. 实现粒子数反转分布

在通常情况下,物质中的原子处于低能级的数量较多,吸收的概率大于受激辐射的概率。而要获得光放大,必须使受激辐射占优势,即处于高能级的原子数目要多于处低能级的原子数目,这种情况叫作粒子数反转分布(population inversion distribution)。为了实现粒子数反转分布,就需要寻找适当的工作物质,还要有外界能源供给能量。然而大多数物质的激发态是不稳定的,寿命很短,只有大约 1.0×10^{-8} s,往往在发生受激辐射之前,原子就已经自发地辐射光子回到了基态。但也有些物质的原子从高能级回到低能级之前,会先过渡到一个中间能态,原子在这个能态上停留的时间比较长,可达到十分之几秒,这个能态称为亚稳态(一种特殊的激发态)。利用具有亚稳态的物质,就可以实现粒子数反转分布。

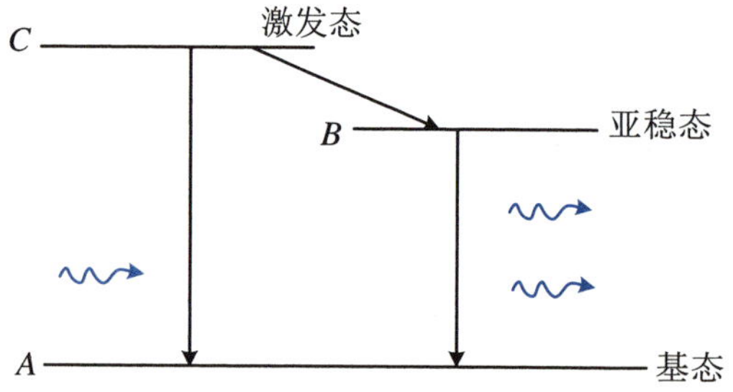

图 11-4　实现粒子数反转

图 11-4 所示的是一种实现粒子数反转分布的方法。图中 A,B,C 分别表示原子的三个能级,其中 A 是基态,C 是激发态,B 是亚稳态。通过某种激励方式,如光辐射、粒子碰撞、气体放电等,可以将原子从 A 态激发到 C 态,随后在很短的时间内,原子又自发地由 C 态跃迁到 B 态,由于 B 态是亚稳态,原子可以在这个能级上停留较长的时间而暂不跃迁到 A 态。在这种情况下,处于 B 态的粒子数目将大量增加,从而实现粒子数反转分布,为产生激光提供了必要条件。

2. 光学谐振腔

实现粒子数反转分布只是提供了实现受激辐射光放大、获得激光的必要条件,要获得激光输出,还必须把光放大转化为光振荡,这就需要一个光学谐振腔,如图 11-5 所示。在工作物质的两端各放置一块反射镜,它们相互平行,且垂直于谐振腔的主轴,其中一块为全反射镜,另一块为部分反射镜。处于粒子数反转分布的工作物质初始的光辐射来自自发辐射,即处于亚稳态能级的某个原子自发跃迁到低能级而辐射出光子,在这些光子中,不沿谐振腔轴线方向运动的光子就很快地通过谐振腔的侧面射出腔外;而沿谐振腔轴线方向运动的光子则通过谐振腔两端的反射镜反射作用在腔内往复地传播,假设其中的一个光子在传播途中若遇到一个处于亚稳态原子,则会激励该原子发生受激辐射,产生一个与它本身特性完全相

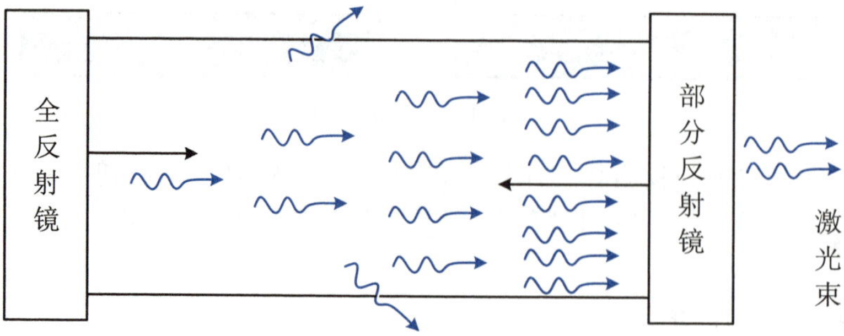

图 11-5　光学谐振腔工作原理

同的新光子。这样，沿谐振腔轴线方向运动的光子数目会成倍地增加，受激辐射的强度也越来越大，从而在谐振腔内形成光振荡。由于一端是部分反射镜（反射率通常为 90%），从这一端反射镜透射出来的光就形成了激光束。

11.1.3　激光器

激光器是用于产生激光的装置，按其工作物质不同可分为四类：固体激光器、气体激光器、液体激光器和半导体激光器。

固体激光器：具有器件小、坚固、使用方便、输出功率大的特点。

气体激光器：具有结构简单、造价低；操作方便；工作介质均匀、光束良好以及能长时间较稳定地连续工作的优点。

液体激光器：工作原理比其他类型激光器要复杂得多。输出波长连续可调，且覆盖面宽是它的突出优点。

半导体激光器：体积小、质量轻、寿命长、结构简单而坚固，特别适用于飞机、车辆、宇宙飞船。

如果按工作方式，还可分为三类：单脉冲激光器、连续激光器和巨脉冲激光器。

不论是什么类型的激光器，都主要由三个基本部分组成的，即工作介质、激励源和光学谐振腔。

1. 工作介质

介质可以是气体、液体、固体或半导体。现已有工作介质近千种，可产生的激光波长包括从真空紫外到红外，光谱范围非常广。

2. 激励源

一般可以用气体放电的办法来利用具有动能的电子去激发介质原子，称为电激励；也可用脉冲光源去照射工作介质，称光激励；还有热激励、化学激励等。各种激励方式被形象化地称为泵浦或抽运。

3. 光学谐振腔

光学谐振腔，实际是在激光器两端，面对面装上两块反射率很高的平面镜。腔反射镜常用金属镜或非金属基片上镀金属膜。一块对光几乎全反射，另一块则让光大部分反射、少量投射出去，以使激光可透过这块镜子而射出。被反射回到工作介质的光，继续诱发新的受激辐射，从而使光被放大。光在谐振腔中来回振荡，造成连锁反应，雪崩般获得放大，产生强烈的激光，从部分反射镜一端输出。所输出的激光不仅光强，而且有很好的方向性和单色性。

世界上最早出现的激光器——红宝石激光器，其结构如图 11-6 所示。我们对红宝石激光器作一简要的介绍。

红宝石激光器是以掺杂离子型绝缘晶体红宝石棒为工作物质的。红宝石激光晶体是以刚玉（或称白宝石）单晶为基质，掺入金属铬离子（Cr^{3+}）为激活粒子所组成的晶体激光材料，呈淡红色，其掺杂浓度一般为 0.05%（质量）。工作物质要求有较好的光学质量。在红宝石晶体中，Cr^{3+} 的吸收带有两个，分别在 410 nm 和 560 nm 波长附近，吸收带宽度约为 100 nm 波长。红宝石激光器采用光激励，脉冲激光器中一般采用发光效率较高的脉冲氙灯，通常脉冲氙灯用石英管制成，两端用过渡玻璃封以钍钨电极，管内充以 300～500 Torr（1 Torr =

133.322 Pa)氙气,灯管由高压充电电源和高压触发器控制点燃。为了使光泵的光更集中地照射在激光棒上,常用的聚光腔有圆柱面聚光腔、单椭圆柱面聚光腔、双椭圆柱面聚光腔。为提高对光线的反射率,聚光腔常采用黄铜或不锈钢材料制成,内壁经抛光处理后镀银。红宝石激光器谐振腔多采用平行平面镜腔,全反射镜是反射率为99%以上的多层介质膜,输出镜透过率为50%以上。近年来,为了缩小激光光斑尺寸,也有采用平凹腔结构的,全反射镜采用凹球面镜,其曲率半径为腔长的3~4倍。

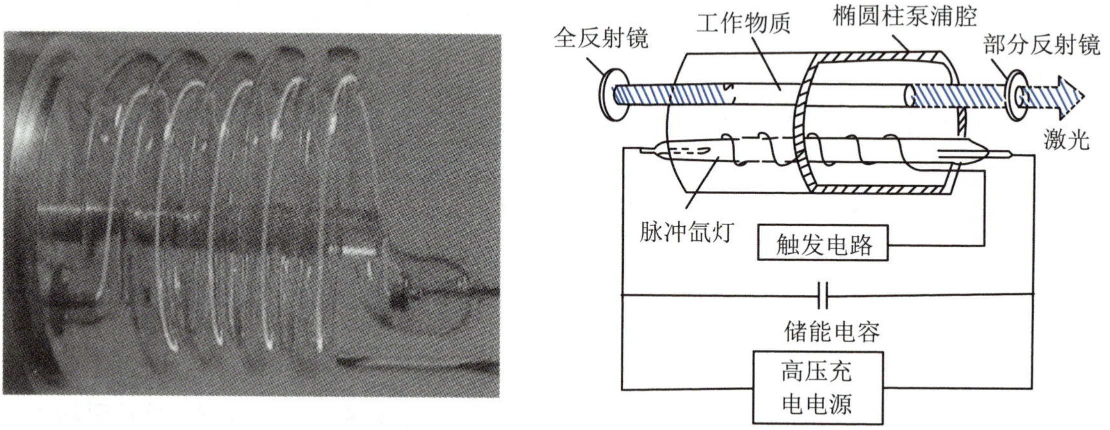

图 11-6 红宝石激光器及结构图

激光在生物效应、基础医学研究及临床医学诊断、治疗上有着非常广泛的应用,表11-1列出了医学上几种常用的激光器。

表 11-1 医学上几种常用的激光器

工作物质	工作方式	波长(nm)	输出功率或能量	主 要 用 途
红宝石	脉冲	694.3	0.05~500 J	眼科、临床实验、生物效应研究
钕玻璃	脉冲	1 060	0.1~1 000 J	低能量:眼科 高能量:肿瘤治疗、生物效应研究
N_2	脉冲	337.0	0.4~1 mJ	五官科、皮肤科、基础研究
Nd:YAG	脉冲、连续	1 060	30~100 W	外科手术、照射
CO_2	连续	1 060	15~300 W	皮肤科、妇产科、内科、骨科手术、肿瘤治疗、照射或烧灼
He-Ne	连续	632.8	1~70 mW	光针、外科、皮肤科、妇产科、照射或全息照相
He-Cd	连续	441.6	9~12 mW	体腔表面、肿瘤、荧光诊断
Ar	连续	488.0/514.5	0.5~10 W	眼科、外科手术刀、光针、全息照相

11.2 激光的特性

激光与普通光源发出的光就本质而言都是电磁波，但它除了具有普通光的一切性质外，还具有一些普通光没有的特性，这使得激光具有特殊的应用。

1. 方向性好

激光由于受激辐射的光子进行方向相同的运动以及谐振腔对腔内离轴光子的淘汰作用，使得只有沿轴向的光波才能形成振荡并输出，因而激光具有极好的方向性。激光束的发散角一般在 $10^{-4}\sim10^{-2}$ rad，而普通光束的发散角是激光束的发散角的 $10^2\sim10^4$ 倍，当我们按亮手电筒或打开探照灯时，看上去它们射出的光束在方向上是笔直的，似乎也很集中，但实际上，当光束射到一定距离外后，就散得很开了。唯有激光才是方向最一致、最集中的光，如果将激光束射向月球，它不仅只需花 1 秒钟左右便能到达月球表面，而且仅在那里留下一个直径为几百米的光斑区。正是由于激光具有极好的方向性，故常被用于精密长度测量，如利用月球上的反射镜对激光的反射来测量地球与月球之间的距离，其精度可达到几个厘米。激光束是理想的平行光束，被广泛地用于准直、目标照射、通信和雷达等方面。

2. 亮度高、强度大

亮度是衡量光源发光强弱程度的标志，表明光源发射的光能量在时间与空间方向上的分布特性。太阳光又强、又热，谁也不敢正视耀眼的太阳。可是与激光相比，太阳光的亮度就仿佛是小巫见大巫了。梅曼制成的第一台红宝石激光器，它发射出的深红色激光是太阳亮度的四倍，而近年来研制出的最新激光器，其发射的激光束的亮度要比太阳表面亮度高出一百亿倍以上！因为激光器发出的激光是集中在沿轴线方向仅十分之一度左右（一般发散角小于 10^{-3} rad）的一个极小发射角内的，因而激光的亮度就会比同功率的普通光源高出几亿倍。再加上激光器能利用特殊技术，在极短的时间内（比如一万亿分之一秒）辐射出巨大的能量，当这些能量汇聚在一点时，可产生几百万度，甚至几千万度的高温。正是由于激光具有高亮度和高强度的特性，故可用于制造激光武器以及应用于工业上的打孔、切割、焊接等方面。在临床治疗中，激光这一特性被用作手术刀与体内碎石。

3. 单色性好

谱线宽度是衡量光波单色性好坏的标志，太阳光可视分解成红、橙、黄、绿、青、蓝、紫七色可见光。不同颜色的光，它们的波长是不相同的（400～760 nm），谱线宽度很大（约 360 nm）。在自然界中几乎找不到波长纯而又纯的光，各种波长的光总是混杂在一起的。科学家们长期以来一直努力寻找一种波长一致的单色光源，激光就是这种理想的单色光源。拿氦氖气体激光器来说，它射出光的波长宽度不到一百亿分之一微米，完全可以视为单一而没有偏差的波长，是极纯的单色光。故激光器是目前世界上最好的单色光源。

激光具有极好的单色性，使得激光在光谱技术、全息技术及光学测量中得到了广泛应用，已成为基础医学研究与临床诊断的重要手段。由于光的生物效应强烈地依赖于光的波长，激光良好的单色性使得它在临床治疗上获得重要的应用。

4. 相干性高

普通光源发光主要是由于原子（或分子）自发辐射产生的，因而普通光源发出的光波都是非相干光。然而激光是受激辐射产生的，它的波长、方向等都一致，因此具有很好的相干性。物理学家通常用相干长度来表示光的相干性，光源的相干长度越长，光的相干性越好，而激光的相干长度可达几十千米。因此，如果将激光用于精密长度测量，它的最大可测长度要比普通单色光大10万倍以上。正是由于激光器的问世，为我们提供了最好的相干光源，促使相干技术获得了飞跃的发展，全息摄影才得以实现。

11.3 激光的医学应用及安全防护

激光首先应用在医学领域。1960年梅曼制成世界上第一台激光器——红宝石激光器，随后1961年美国就出现了第一台医用激光器——红宝石视网膜凝固机。随着激光技术的发展，激光在医学上的应用也越来越广泛，作用也越来越突出，于是一门新的交叉学科——激光医学——便逐步形成了。回顾激光医学的发展史，大体可以划分为三个阶段：20世纪60年代为基础研究阶段，20世纪70年代为临床广泛研究应用阶段，20世纪80年代“激光医学”已形成为一门新兴的边缘学科，并处于进一步的开拓和发展之中。激光医学目前包括了激光医学基础、激光于医学领域的应用、激光在临床诊断与治疗中的应用和激光的安全防护等方面内容。

11.3.1 激光的生物作用

激光对生物组织施加的作用以及由此引发的一系列理化过程，称之为激光的生物作用。生物组织因受激光照射而出现的各种应答性反应、效果或变化称之为激光的生物效应。目前认为激光生物学作用的生物物理学基础主要有机械作用、热作用、光效应、电磁场效应与生物刺激和调节作用。

1. 机械作用

当一束光辐射到某一物体时，在物体上产生辐射压力，激光比普通光的辐射压力强得多。若用功率为107 W的巨脉冲红宝石激光照射人体或动物的皮肤标本，产生的压力实际测定为1.72×10^{7} Pa。当激光束照射活组织时，由于单位面积上的压力很大，故活体组织表面的压力传入到组织内部，即辐射到组织上的部分激光的能量变为机械压缩波，出现压力梯度。如果激光束压力大到能使照射的组织表面粒子蒸发的程度，则喷出活组织粒子，并导致同喷出的粒子运动方向相反的机械脉冲波（反冲击）——冲击波——出现，这种冲击波可使活组织逐层喷出不同数量的粒子，最后形成圆锥形“火山口”状的空陷。

2. 热作用

激光的本质是电磁波，若其传播的频率与组织分子等的振动频率相等或相近，就将增强其振动，这种分子振动即产生热的机理，故也称热振动。在一定的条件下作用于组织的激光能量多转变为热能，故热效应是激光对组织作用的重要因素。分子热运动波长主要表现在红外线波段附近，因此二氧化碳激光器输出的红外激光对组织的热作用很强烈，一定类型和功率的激光照射生物组织时，在几毫秒内可产生200～1 000 ℃或更高的高温，这是因为激光，特别是聚焦激光能够在微细的光束内集中极大的能量。例如，数十焦耳的红宝石激光聚焦于组织微区,能在数毫秒内使该区产生数百度的高温,破坏该部位的蛋白质,造成烧伤或气化,而数十焦耳的普通光是根本无此作用的。此外,还发现当停止照射后,激光引起升温其下降的速度比任何其他方式引起的升温下降速度都慢,例如,数十焦耳红宝石激光引起的升温要下降到原正常温度,需数十分钟。

3. 光效应

激光照射生物组织所引起的光效应中主要决定于组织对于不同波长激光的透过系数(T)和吸收系数(A)。不同的组织及组织中的不同物质对于不同波长的激光的透过系数和吸收系数是不同的,对组织的光效应大小由 T 与 A 的乘积决定。$T \cdot A$ 的积愈大,则此种激光对该组织的光效应也愈大,例如,用于视网膜凝固,波长为694.3 nm的红宝石激光作用于视网膜时,$T \cdot A = 71\%$,这个数值比较大,故光凝固效果好,但对视网膜是波长为575 nm的激光的 T 与 A 的乘积最大,即光效应最佳。

组织吸收了激光的能量之后可产生光化学反应、光电效应、电子跃迁、激发其他波长的辐射(如荧光)、热能、自由基、细胞超微发光(生物化学发光、系自由基重新结合时释放出来的),可造成组织分解和电离,最终影响受照射组织的结构和功能,甚至导致损伤。光化学反应在光效应中有重要的作用,普通光所引起的各种类型的光化学反应,激光也都可引起。激光作用于活组织的光效应大小,除激光本身的各种性能外,组织的着色程度或称感光体(色素)的类型起着重要的作用,互补色或近互补色的作用效果最明显。不同颜色的皮肤、脏器或组织结构对激光的吸收可有显著差异。

在医疗和基础研究中,为增强激光对组织的光效应,可采用局部染色法,并充分利用互补色作用最佳这一特点。另一方面,也可利用此法限制和减少组织对激光的吸收。

4. 电磁场效应

在一般强度的激光作用下,电磁场效应不明显;只有当激光强度极大时,电磁场效应才较明显。将激光聚焦后,焦点上的光能量密度达 $1.06\times10^6\ \mathrm{W\cdot m^{-2}}$,相当于 $1.05\times10^6\ \mathrm{V\cdot m^{-1}}$ 的电场强度。电磁场效应可引起或改变生物组织分子及原子的量子化运动,可使体内的原子、分子、分子集团等产生激励、振荡、热效应、电离,对生化反应有催化作用,生成自由基,破坏细胞,改变组织的电化学特性等。激光照射后究竟引起哪一种或哪几种反应,与其频率和剂量有重要的关系,例如,电场强度只有高到 $1.01\times10^5\ \mathrm{V\cdot m^{-1}}$ 以上时,才能形成自由基。激光照射肿瘤时,只是直接照射一部分组织,但对全部肿瘤都可有良好的作用,其中可能的作用机理之一,有人认为就是电磁场的作用。

5. 生物刺激和调节作用

激光与其他各种物理因子对组织器官直至机体的基本作用规律是相同的,即小剂量作用时具有刺激(加强)作用和调节作用。原则上,不论使用哪一种激光均符合这一概念。例如,利用小功率的氦氖激光照射生物体,具有明显的生物刺激作用和调节作用。目前认为:小功率的氦氖激光照射的治疗作用基础不是温热效应,而是光的生物化学反应。

小功率的氦氖激光照射生物体时,具有消炎、镇痛、脱敏、止痒、收敛、消肿,促进肉芽生长,加速伤口、溃疡、烧伤的愈合等作用;可促使纤维细胞的数目增加,进而增加胶原的形成,可加快血管的新生和新生细胞的繁殖过程,基于其对代谢和组织修复过程的良好影响,可促进伤口愈合,加快再植皮瓣生长,促进断离神经再生,加速管状骨骨折愈合,促进毛发生长等;可影响内分泌腺的功能,如加强甲状腺、肾上腺等的功能,进而可调节整个体内的代谢过程;此外,并可引起周围血液和凝血系列的改变,其基本规律是具有调节作用;可改善全身状况,调节一些系统和器官的功能。

用小功率的氦氖激光照射皮肤时,在光生物化学反应的基础上,可影响细胞膜的通透性,影响组织中一些酶的活性,如激化过氧化氢酶,进而可调节或增强代谢,可加强组织细胞中核糖核酸的合成和活性,加强蛋白质的合成;可使被照射的部位中糖原含量增加;可使肝细胞线粒体合成 ATP 的功能增强。

用小功率的氦氖激光照射氏黏膜或皮肤溃疡面、神经节段、交感神经节、穴位等不同部位,在某些局部症状改善的同时,也可出现全身症状的改善,如精神好转、全身乏力减轻、食欲增加等。据报道:高血压患者经氦氖激光照射治疗后,不仅血压降低,而且一疗程照射后血液的凝固性也有所降低,血清中总蛋白的含量及血浆与红细胞内钾的含量升高。此外,据动物实验:用 1.5 mW 的氦氖激光照射兔或狗的皮肤,对全身代谢有刺激作用;用 1~1.5 mW 的氦氖激光照射兔眼,可引起全身性的血流动力学变化。

激光照射不能直接杀灭细菌,但可加强机体的细胞和体液免疫机能,如可加强白细胞的吞噬功能,可使吞噬细胞增加或增强巨噬细胞的活性,可使 γ-球蛋白及补体滴度增加;此外,微生物检查发现:激光照射可改变伤口部位葡萄球菌对抗生素的敏感性。

小功率氦氖激光在多次照射过程中可有累积效应。在临床工作中我们体会到:激光照射治疗的前两次往往不出现效果,而在三四次照射后才会出现疗效,因此要呈现激光照射的疗效,需经过一定的累积过程。当然,也有一次照射后即出现疗效的情况,但这往往只是局部症状的改善。小功率的氦氖激光多次照射的生物学作用和治疗作用具有抛物线特性,即在照射剂量不变的条件下,机体的反应从第 3~4 天起逐渐增强,至第 10~17 天达到最大,此后,作用效果逐渐减弱。若继续照射下去,到一定的次数后会出现抑制作用。根据上述规律,我们认为:小功率的氦氖激光照射同一部位的次数,在一般情况下不宜超过 12~15 次,如需做第二疗程照射,则两疗程间应有两周左右的间距。

正是因为激光照射生物体时会引起这些作用或效应,所以把握以上诸因素及影响,对于激光医学基础研究与临床应用都是十分重要的。

11.3.2 激光医学简介

激光医学是专门用激光新技术去研究、诊断和治疗疾病的一门新兴的边缘医学科学。与普通医学以及其他边缘医学科学相比,激光医学有其自身的特点。与传统光学比,则由于激光新技术是从古老光学中新生的一门技术,从激光光子的本质和光子的特性上来说,它地地道道是古老光学大家族中的一个成员;但是由于用了特殊的发光技术,使所辐射的激光是相干光,使激光具有单色性好、方向性强、亮度高等许多可贵的特性。正是这些与普通光的共性和不同的特性,决定了激光医学跟普通光的光医学、高能粒子的放射医学相比,既具有共性又具有不同特性的许多特点。正是由于激光具有这样优越的特性,以及它与生物组织相互作用过程中的特异规律,可以用于医学上的研究、诊断和疾病治疗。

1. 研究生命现象和规律

借助激光微束仪把激光束聚焦到直径 0.5~1 μm,用以切割或焊接细胞,研究生物遗传规律。借助激光拉曼光谱分析技术,研究生物大分子的结构及其变化;借助于红外吸收光谱仪,通过对唇部的测定,能测定人血液内所存在的元素;借助于激光多普勒测速技术测量皮肤、肠黏膜、胃黏膜的血流特征，可瞬时或连续地直接测量任何光束可到达之处的组织的毛细血管的血流等等。

2．激光诊断

用于检验和诊断的激光技术主要有激光荧光光谱术、激光拉曼光谱分析术、激光全息术、激光散斑分析术、激光多普勒测速术、激光流动式细胞分析术、激光干涉术、激光透照术和激光偏振技术等等，分别用来测量血液、尿液和人体其他组织的成分、微量元素的含量以及识别和分辨细胞是否病变或癌变等。

3．激光治疗

激光治疗的适应证现在已经涉及临床各科。大体可分为激光手术治疗、激光非手术治疗和激光光敏治疗三类。

（1）激光手术治疗

激光手术治疗用强激光，即用较高功率密度的激光束对病灶施行凝固、气化和切割等各级水平的手术。与传统的解剖刀比，激光刀多不出血或少出血；与传统的冷刀、超声刀和高频电刀比，激光刀的切割能力强，切口锋利，损伤少；激光刀还能通过光导纤维进入人体内施行手术而不用施行剖腹等开腔手术，能透过眼屈光介质对眼底施行手术而不用切开任何部位，这是其他任何传统手术都做不到的。

（2）激光非手术治疗

激光非手术治疗指用弱激光（即较低功率密度的激光，用这种激光照射人体组织不会直接损伤组织和细胞）来作理疗照射治疗或进行光针灸治疗。与传统理疗中的光疗比，激光的疗效显著提高，且适应证更广泛；与传统毫针比，激光光针无菌、无痛，不会断针、晕针，却能应用于治疗毫针的所有适应证。

（3）激光光敏治疗

在通常情况下，视细胞以外的绝大多数生物细胞不容易被可见光直接引起光化学效应。但是，当人体组织摄入了某些光敏化剂时，敏化剂分子吸收即使是较低功率的激光能量后，也会发生一系列化学反应，这种反应就叫光敏化反应。光敏化反应因有无分子氧参加而分成两类：一类是光敏化反应有分子氧参加，即生物系统被光氧化过程所敏化，这种有分子氧参加的光敏作用叫光动力作用。这类光敏化反应往往不消耗敏化剂，敏化剂可被反复不断地使用，直至该处的生物细胞被杀死。目前国内外普遍应用这一类光动力作用治癌，所用的敏化剂多为血卟啉衍生物，所用的敏化光源多为波长为 630 nm 的红色可见光激光。另一类光敏化反应不需要分子氧参加，此类敏化反应消耗敏化剂，这一类敏化剂较典型的如呋喃香豆素。临床上先使病灶处局部摄入呋喃香豆素，再用波长长于 290 nm 的紫外激光照射，可治疗银屑病，也可使白癜风的白色永久性变暗。但用这类光敏治疗时需控制剂量，并密切注意随访，因为有报道指出用补骨脂素光敏化实验导致了实验动物患皮肤癌。

11.3.3　激光的临床应用简介

20 世纪 80 年代，激光医学以日新月异的速度向前发展，主要表现在下述四个方面：

① 不断引入新的激光品种，如准分子激光器、自由电子激光器以及 CO、EL-YAG、HF 和 X 光波段的激光器等。目的是提高疗效、开拓激光治疗适应证和减少副作用。

② 在激光机的同一输出端有多种激光输出，常见的有将 CO_2、Nd-YAG 和 Ar^+ 三种波长的激光器装在同一架医用激光设备内，医生可视实际需要同时使用这三种或只用其中任一种或任两种激光束，以满足医生对止血效果、切割能力、手术精细要求等各种不同的需要。

③ 把医用激光器与电子计算机、光纤、图像分析、摄像录像、荧光光谱和超声技术等新技术及其新进展的新成果结合在一起，使激光的诊断和治疗不断提高到新的水平。

④ 将激光束引入体内、血管内和各种腔体内，在体内和腔内施行手术而不需开腔手术。

1. 激光在心血管中的应用

激光在心血管中的应用主要体现在两个方面，即血管的选择性破坏和血管重建术。激光用于血管的选择性破坏在理论和应用方面已经取得一些突破性进展，在美国，激光用于血管曲张治疗，研究得知 940 nm 的激光具有较深的穿透性、对血红素较好的吸收特性、对水的最佳吸收特性以及对黑色素最小的吸收。利用该波长的激光器治疗血管曲张取得了很好的疗效。激光心肌血管重建术是目前替代常规方法治疗心脏病的一种有效手段。它利用激光与心肌组织作用产生的热效应，用高强度激光束在缺血的心区域内打数个微孔，通过这些微孔把心腔中的血液引向缺血的心肌区域，改善心肌血液微循环以达到治疗的目的。

2. 激光在肿瘤中的应用

利用激光的光动力学来治疗肿瘤是世界各国科学家研究的一个热门课题，在英国已经获得初步的成功。它是先将某种光敏药物（其特点是与癌细胞亲和力强，而与正常细胞亲和力弱）注入病人体内，激光一遇到药物即被吸收，引起药物光化学反应，生出单质氧，使肿瘤组织内的细胞产生强烈的氧化反应。这使生物分子链发生断裂，切断肿瘤供血并将其分裂成碎片气化。此方法可以大大降低正常细胞遭破坏的危险。

3. 激光在眼科中的应用

激光手术是理想的治疗近视的高科技手段，其集计算机、激光、生物医学工程技术于一体，利用准分子激光束能量高、穿透性极弱、切削准确、重复性好的特点，准确地切削角膜前层组织，降低屈光度以达到矫正近视的目的。该手术对周围组织及深层眼内结构无影响，具有切削整齐光洁、精确性高、预测性强、稳定性好、合并症极少等特点。患者手术中无痛苦，不需住院，不影响正常的工作、生活，是治疗近视理想的手术方法。全世界已经有几百万近视患者通过手术摘掉了眼镜。

4. 激光在皮肤科的应用

激光在皮肤科主要应用于激光治疗红斑、激光除皱、激光除痣和纹身及对损伤皮肤的修复等等。据报道，德国慕尼黑的科学家们经过大量的试验发现，308 nm 的激光在治疗银屑病和白癜风方面，相对传统的方法取得了满意的成果和减少了正常皮肤的老化。正在美国和澳大利亚进行的临床试验表明，用脉冲式高能量的固体激光器，可消除脸部的皱纹、瘢痕及其他皮肤缺陷，在 900 人参加的试验中，90%的人消除了脸部 75%的皱纹。

5. 激光在中医治疗学中的应用

传统的中医学与激光技术和其他先进科学技术相结合，形成了一门新兴的交叉学科——光子中医学。根据激光对生物组织的弱刺激作用和生物组织的超微发光特性，在利用激光针灸、激光血管内照射和对生物超微发光的检测来诊断和治疗疾病方面，已经取得了许多的成果。此外，激光碎石技术在生物医学领域的应用也日趋成熟。目前，很多的医疗机构以 YAG 激光器输出的 532 nm 激光为光源，通过光纤将其传导入人的鼻咽管中，利用激光较强的功率密度将其中的结石等堵塞物破碎以及气化，从而顺利实现腔道的疏通与清理，该技术也可应用于尿道结石的治疗。与传统的手术治疗方法相比，该技术简单易行，对病人的创伤较小，越来越受到人们的重视和广泛的应用。

6. 光镊及细胞手术系统

20 世纪 80 年代中期，贝尔实验室的 Arthur Ashkin 发现一束连续波低功率(1 W 以下)激光能“捕捉”单个细胞和原生动物。对于特定频率的激光，足够小的透明物体会折射入射的光束，使路径偏折，折射的结果是动量从激光传递给了目标。如果激光光束与目标的几个关系布置正确，传递给目标的动量就会把目标向着入射的光束拉动，从而激光就能把目标移动。这束微小光束如同一把极细微的镊子，将细微颗粒捏住，因此形象地称之为激光光镊。在使用激光光镊的同时，第二束激光作为解剖刀或剪刀，则可以在细胞器上进行精细的外科手术。

11.3.4　激光的安全防护

激光在医学上的应用已得到拓展，而且应用的领域不断扩大，在应用过程中如不注意对激光的安全防护，则可能造成意外伤害，在临床应用中发生的意外事故已有报道。在充分发挥和使用好激光的同时，必须进行安全防护。

在激光的伤害中，以机体中眼睛的伤害最为严重。波长在可见光和近红外光的激光，眼屈光介质的吸收率较低，透射率高，而屈光介质的聚焦能力(即聚光力)强。强度高的可见或近红外光进入眼睛时可以透过人眼屈光介质，聚集于视网膜上。此时视网膜上的激光能量密度及功率密度提高到几千甚至几万倍，大量的光能在瞬间聚集于视网膜上，致视网膜的感光细胞层温度迅速升高，以致使感光细胞凝固变性坏死而失去感光的作用。激光聚于感光细胞时产生过热而引起的蛋白质凝固变性是不可逆的损伤。一旦损伤就会造成眼睛的永久失明。人体皮肤由于生理结构有很敏感的触、疼、温等功能，构成一个完整的保护层，而且皮肤由多组织层次组成，在每一层中都有不同的细胞。激光照到皮肤时，如其能量(功率)过大可引起皮肤的损伤，当然损伤灶可以由组织修复，虽然功能有所下降，但不影响整体功能结构，比对眼睛的损伤要轻得多，但也须引起高度重视。激光损害皮肤的阈值也很高，各种激光器的输出能量相差很大。目前大功率激光器的使用范围很广泛。激光对皮肤的损伤程度与激光的照射剂量、激光的波长、肤色深浅、组织水分以及皮肤的角质层厚薄诸因素有关，以前三个因素为主要。

激光能够损伤眼睛、皮肤、呼吸道、中枢神经以及整个机体，目前一般只对眼睛和皮肤提出了安全标准。主要采取的安全措施有两个方面：一是对激光系统及工作环境的监控管理，如室内充分通风，光线充足，有吸、排烟装置以消除有害物质等；二是个人防护，如工作人员必须要培训，工作时严格按规章操作，严格实行医学监督，定期进行体检等。激光应用安全防护应注意的基本事项有：

① 除非在特殊情况下，使用激光器一般都必须在密闭室内空间；

② 不要直视激光光束，对大功率红外或紫外的不可见光尤其要注意；

③ 操作激光时不要戴手表、首饰等反射较强的物品；

④ 任何时候都不要忘记戴防护镜；

⑤ 对不可见的激光，关闭后应用 IR 或 UV 卡检查一下是否真的关闭；

⑥ 激光器工作时要将不用的光导入到光束垃圾桶；

⑦ 对自制的光路部分最好用一个防护罩罩起来；

⑧ 保持光路高度在人的视线以下，工作时弯腰、低头或拾取地上的东西都是非常危险的；

⑨ 激光工作地点的门口和室内要贴上警示标签；

⑩ 所有激光器操作人员必须经过培训才能上岗。

激光医学作为一门新兴的边缘学科，还处于不断地开拓和发展之中，许多技术问题及临床应用问题还有待研究和开发。

习　题

11-1 光与物质相互作用有哪三种基本过程？各自有何特点？

11-2 简述激光的产生条件。

11-3 为了实现粒子数反转分布，应采用怎样的工作物质？

11-4 激光器有哪些基本组成部分？它们各有什么作用？怎样才能获得激光的输出？

11-5 激光器按工作物质分类，有哪几类？各自特点如何？

11-6 简述激光的特性及形成原因。

11-7 简述激光的生物作用。

11-8 激光在医学领域有哪些主要应用？

11-9 激光的安全防护主要有哪些措施？

（黄　海）

本章课件

第 12 章　量子力学基础

课程思政(1)

量子力学(Quantum mechanics)是 20 世纪人们在总结大量实验事实的基础上建立起来的。量子力学是描述微观粒子运动规律的科学,是人们深入了解物质微观结构及其特性的理论基础。量子力学所涉及的规律极其普遍,它不仅是物理学中的基础理论之一,而且在化学、生物学和医学等有关学科和许多现代技术中也得到了广泛的应用。

本章主要介绍量子理论的实验基础、量子力学的基本概念和方法。

【本章学习要求】

了解:波函数及薛定谔方程的基本概念和规律。

熟悉:原子结构的量子力学描述及其规律;波粒二象性的德布罗意物质波假设;不确定关系。

掌握:描述光的波粒二象性的有关理论,包括黑体辐射规律、普朗克的能量量子化假设、爱因斯坦的光子理论和玻尔理论等。

12.1　量子力学产生的实验基础

课程思政(2)

12.1.1　黑体辐射

物理学发展到了 19 世纪末,人们已经认识到热辐射与光辐射的本质都是电磁波。电磁波的发现,促使人们开始研究辐射能量在不同波长范围内的分布问题,特别是对黑体辐射现象进行了较深入的研究。

1. 热辐射

物体内部的原子和分子都在不停地做剧烈的热运动,并且它们之间会产生相互碰撞,从而原子不停地吸收能量使其进入激发态,然后又以电磁波的形式将多余的能量辐射出来,这样由热运动而引起的辐射现象称为热辐射(thermal radiation)。例如,红热的铁块、太阳发光、人体辐射等都是热辐射现象。

在一定的温度下,不同物体辐射能量的能力不同。为了定量地描述物体热辐射的能力,把一定温度下,单位时间内从物体表面单位面积上在所有波长范围内所发射出的能量总和称为物体的辐射度(radiant exitance emittance),用 E 表示,E 只是温度 T 的函数,记为 $E(T)$;对于某一单色光的辐射度被称为单色辐射度(homochromatic radiant exitance emittance)，它是温度 T 和波长 λ 的函数，可记为 $E(\lambda, T)$。物体不仅能够发射电磁波，而且还同时吸收和反射投射到它表面上的电磁波。物体在单位时间内，其单位表面积吸收的总能量与入射到其表面上的总能量的比值称为物体的吸收率(absorptance)，以 a 表示，同样 a 也是温度的函数。物体的吸收率 a 都小于 1，即它只能部分地吸收投射到其表面上的辐射能，其余部分被表面反射。

2. 黑体辐射

实验表明：在同一温度下，物体吸收电磁波的能力与其发射电磁波的能力成正比。物体在某一波长范围内发射电磁波的能力越大，则它吸收该波长范围内电磁波的能力也越大。需要指出的是，不同物体在同一波长范围内发射或吸收电磁波的能力不同，一般来说深色物体比浅色物体吸收和发射电磁波的能力强；颜色越深，吸收和发射电磁波的能力越强。通常把能够全部吸收外来一切电磁辐射的物体称为黑体(black body)，即黑体是吸收率 a 等于 1 的物体，它能完全吸收投射到其表面上的任何波长的辐射能量。黑体发射电磁辐射的现象被称为黑体辐射，黑体的辐射度用 $E_B(T)$ 表示，其单色辐射度用 $E_B(\lambda, T)$ 表示。

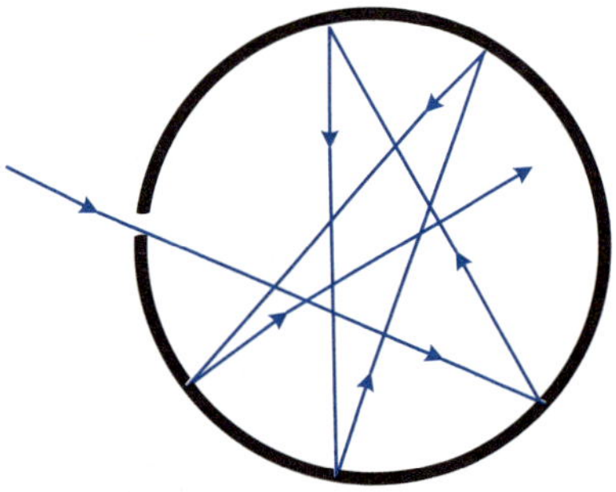

图 12-1　黑体模型图

黑体是一种理想模型，我们应注意到真正理想的黑体在自然界中是不存在的，在研究问题时有些物体可以近似地看成为黑体，如炭黑能够很好地吸收外来的电磁波，即可看成黑体。为了研究黑体辐射规律，可以将一个开有小孔，并且由一种耐高温的不透明材料制成的空腔，如图 12-1 所示，当作理想黑体的模型。由小孔进入空腔内的光线，在腔内来回被腔体反射和吸收，这样能量最后就会在腔内完全被吸收。当给腔体加热时，由小孔发射出来的辐射就是黑体辐射。通过实验可以得到在不同温度 T 下黑体辐射的能量按波长 λ 分布的曲线，如图 12-2 所示。从实验曲线中，可以得到下面两条黑体辐射规律：

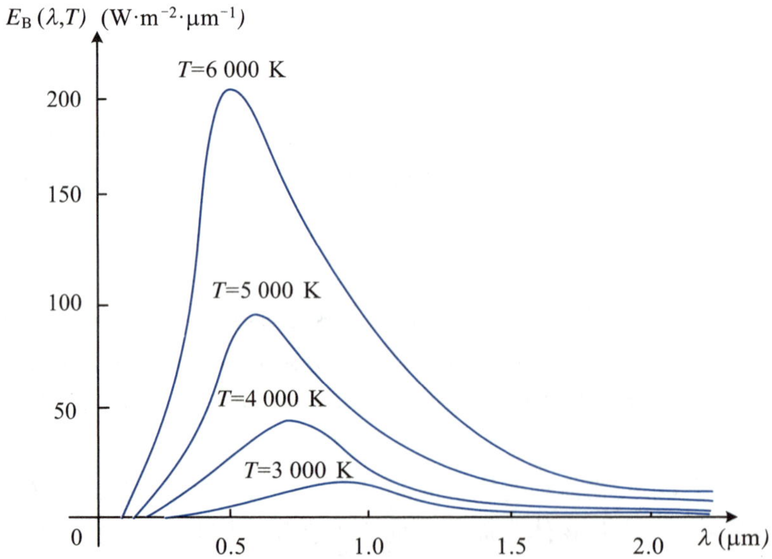

图 12-2　黑体辐射的能量按波长的分布

(1) 斯特藩-玻尔兹曼定律

从图12-2中可以看出：在一定温度下，黑体的辐射度 $E_B(T)$（即图中对应的该条曲线与横坐标轴所包围的面积）与黑体的热力学温度 T 的四次方成正比，即

$$E_B(T) = \sigma T^4 \tag{12-1}$$

其中，比例常数 $\sigma = 5.67\times10^{-8}\ \mathrm{W\cdot m^{-2}\cdot K^{-4}}$，$\sigma$ 称为斯特藩常数。这一结论被称为斯特藩-玻尔兹曼定律（Stefan-Boltzmann law）。该定律说明了黑体的辐射度随温度的升高而急剧增大。

(2) 维恩位移定律

从图12-2中还可以看出，当黑体的热力学温度 T 升高时，与黑体的辐射度 $E_B(T)$ 的最大值相对应的波长 λ_m 向短波方向移动，即可以得出

$$\lambda_m = \frac{b}{T} \tag{12-2}$$

其中，比例常数 $b = 2.898\times10^{-3}\ \mathrm{m\cdot K}$，称为维恩常量。式(12-2)被称为维恩位移定律（Wien displacement law）。

【例12-1】 现有某温度为 $T = 300\ \mathrm{K}$ 的黑体，试求其辐射度。

解 由斯特藩-玻尔兹曼定律，得

$$E_B(T) = \sigma T^4 = 5.67\times10^{-8}\times300^4 = 459\ (\mathrm{W\cdot m^{-2}})$$

【例12-2】 已知在红外线区域范围内，人们的皮肤吸收率为0.98，因此，对人体辐射红外线来说，人体可以近似看成一个黑体。如果某人体的表面皮肤温度为 $T = 310\ \mathrm{K}$，试计算该人体辐射能量的峰值波长。

解 根据维恩位移定律，得

$$\lambda_m = \frac{b}{T} = \frac{2.898\times10^{-3}}{310} = 9.348\times10^{-6}(\mathrm{m})$$

结果表明，人体的辐射能大部分是人眼看不见的红外线。

黑体的热辐射规律在现代科学技术上得到了广泛的应用，它们是高温遥测、红外跟踪等技术的基础。例如，从地球大气外测得太阳光谱中 λ_m 约为490 nm，由此可得太阳表面温度为5 918 K。医学上的热像仪、无接触体温测量仪、红外线灯等也是根据热辐射的原理设计的。例如，红外线具有显著的热效应，人体组织受到红外线照射，局部温度升高，引起血管扩张、血流加速，促进组织的代谢，对各种神经炎、关节炎、循环障碍性等疾病有一定的疗效。

3. 普朗克量子假设

由黑体辐射实验得到的上述两条实验规律怎样从理论上解释与说明成为当时物理学家关注的焦点问题。物理学家们进行了不懈的努力，其中德国物理学家维恩（Wien）于1896年根据热力学和麦克斯韦分布律，提出了黑体辐射能量按波长分布的经验公式：

$$E(\lambda, T) = \frac{C_1 e^{-C_2/\lambda T}}{\lambda^5}$$

其中，C_1，C_2 是由实验确定的常量。上式称为维恩公式，它只与实验曲线的短波波段部分相符，不能说明长波波段的情况。

随后，英国物理学家瑞利（Rayleigh）根据电磁波振动模型和能量均分定理推导出了黑体辐射能量按波长分布的另一公式，后来该公式被金斯（Jeans）证实并加以改进为

$$E(\lambda, T) = \frac{C_3 T}{\lambda^4}$$

其中，C_3也是一个常量。上式称为瑞利-金斯公式。此公式只在长波波段与实验曲线相符，但在短波波段部分不能与实验曲线相符。特别地，在紫外光区域，由该公式得出辐射能量将趋近于无穷大。这在实际上是不可能的，在物理学上是完全不能被接受的。这在当时被称为“紫外区的灾难”，它动摇了经典物理学的基础。

为了说明黑体辐射能量分布的实验曲线，德国物理学家普朗克(Max Planck)于1900年以维恩公式和瑞利-金斯公式为基础，利用内插法得出了如下公式：

$$E(\lambda, T) = \frac{2\pi hc^2}{\lambda^5 (e^{hc/k\lambda T} - 1)} \tag{12-3}$$

其中，c 是光速，k 是玻尔兹曼常数，e 是自然对数的底，h 被称为普朗克常数，其值为 $h = 6.626 \times 10^{-34}$ J·s。式(12-3)称为普朗克公式。这个公式在全部波长范围内都与实验曲线完全相符，并且在短波波段趋近于维恩公式，在长波波段趋近于瑞利-金斯公式。由普朗克公式还可推导出黑体辐射定律中的斯特藩-玻尔兹曼定律和维恩位移定律。因此，这个与实验完全相符的公式一经推出，立刻得到大家的欢迎，被人们关注和重视。

为了从理论上得到普朗克公式，普朗克本人在讨论这一问题的过程中提出了一个与经典物理学完全不同的全新概念，那就是能量量子化假设。他把一个辐射体看成是由无数个带电谐振子组成的，由于振子带电，它们将向四周辐射能量，也从其周围吸收电磁场的能量。它们发射或吸收能量时，能量存在一个基本能量单元中，这个基本单元的能量 ε_0 与振子的频率 ν 成正比，即

$$\varepsilon_0 = h\nu$$

这个基本能量单元称为能量子(energy quantum)。普朗克假设振子发射或吸收的能量只能是以能量子为单位来进行，这个假设称为能量量子化。也就是说振子发射或吸收的能量是不连续的，只能是能量子的整数倍，即

$$\varepsilon = n\varepsilon_0 = nh\nu$$

普朗克提出这一假设后，利用统计物理学的方法从理论上推导出了普朗克公式(12-3)。

普朗克能量量子化假设首次指出了经典物理学不能应用于原子现象(如原子性振子)，并且它标志着人们对自然规律的认识从此由宏观领域进入到了微观领域，它冲破了经典物理学观念对人们思维的长期束缚，建立起了量子力学的理论基础体系，使物理学发生了划时代的变化，促进了物理学的发展。

12.1.2　光电效应

1. 光电效应

在19世纪末，由于电气工业的发展，稀薄气体放电现象开始引起了人们的关注。在1888年赫兹(H. Hertz)发现了光电效应，但当时对其机制还不清楚，直到1896年汤姆逊(J. J. Thomson)通过对气体放电现象及阴极射线的研究发现了电子之后，才真正认识到了光电效应(photoelectric effect)是由于紫外线照射到金属表面时，使得金属中的自由电子吸收光能而从金属表面逸出的现象，其中所逸出的电子称为光电子(photoelectron)。

研究光电效应的实验装置如图12-3所示。在真空玻璃管中封装有两个电极，阴极K由

被研究的金属物质制成，用于释放电子，阳极 A 用于收集阴极释放的电子，在阴极和阳极间加上一定的直流电压。当单色光通过石英小窗口照射到金属板制成的阴极 K 上时，如果单色照射光的频率适当，则有光电子从阴极的金属板上逸出，逸出的光电子在电场力的作用下，向阳极 A 运动，从而形成了电流，这一电流称为光电流(photoelectric current)。光电流的大小可以从电流计 G 上测得。如果两电极之间所加电压足够大时，在单位时间内逸出的光电子能全部到达阳极 A，此时，光电流达到饱和，这时的光电流称为饱和光电流。当改变照射光的强度和频率进一步进行光电效应实验研究时，将会发现光电效应有如下的实验规律：

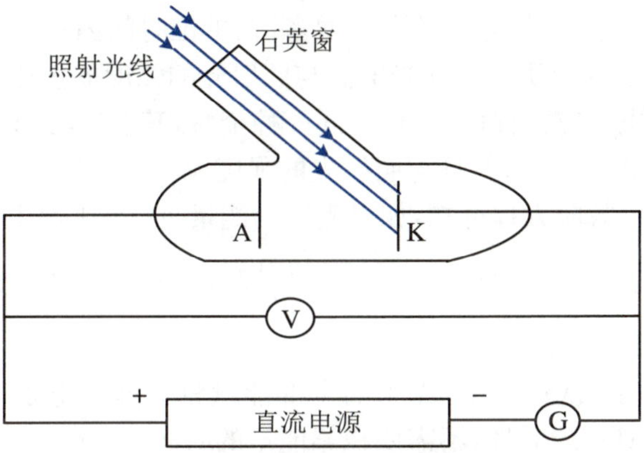

图 12-3　光电效应实验装置图

① 当照射光的频率不变时，饱和光电流的大小与照射光的强度成正比，即单位时间内从阴极 K 上逸出的光电子数目与照射光的强度成正比。

② 光电子的最大初速率与照射光的频率有关，且频率越高光电子的最大速率越大，与照射光的强度无关。

③ 照射光的频率存在一个临界值(该值被称为临界频率或红限频率)ν_0，当用小于 ν_0 的光照射时，无论照射光的强度多大，照射时间多长，都不会有光电子逸出，即不会产生光电效应。不同的金属有不同的临界频率 ν_0。

④ 光电效应具有瞬时性，即只要照射光的频率大于临界频率 ν_0 时，无论照射光的强度多大，只要光一旦照射到阴极 K 上，就会立即有光电子逸出(一般地延迟时间在 10^{-9} s 以下)。

上述有关光电效应的实验规律，用经典理论是无法得到解释的。人们必须寻找新的理论来解释光电效应的实验规律。

2. 爱因斯坦光子假设

为了解释光电效应的实验规律，1905 年爱因斯坦在普朗克的能量量子化假设的启发下，提出了光子假设。爱因斯坦在其光子假设中认为：光不仅在其辐射和吸收时是以量子的形式进行的，而且在其传播过程中也同样具有量子化，即光是以光速 c 传播的粒子流，这些粒子流称为光量子(light quantum)或光子(photon)。每个光子都具有一定的能量，频率为 ν 的光子所具有的能量为

$$\varepsilon = h\nu$$

由此可见，光子的能量 ε 和光的频率 ν 成正比，光的频率越高，光子的能量越大，对于一

定频率的光，单位时间内穿过与光传播方向垂直的单位面积的光子数目越多，光的强度就越大。用光子假设可以完美地解释光电效应。

按照爱因斯坦的光子假设，电子吸收了光子后就能获得这个光子的全部能量$h\nu$。如果光子的能量大于电子脱离金属表面所需要的逸出功 A，电子就能够逸出金属表面，并且具有一定的初速率 V。根据能量守恒定律，我们可以得到

$$h\nu = \frac{1}{2}mV^2 + A \tag{12-4}$$

式(12-4)称为爱因斯坦光电效应方程(Einstein photoelectric equation)。

利用光子假设和爱因斯坦光电效应方程，可以解释光电效应的实验规律：

① 当照射光的强度增加时，光子的数量增多，在单位时间内逸出的光电子数量也增加，从而使饱和光电流增加，这说明了饱和光电流与照射光的强度成正比。

② 由爱因斯坦光电效应方程可知：对于同一种金属，其逸出功 A 为常量，所以光的频率越高，光电子的初速率也就越大，并且与照射光的强度无关。

③ 由爱因斯坦光电效应方程可知：如果光子的能量 $h\nu$ 小于逸出功 A，光电子就不可能从金属表面逸出。只有当照射光的频率 $\nu \geqslant \nu_0 = \dfrac{A}{h}$时，才有可能产生光电效应，即光电效应中存在临界频率(或称红限频率)ν_0。

④ 在电子和光子的一次作用中，光子的全部能量将立即被电子所吸收，而产生光电效应，也就是说光电效应具有瞬时性，不需要积累能量的时间。

爱因斯坦在其光子假设中还指出：按照相对论，能量总是与质量相联系的，它们在数量上的关系可以表示为

$$\varepsilon = mc^2$$

而光子的能量为

$$\varepsilon = h\nu$$

由此，可以得出光子的质量为

$$m = \frac{\varepsilon}{c^2} = \frac{h\nu}{c^2}$$

光子具有质量的最好证明是来自遥远星球的光线经过太阳附近时出现弯曲现象，这一现象已被多次精密的观测实验所证实。这是由于太阳质量很大，光子在它附近所受到的引力使它们偏离原来行进的方向所致。

光子既有质量，又有速度，因此，光子也应具有一定的动量，其动量为

$$p = mc = \frac{h\nu}{c^2} \cdot c = \frac{h\nu}{c} = \frac{h}{\lambda}$$

光子具有动量已被相关实验(如光压等实验)所证实。

由波动光学和上面的讨论可知：在讨论光现象时，如果只涉及光的传播过程(如光的干涉、衍射等现象)，用波动理论就完全可以解释；如果涉及光与物质的相互作用(如光电效应等现象)，则必须用光的量子性来解释，即将光看作为粒子流。因此，光具有波粒二象性，即光在某些现象中具有波动性的特征，而在另一些现象中又表现出粒子性的特征。

光电效应有着广泛的应用，利用光电效应制成的光电管、光电倍增管和光电成像器件等常被用于化工、医疗、天文、地质、生物等相关领域。

【例 12-3】 在光电效应实验中，设光电管的阴极由金属铯制成，当其受到波长为

632.8 nm 的红光照射时，试计算其放出光电子的最大初速率(已知金属铯的临界频率为 $\nu_0 = 4.5\times10^{14}$ Hz)。

解　由爱因斯坦光电效应方程，得

$$V = \sqrt{\frac{2}{m}(h\nu - A)} = \sqrt{\frac{2}{m}h\left(\frac{c}{\lambda} - \nu_0\right)}$$

已知 $m = 9.11\times10^{-31}$ kg，$\lambda = 6.328\times10^{-7}$ m，$c = 3\times10^{8}$ m·s^{-1}，$h = 6.626\times10^{-34}$ J·s，$\nu_0 = 4.5\times10^{14}$ Hz，代入上式可得

$$V = 1.72\times10^{5}\ \mathrm{m\cdot s^{-1}}$$

12.1.3　康普顿效应

1923 年康普顿(A. H. Compton)和 1926 年吴有训研究了 X 射线通过物质(如金属、石墨等)时向各个方向散射的光谱线。他们在实验中发现散射后的谱线中除了有波长与原来波长相同的成分外，还有波长较长的成分，这种波长增大的散射现象称为康普顿效应(Compton effect)。

如图 12-4 所示是康普顿效应实验装置示意图。从 X 射线管发出的波长为 λ_0 的 X 射线通过光栏后，变成一窄的射线束射到散射物质上，射线被物质散射后，由摄谱仪测得不同散射方向角 θ(称为散射角)散射的波长 λ，可得到实验结果为：

① 被散射的射线中除了有波长与原波长 λ_0 相同的 X 射线外，还有波长 $\lambda > \lambda_0$ 的 X 射线。

② 波长的改变量 $\Delta\lambda = \lambda - \lambda_0$ 随散射角 θ 的增大而增大。这与散射物质的性质和照射光的波长无关。

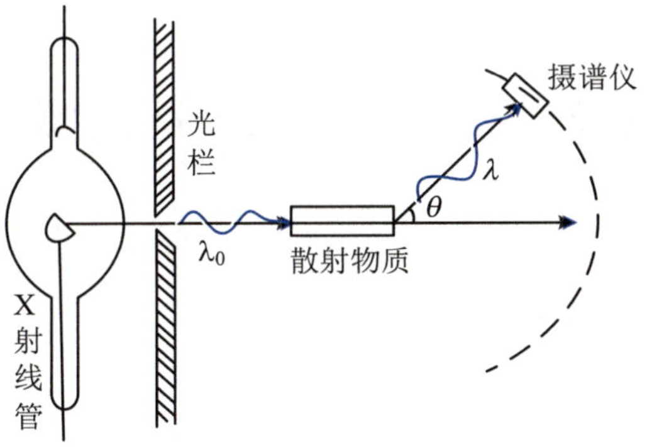

图 12-4　康普顿效应实验装

康普顿效应不能用经典理论解释。后来，康普顿根据光的量子理论成功地说明了上述实验结果。

康普顿认为 X 射线是一些能量为 $\varepsilon = h\nu$ 的光子。X 射线的散射是单个光子和单个电子发生了弹性碰撞后的结果。在碰撞过程中，物质中的电子获得了一部分 X 射线(光子)的能量，根据能量守恒定律，散射的光子(即 X 射线)能量将变小，因而其频率变小，波长变长。当照射的 X 射线与散射物质中原子内束缚紧密的内层电子碰撞时，由于内层电子被原子束缚紧密，碰撞实际上是 X 射线光子与整个原子的碰撞，原子质量远大于光子的质量，所以弹

性碰撞时,X 射线光子的能量几乎不变,因而其频率和波长均不变。

假设电子的静止质量为 m_0,照射的 X 射线光子的波长为 λ_0,在散射后,X 射线光子的波长为 λ,X 射线光子在散射后与散射前的方向角为 θ。通过计算我们可以得出康普顿效应中波长变化量的大小为

$$\Delta\lambda = \lambda - \lambda_0 = \frac{h}{m_0 c}(1 - \cos\theta) = \lambda_c(1 - \cos\theta) \tag{12-5}$$

其中

$$\lambda_c = \frac{h}{m_0 c} = 2.426 \times 10^{-12}(\text{m})$$

称为电子的康普顿波长。式(12-5)称为康普顿散射公式。它表明波长的改变量与散射物质的性质和照射的 X 射线波长无关,只与散射角 θ 有关,随着 θ 的增大,$\Delta\lambda$ 增大。这与实验结果相一致。

康普顿效应的发现,不仅充分地证明了光子假设的正确性,而且还证明了在微观粒子的相互作用过程中,同样严格地遵守能量守恒和动量守恒定律。光电效应和康普顿效应确认了光具有波粒二象性。康普顿效应在粒子物理、核物理等学科领域中有着重要的应用。在医学领域中,它常被用来诊断骨质疏松等病症。

【例 12-4】 设波长为 $\lambda_0 = 0.01$ nm 的 X 射线与静止的自由电子碰撞,在与照射方向成 $\theta = 90^\circ$ 角的方向上观察时,康普顿效应的 X 射线波长为多少?

解 由

$$\Delta\lambda = \lambda - \lambda_0 = \lambda_c(1 - \cos\theta)$$

得

$$\begin{aligned}\lambda &= \lambda_0 + \lambda_c(1 - \cos\theta) \\ &= \lambda_0 + \lambda_c(1 - \cos 90^\circ) = \lambda_0 + \lambda_c = 0.0124\ (\text{nm})\end{aligned}$$

12.2 玻尔的氢原子结构模型

12.2.1 原子光谱及其规律

实验结果表明:原子光谱是一系列分立的线状光谱。人们知道,炽热的物体会发光,热辐射中包括各种频率的电磁波,形成一个连续的光谱。然而在气体放电的过程中,原子还会发出某些特定频率的电磁波,这些特定的电磁波谱线能够反映物质原子的特性及其内部组成结构,称为物质原子的特征谱线。人们经过长期测量,积累了大量实验数据,发现一切元素灼热蒸气所发出的光谱都是明线光谱,形成一个个谱系,每条谱线的波长都是一定的。如图 12-5 所示的是氢原子光谱的一个谱线系。其中,H_α 是明亮的红线,H_β,H_γ,H_δ 分别是青蓝线、蓝线和紫线,其余谱线在紫外区,可用照相方法观测。1885 年,巴尔末(J. J. Balmer)用一个简单公式概括了这谱线系中各条谱线的波数 $\tilde{\nu}$ 为

$$\tilde{\nu} = \frac{1}{\lambda} = R\left(\frac{1}{2^2} - \frac{1}{n^2}\right) \qquad (n = 3,4,5,\cdots)$$

上式称为巴尔末公式，其中，R 是里德堡常数(Rydberg constant)，其实验值为 $R=1.0967758\times10^{7}\ \mathrm{m}^{-1}$。

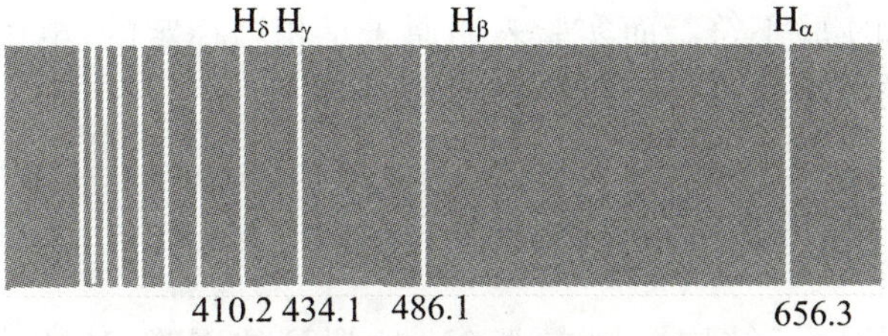

图中数值的单位为nm，即光谱线的波长。

图 12-5　氢原子光谱的巴尔末系的光谱线

除了巴尔末系之外，在随后的几年间，人们在氢原子光谱的紫外区又发现了赖曼系，在红外区发现了帕邢系、布喇开系，各系都可以用类似公式计算谱线的波数。这些公式可用一个广义巴尔末公式表示

$$\tilde{\nu}=\frac{1}{\lambda}=R\left(\frac{1}{k^2}-\frac{1}{n^2}\right)\qquad(n=k+1,k+2,k+3,\cdots)\tag{12-6}$$

当 k 分别取值为 1,2,3,4 时，分别对应着拉曼系、巴尔末系、帕邢系、布拉开系。氢原子光谱的各个谱系中的每一条谱线的波长都可以用这样一个简单公式概括起来，这说明广义巴尔末公式深刻反映了氢原子内部的规律性。广义的巴尔末公式给出了氢原子光谱的一般规律。

12.2.2　卢瑟福的原子模型

1911 年，卢瑟福(Rutherford，Sir Ernest)根据 α 粒子散射实验提出了原子模型：

① 原子由原子核及若干个电子组成。

② 原子的中心是原子核，原子核的体积比原子的体积小得多，其半径不到原子半径的万分之一，半径为$10^{-15}\sim10^{-14}$ m，但它几乎占有原子的全部质量，其质量占原子质量的 99.9%以上。原子核带正电荷。

③ 电子绕原子核不停地运动。

卢瑟福的原子模型很快被得到了公认，它能很好地说明 α 粒子散射实验的结果。但它在说明原子的稳定性和光谱的时候，与经典力学和经典电磁学理论相矛盾。按照经典力学，原子中的电子必须像太阳系中的行星那样绕核运动，不然电子就会在库仑力的作用下落到原子核上。氢原子最简单，只有一个电子绕原子核运动。如果电子在核的库仑力作用下绕原子核作匀速圆周运动，按牛顿方程

$$\frac{e^2}{4\pi\varepsilon_0 r^2}=\frac{mv^2}{r}\tag{12-7}$$

可求出氢原子的总能量

$$E=\frac{1}{2}mv^2-\frac{e^2}{4\pi\varepsilon_0 r}=-\frac{e^2}{8\pi\varepsilon_0 r}\tag{12-8}$$

由式(12-8)可以看出，轨道半径 r 越小，原子能量越低。经典电磁学指出，电子做加速运动要辐射电磁波。随着辐射，原子能量要逐渐减少，轨道半径也会逐渐变小，最后电子要

沿着螺旋线逐渐地落到原子核上。这显然是错误的推论。另外，由于轨道半径越来越小，根据式(12-7)，旋转频率$\frac{v}{2\pi r}$就会越来越高，它辐射电磁波的频率应该连续变化，即原子光谱应是连续的光谱，这也和实验不符。而实验表明原子是相当稳定的，电子不会落到原子核上；另一方面，实验测得的原子光谱是不连续的谱线。

12.2.3 玻尔的氢原子结构模型

为了解决卢瑟福的原子结构模型在理论上所遇到的困难，1913 年丹麦物理学家玻尔(N. Bohr)在卢瑟福的原子模型的基础上，将普朗克的能量子和爱因斯坦的光子概念引入到原子系统模型，提出了以下两条基本假设。

1. 定态假设

原子中存在一系列稳定状态，在这些状态的原子具有确定的能量，这样的状态被简称定态(stationary state)，相应定态上的能量只能是一些不连续的取值，称为能级(energy level)。定态存在的量子条件是电子轨道角动量 mvr 等于$\frac{h}{2\pi}$的整数倍，即

$$mvr = n\frac{h}{2\pi} \qquad (n = 1,2,3,\cdots) \tag{12-9}$$

其中，n 称为量子数。

2. 频率假设

原子只有从一个定态向另一个定态跃迁时，才能辐射或吸收能量，辐射或吸收的能量等于这两个定态的能量之差。在跃迁的过程中，辐射或吸收一个光子，这光子的频率为

$$\nu = \frac{E_2 - E_1}{h} \tag{12-10}$$

式(12-10)称为频率条件。

按照玻尔提出的假设，可以计算出氢原子的轨道半径和能级，并在此基础上能够解释氢原子光谱所具有的规律性。

将量子条件式(12-9)与电子绕原子核运动的式(12-7)联立，可以求出各分立定态的轨道半径 r_n 为

$$r_n = \frac{\varepsilon_0 h^2}{\pi m e^2}n^2 \qquad (n = 1,2,3,\cdots) \tag{12-11}$$

当量子数 $n=1$ 时，也就是离原子核最近，此时的轨道半径称为第一玻尔轨道半径 a_0，由式(12-11)可得

$$a_0 = r_1 = 0.529 \times 10^{-10}\ \text{m}$$

将式(12-11)代入式(12-8)，可得氢原子各定态的能级为

$$E_n = -\frac{me^4}{8\varepsilon_0^2 h^2}\cdot\frac{1}{n^2} \qquad (n = 1,2,3,\cdots) \tag{12-12}$$

当 $n=1$ 时，能量最低，此时称为氢原子的基态。由式(12-12)可计算出 $E_1 = -13.6\ \text{eV}$，这一结果与实验测出的氢原子电离能在数值上相等。当电子从量子数为 n 的外层轨道向量子数为 k 的内层轨道跃迁时，根据玻尔的频率条件式(12-10)，将会辐射出一个频率为 ν 的光子

$$\nu = \frac{E_n - E_k}{h} = \frac{me^4}{8\varepsilon_0^2 h^3}\left(\frac{1}{k^2} - \frac{1}{n^2}\right) \qquad (n > k)$$

由上式进一步可得

$$\tilde{\nu} = \frac{1}{\lambda} = \frac{\nu}{c} = \frac{me^4}{8\varepsilon_0^2 h^3 c}\left(\frac{1}{k^2} - \frac{1}{n^2}\right) \qquad (n > k)$$

上式与广义巴尔末公式在形式上完全一致。令 $R = \frac{me^4}{8\varepsilon_0^2 h^3 c}$，通过计算可得 $R = 1.0973730 \times 10^7\ \mathrm{m}^{-1}$，与里德堡常数基本相符。如果考虑到电子实际上并不是绕着静止的原子核运动，而是电子与原子核都是在围绕着它们的公共质心旋转时，里德堡常数的计算值则是 $1.09678 \times 10^7\ \mathrm{m}^{-1}$，这与光谱学测量值是高度吻合的，这就进一步说明了玻尔假设的合理性。

玻尔在经典物理学中引进量子假设，成功地计算了氢原子的能级和光谱频率。但人们认识到玻尔理论还存在着许多缺陷：

① 上述结果只能推广到类氢离子中，这些离子中只有一个电子在原子核外运动，但对稍微复杂的体系，如含有两个电子的氦原子、氢分子，玻尔理论就不能加以说明了；

② 玻尔认识到了经典电磁学不适用于原子的内部，引入了量子假设，却又用经典力学方法计算电子轨道，这就意味着玻尔的理论本身是一个充满矛盾的理论；

③ 玻尔理论只解决了计算光谱线频率的问题，而对光谱线的强度问题不能加以说明。

由此可知，玻尔理论只是一个过渡性的理论，人们需要对经典理论来一个彻底的革命。直到 1924 年德布罗意提出了电子具有波粒二象性之后，一个较完善的描述微观粒子运动规律的理论——量子力学才建立起来，这个学说克服了玻尔理论中的缺陷，推动了物理学的发展。

12.3　物质波与不确定关系

课程思政(3)

12.3.1　物质波

1924 年法国物理学家德布罗意(L. V. de Broglie)在光的波粒二象性的启发下，提出了波粒二象性并不限于光的辐射，相应地，运动着的实物粒子也同样具有波粒二象性。

设有一个能量为 E，动量为 p 的实物粒子，它的波的频率 ν 由能量 E 确定，波长 λ 则由动量 p 确定，相对应的关系式分别为

$$\nu = \frac{E}{h} \tag{12-13}$$

$$\lambda = \frac{h}{p} \tag{12-14}$$

由此可知，式(12-13)和式(12-14)将标志波动性的频率 ν、波长 λ 与标志粒子性的能量 E、动量 p 通过普朗克常量 h 联系起来了。把这种与实物粒子联系在一起的波称为物质波(matter wave)或德布罗意波(de Broglie wave)。

设有一个质量为 m，运动速率为 $V(V \ll c)$ 的实物粒子，其动量为 $p = mV$，则其物质波的波长为

$$\lambda = \frac{h}{p} = \frac{h}{mV}$$

该式表明实物粒子的物质波的波长与粒子的质量和速率成反比。如果更进一步假设该实物粒子为电子，且该电子是在电势差为 U 的电场中运动，则其动能为

$$\frac{1}{2}mV^2 = eU$$

由此可得

$$V = \sqrt{\frac{2eU}{m}}$$

所以

$$\lambda = \frac{h}{\sqrt{2meU}} \tag{12-15}$$

已知 $h = 6.626 \times 10^{-34}$ J·s，$e = 1.60 \times 10^{-19}$ C，$m = 9.11 \times 10^{-31}$ kg，代入式(12-15)可以得到

$$\lambda = \frac{1.23}{\sqrt{U}}\ (\text{nm})$$

即电子的波长与 $\sqrt{U}$ 成反比。如果用 150 V 的电势差来加速电子，则该电子的物质波的波长为 0.1 nm，而当 $U = 10^4$ V 时，电子的物质波的波长为 0.012 nm。由此可见，一般的，电子的物质波的波长是比较小的，正因为如此，实物粒子在通常情况下不容易显示出波动性。

12.3.2 电子的衍射实验

德布罗意是利用了类比的方法后，提出了实物粒子也具有波动性的假设，在当时并没有任何直接的证据。直到 1927 年，戴维逊(C. J. Davisson)和革末(L. H. Germer)在利用电子束射到镍单晶表面上做散射的实验时，观察到了与 X 射线衍射类似的电子衍射现象，首先证实了电子的波动性。电子衍射实验装置如图 12-6 所示。电子束沿垂直于晶体表面的方向从电子枪中射出后，在晶体表面上被散射。与入射方向成 θ 角的散射电子束被与电流计相连的检测器所收集，通过转动检测器，可以改变散射角 θ 的大小，散射电子束的强度由电流计的读数确定。实验结果表明：散射电子束的强度随着散射角 θ 的变化而改变，当 θ 取某些确定值时，电子束强度有极大值。与 X 射线衍射一样，电子束衍射具有加强极大时，可以由布拉格公式确定

$$2d\sin\theta = k\lambda \qquad (k = 0, \pm 1, \pm 2, \cdots)$$

其中，k 为电子衍射极大值的级数，λ 为衍射电子束的波长，d 为晶格常数。利用上式计算出来的“电子波”(即电子的物质波)波长与利用式(12-15)计算的结果相一致。

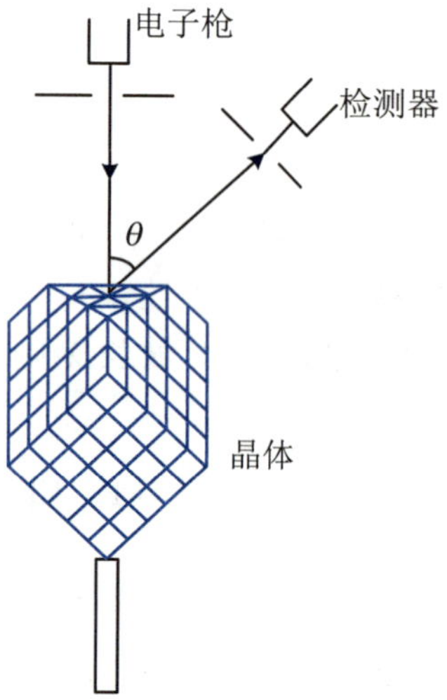

图 12-6　电子衍射实验装置图

同年，汤姆逊(G. P. Thomson)为了证实电子的波动性，也做了电子束穿过多晶薄膜的衍射实验，结果得到了与 X 射线通过多晶薄膜后产生的衍射图样相似的衍射图样，如图 12-7 所示。

在此之后，人们通过实验还证实了质子、中子、分子等也同样具有波动性。从而人们证实了一切微观粒子都具有波粒二象性，反映其波动性的波长与反映其粒子性的动量之间存在着 $\lambda=\frac{h}{p}$ 的对应关系。物质波的实验验证，为量子力学的建立提供了实验基础。

实物粒子的波动性已得到了广泛的应用，如电子显微镜就是利用了电子的波动性，由于电子的波长可以很小，电子显微镜的分辨能力可达到 0.1 nm。在医学和生物学中，可以使用电子显微镜来研究病毒和细胞组织的精细结构，研究蛋白质及其他有机物质的分子结构等。

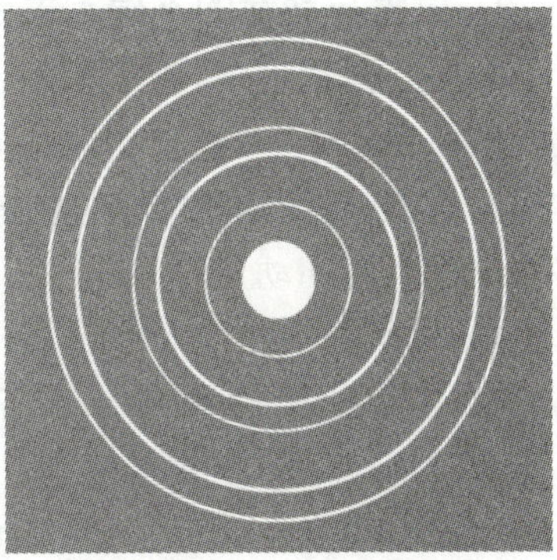

图 12-7 电子衍射图样

12.3.3 物质波的统计解释

关于物质波实质的解释是在 1926 年由玻恩(M. Born)提出来的。在玻恩之前，爱因斯坦在解释光的量子效应时，就曾经从统计学的观点出发，认为光强大的地方，光子到达的概率大，而光强小的地方，光子到达的概率小，即光波在空间某处的强度，与光子在该处出现的概率成正比，从而将辐射的波动理论和粒子理论统一起来。玻恩发展了爱因斯坦的思想，分析了电子衍射图样，他认为电子衍射图样上亮纹的地方，电子出现的概率大；暗纹处，电子出现的概率小。虽然单个电子的运动是无规则的，它可能出现在这一点，也可能落在那一点，具有随机性；但大量电子在空间不同位置处的分布服从一定的统计规律，它与波动理论的计算相一致，这种统计分布正好表现为具有连续特征的波动性。这种解释既维护了微观粒子不被分割的整体性，又指出了微观粒子统计规律的波动特征，也就是说，使用统计的观点统一了微观粒子和波动两个不相容的概念，这就是物质波的统计解释，因此，玻恩又将物质波称为概率波。

概率波的概念可用电子双缝干涉实验的结果来加以说明。首先让大量电子同时射向双缝，结果在屏上产生了与光波相似的干涉现象，显示出电子的波动性。然后，降低电子束的强度，使电子一个一个地射向双缝，开始时，电子在显示屏上的落点分布似乎是杂乱无章的，但随着时间的延长，射向双缝的电子数目越来越多，电子在显示屏上的落点分布逐渐显示出某种规律。当通过的电子数目足够多时，将会得到与前面用大量电子实验时一致的结果，且与光的干涉实验结果相同：电子数密集的地方，电子出现的概率大；电子数疏散的地方，电子出现的概率小。可见，电子的波动性是许多电子在同一实验中的统计分布结果，或者是一个电子在许多次相同实验中的统计分布结果。物质波是一种概率波，是对微观粒子运动的统计描述，它在某一点的强度表示粒子在该点出现的概率。

12.3.4 不确定关系

1. 位置与动量的不确定关系

根据经典物理学,粒子都沿着一定的轨道运动的,在轨道上任意时刻粒子都具有确定的位置坐标和动量,在经典力学中也正是用位置坐标和动量来描述粒子在任一时刻运动状态的。然而,物质波揭示了实物粒子具有波粒二象性,对于实际的粒子,由于其粒子性,可以说它的位置坐标和动量,但由于粒子还具有波动性,它的空间位置的描述需要用概率的概念来描述,而概率只能给出粒子在各处出现的可能性的大小,所以在任一时刻粒子不具有确定的位置坐标,与此相联系,粒子在各时刻也就不具有确定的动量,也就是说,由于波粒二象性,在任意时刻粒子的位置坐标和动量都具有不确定性,是不确定量,它们之间存在的关系称为不确定关系(uncertainty relation)。

为了描述不确定关系,先来看电子的单缝衍射实验。实验如图 12-8 所示,一束动量为 p 的电子沿平行于 y 轴的方向运动,它在 x 轴上的动量分量为 $p_x=0$,在其运动方向 y 轴上垂直放置一个宽度为 d 的狭缝,那么电子穿过狭缝时,其 x 坐标的不确定范围是 $\Delta x=d$。

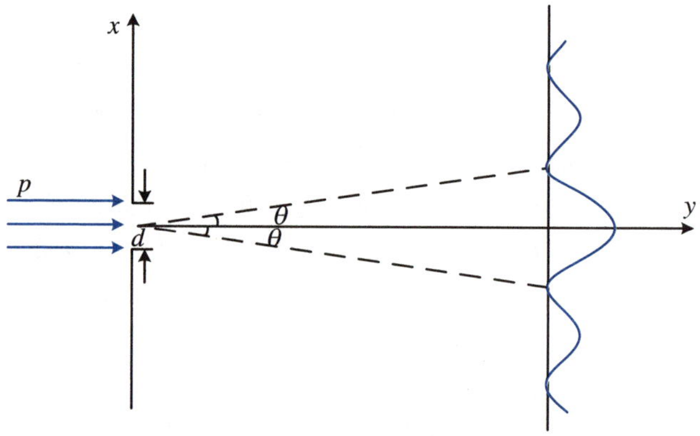

图 12-8　电子的单缝衍射实验

由于电子在穿过狭缝时,将会产生衍射现象,使得电子将会偏移原来的运动方向,从而使得电子在穿过狭缝后 x 轴上的动量分量 $p_x\neq0$。如果设衍射角为 θ,电子的物质波波长为 λ,则根据衍射公式,有

$$d\cdot\sin\theta = k\lambda$$

其中,k 为衍射级数。电子在衍射前后的动量的变化量为

$$\Delta p_x = p\cdot\sin\theta = p\cdot\frac{k\lambda}{d}$$

由 $\lambda=\dfrac{h}{p}$,得

$$\Delta p_x = \frac{k}{d}\cdot h$$

因此

$$\Delta p_x\cdot\Delta x = \frac{k}{d}\cdot h\cdot d = kh$$

由于 $k \geqslant 1$，所以有

$$\Delta p_x \cdot \Delta x \geqslant h$$

更精确的理论可以推导得出

$$\Delta p_x \cdot \Delta x \geqslant \frac{\hbar}{2} \tag{12-16a}$$

其中

$$\hbar = \frac{h}{2\pi}$$

在三维空间中，对于其他的两个分量，同理可以得出

$$\Delta p_y \cdot \Delta y \geqslant \frac{\hbar}{2} \tag{12-16b}$$

$$\Delta p_z \cdot \Delta z \geqslant \frac{\hbar}{2} \tag{12-16c}$$

式(12-16a)、式(12-16b)和式(12-16c)三式就是电子位置坐标和动量的不确定关系，它们表明在位置坐标与相应的动量分量这一对物理量中，某一个物理量的确定度是依靠损失另一个物理量的确定度来得到，即不能同时确定电子的位置坐标和相应的动量分量。

2. 能量与时间的不确定关系

除了位置坐标和动量之间存在不确定关系外，能量和时间之间也存在不确定关系。如果设粒子的质量为 m，沿 x 轴以速率为 V 运动，则其 $\Delta x = V \cdot \Delta t$，动能为 $E = \dfrac{p_x^2}{2m}$，则

$$\Delta E = \frac{p_x}{m} \cdot \Delta p_x = V \cdot \Delta p_x$$

所以有

$$\Delta E \cdot \Delta t = V \cdot \Delta p_x \cdot \frac{\Delta x}{V} = \Delta p_x \cdot \Delta x \geqslant \frac{\hbar}{2} \tag{12-17}$$

式(12-17)是能量与时间的不确定关系。

不确定关系是波粒二象性的必然结果，是物理学中基本重要的规律之一，在微观领域中常用来作数量级的估算。

【例 12-5】 设原子的线度为 10^{-10} m 数量级，求原子中电子速率的不确定度(电子的质量为 9.11×10^{-31} kg)。

解 电子在原子中运动时，其运动的范围就是电子的位置不确定度，即

$$\Delta x = 10^{-10}\ \text{m}$$

由不确定关系

$$\Delta p_x \cdot \Delta x \geqslant \frac{\hbar}{2}$$

得

$$m \cdot \Delta V_x \cdot \Delta x \geqslant \frac{\hbar}{2}$$

所以

$$\Delta V_x \geqslant \frac{h}{4\pi m \cdot \Delta x} = \frac{6.626 \times 10^{-34}}{4 \times 3.14 \times 9.11 \times 10^{-31} \times 10^{-10}}$$
$$= 1.2 \times 10^{6}\ (\text{m} \cdot \text{s}^{-1})$$

根据该计算结果,可以知道:电子在原子中运动速率的不确定度是与速率本身同数量级的,所以,认为电子在原子内沿着确定轨道运动是没有意义的。

【例 12-6】 人的红细胞直径为 8×10^{-6} m,厚度为 $2\times10^{-6}\sim3\times10^{-6}$ m,质量为 10^{-13} kg,假设测量红细胞位置的不确定度为 10^{-7} m,求红细胞的速率的不确定度。

解 由坐标和动量的不确定关系可得

$$\Delta V_x \geqslant \frac{h}{4\pi m\cdot\Delta x}$$

$$=\frac{6.626\times10^{-34}}{4\times3.14\times10^{-13}\times10^{-7}}=5.3\times10^{-15}(\mathrm{m\cdot s^{-1}})$$

由此计算结果可以知道:任何测量方法均不能达到这样的精度,所以,细胞的坐标和速率可同时精确测量,可用经典物理学精确描述其运动状态。

由上述可知:经典力学中用轨迹描述物体的运动,即用物体的坐标位置和运动速度(或动量)随时间的变化来描述物体的运动。因此,需要能够同时准确确定物体的坐标和速度。经典力学只适用于描述宏观粒子的运动。那么宏观粒子和微观粒子有什么不同呢?首先宏观粒子和微观粒子具有很多的共同点:都具有质量、能量和动量,服从能量守恒定律和动量守恒定律,都具有物质波。它们的不同之处在于:宏观粒子波动性不明显,其坐标和速度可同时准确测定,有确定的运动轨迹,可以用经典力学来描述。而微观粒子波动性显著,受不确定关系的限制其坐标和速度不可能同时准确测定,没有确定的运动轨迹,不能用经典力学来描述。宏观和微观的区分是相对的,不确定关系起作用,粒子的运动轨迹无法描述的场合,就是微观领域;而不确定关系不起作用,粒子的坐标和速度能够同时准确测定的场合,就是宏观领域(宏观粒子和微观粒子的划分也不是绝对的,比如说电子,运动在原子中的电子,受测不准关系式限制,属于微观粒子;而电视机显像管中电子枪发射的电子其运动轨迹就是可以控制的,属于宏观粒子)。

12.4 波 函 数

由于微观粒子具有波粒二象性,其许多实验现象及其规律不能通过经典物理学来加以解释说明,运动状态不服从牛顿的经典运动方程,而是由波函数来加以描述的,波函数所遵循的基本规律首先是由奥地利物理学家薛定谔(E. Schrödinger)在 1925 年得出的,后来这一表达式被称为薛定谔方程。用薛定谔方程可以求出在给定势场中粒子的波函数,从而,使我们可以进一步了解粒子的运动状态。

12.4.1 波函数及其物理意义

在前面已经说明了物质波是一种统计意义下的波,称为概率波,这种波的数学表达式称为波函数(wave function)。波函数是时间和空间坐标的函数,通常记为 $\Psi(\boldsymbol{r},t)$。

为了得到物质波的波函数,首先考虑一个最简单的情形,即与自由粒子相联系的物质波。自由粒子的能量 E 和动量 p 都是一定的。根据德布罗意关系式,可以知道:其物质波的

频率 ν 和波长 λ 也完全确定，这样其对应的物质波是单色平面波。

对于单色平面波而言，其波函数可表示为

$$\psi(x,t) = A\cos 2\pi\left(\nu t - \frac{x}{\lambda}\right)$$

将上式写为复数形式，可以表示为

$$\Psi(x,t) = Ae^{i2\pi\left(\nu t - \frac{x}{\lambda}\right)}$$

根据欧拉公式

$$e^{ikx} = \cos kx + i\sin kx$$

可知，上述两种形式之间的关系为

$$\psi(x,t) = Re[\Psi(x,t)]$$

即 $\psi(x,t)$ 只取 $\Psi(x,t)$ 的实数部分。

将关系式 $\nu = \frac{E}{h} = \frac{E}{2\pi\hbar}$ 和 $\lambda = \frac{h}{p} = \frac{2\pi\hbar}{p}$ 代入上式可得

$$\Psi(x,t) = Ae^{i\frac{Et-px}{\hbar}} \tag{12-18}$$

即式(12-18)为与确定能量 E 和动量 p 对应的自由粒子的物质波的波函数。

如果考虑空间情形，可以将上式进一步推广，可以得到自由粒子的物质波的波函数为

$$\Psi(r,t) = Ae^{i\frac{Et-\boldsymbol{p}\cdot\boldsymbol{r}}{\hbar}} \tag{12-19}$$

由上述波函数的表达式可以看出：该表达式把体现波动性的物理量波函数 Ψ 和体现粒子性的物理量能量 E 和动量 p 联系在一起，所以，该表达式描述了微观粒子的波粒二象性的特征。在不同条件下，处于不同运动状态的粒子，它们的波函数各不相同，但都是时间和空间位置的函数，都可以表示为复数形式。波函数的具体形式应由求解薛定谔方程得出。

为了说明波函数是怎样描述微观粒子运动状态的？在 1926 年德国物理学家玻恩对波函数提出了一个统计解释，回答了这一问题。玻恩认为：在空间中某一点波的强度和在该点找到粒子的概率成正比。如果考察空间某一点 $A(\boldsymbol{r})$ 附近有一个小体积元 dV，在 dV 内可认为 $\Psi(\boldsymbol{r},t)$ 是不变的，则自由粒子在 dV 内出现的概率为

$$d\omega = |\Psi|^2 \cdot dV = \Psi \cdot \Psi^* \cdot dV = \rho \cdot dV \tag{12-20}$$

其中，$\rho = |\Psi|^2 = \Psi \cdot \Psi^*$，$\Psi^*$ 为 Ψ 的共轭复数，ρ 表示在 A 点处粒子出现在单位体积内的概率，ρ 称为概率密度(probability density)。即 $|\Psi|^2$ 代表了单位体积内发现粒子的概率，这就是波函数 Ψ 的物理意义。应该注意：波函数 Ψ 本身并没有什么直观的物理内容，只有 $|\Psi|^2$ 才反映了粒子出现的概率，具有确定的含义。

根据以上波函数的讨论，波函数具有以下两条重要的性质：

(1) 标准化条件

在任一时刻，空间任一给定点处，粒子出现的概率是唯一的，即粒子出现的概率具有单值性；粒子在空中某点出现的概率不可能为无穷大，即粒子出现的概率必须是有限的值；在空间不同的区域，概率的分布是连续的，不能产生突变或间断，即粒子出现的概率具有连续性，所以，波函数 Ψ 应当是一个单值的、有限的、连续的函数，这些称为波函数的标准化条件。

(2) 归一化条件

在任一时刻，粒子在整个空间中出现的概率为 1，即

$$\int_{(V)} |\Psi|^2 \cdot dV = \int_{(V)} \Psi \cdot \Psi^* \cdot dV = 1 \tag{12-21}$$

式(12-21)称为波函数的归一化条件。

综上所述:微观粒子具有粒子性,同时粒子在空间的分布具有统计性,即波动性,也就是说粒子不是某时刻一定在什么位置,而是说粒子在某一时刻可能在哪一位置,这种可能性与 $|\Psi|^2$ 成正比。绝对不能把微观粒子的波动性等同为经典物理学中的波。

12.4.2 薛定谔方程

在 1926 年薛定谔导出了波函数满足的基本方程——薛定谔方程(Schrödinger equation)。薛定谔方程是描述微观粒子运动状态变化的基本规律。

在三维空间中,一个具有确定能量 E 和动量 $\boldsymbol{p}$ 的自由粒子的波函数为

$$\Psi(\boldsymbol{r},t)=A\mathrm{e}^{\mathrm{i}\frac{Et-\boldsymbol{p}\cdot\boldsymbol{r}}{\hbar}}=A\mathrm{e}^{\mathrm{i}\frac{Et-p_x x-p_y y-p_z z}{\hbar}}$$

考虑到在低速($V\ll c$)的条件下,自由粒子(质量为 m)的能量 E 和动量 $\boldsymbol{p}$ 的关系,通过计算可得

$$\mathrm{i}\hbar\frac{\partial\Psi}{\partial t}=-\frac{\hbar^2}{2m}\nabla^2\Psi \tag{12-22}$$

式(12-22)称为自由粒子的薛定谔方程。

如果粒子是处在一个势场为 $U(\boldsymbol{r},t)$ 中,不是自由粒子时,则粒子的能量 E 应为

$$E=\frac{p^2}{2m}+U$$

则此时的薛定谔方程应该改写为

$$\mathrm{i}\hbar\frac{\partial\Psi}{\partial t}=-\frac{\hbar^2}{2m}\nabla^2\Psi+U\Psi \tag{12-23}$$

式(12-23)称为薛定谔方程的一般式。

在许多情况下,粒子的能量不随时间改变,这种状态称为定态。进一步计算可得出在定态时,薛定谔方程可写为

$$\frac{\hbar^2}{2m}\nabla^2\Psi+(E-U)\Psi=0 \tag{12-24}$$

式(12-24)称为定态薛定谔方程(time-independent Schrödinger equation)。定态薛定谔方程描述了一个质量为 m 的粒子在势能为 $U(\boldsymbol{r})$ 的场中的运动规律。根据波函数的标准化条件可知:定态薛定谔方程的解 $\Psi(\boldsymbol{r})$ 也应该满足这些标准化条件,因此,其能量 E 就只能取一些特征值,即能量的取值是分立的、不连续的,这些特征值称为能量的本征值(eigen value),对应的解 Ψ 称为能量的本征函数(eigen function),这就从理论上说明了能量量子化的原因。

12.5 氢原子的能量和角动量量子化

下面我们通过求解氢原子的薛定谔方程,来研究氢原子中电子运动的规律,这些结果完全适用于一切类氢离子,也是求解复杂原子中单电子运动规律的依据,在说明复杂原子的壳层结构和分子的结构及功能时,这些结果有着十分重要的作用。下面将简要地介绍量子力

学对氢原子的处理方法和重要结果。

在氢原子中，原子核的质量比电子的质量大得多，因此，可以近似地认为原子核不动，电子在核的库仑场中运动，其势能函数可以表示为

$$U(r) = -\frac{1}{4\pi\varepsilon_0} \cdot \frac{e^2}{r}$$

其中，r 是电子与原子核之间的距离。由此可知：其势能与时间无关，且具有球形对称，因此，氢原子中电子的定态薛定谔方程为

$$\frac{\hbar^2}{2m}\nabla^2\Psi + \left(E + \frac{1}{4\pi\varepsilon_0} \cdot \frac{e^2}{r}\right)\Psi = 0 \tag{12-25}$$

通过求解此方程，可以得到反映氢原子的电子运动规律的波函数。但是，求解的数学过程比较复杂，下面只讨论由此得出的几点重要结果。

12.5.1　氢原子的量子化条件

在量子力学中，求解定态薛定谔方程式(12-25)，可以得到波函数的表达式，然后，根据波函数具有单值、有限、连续的标准化条件和归一化条件的特点，我们进一步可以得到如下的结果：

① 电子在氢原子中具有确定的总能量，并保持不变，但它的取值并不是任意的，而是只能取一系列的分立值，这一结果称为能量的量子化。它的能量是

$$E_n = -\frac{me^4}{32\pi^2\varepsilon_0^2\hbar^2} \cdot \frac{1}{n^2} \qquad (n = 1,2,3,\cdots) \tag{12-26}$$

其中，n 称为主量子数(principal quantum number)。由式(12-26)可知：电子的能量是由主量子数 n 确定的。

② 电子在氢原子中有确定的角动量，并保持不变，但这些取值并不是任意的，只能取一系列的分立值，这种现象称为角动量量子化，它的取值是

$$L = \sqrt{l(l+1)} \cdot \hbar \qquad (l = 0,1,2,3,\cdots,n-1) \tag{12-27}$$

其中，l 称为角量子数(angular quantum number)，它决定角动量的大小。在主量子数为 n 时，根据角量子数的取值，我们可以知道，电子可以分别处于 n 种不同的状态。

③ 角动量在空间中的取向不是任意的，它在空间中取向于某一特殊的方向，例如，沿 x 轴的方向分量 L_x 只能取一系列的分立值，这种现象称为空间量子化，它的取值为

$$L_x = m_l \cdot \hbar \qquad (m_l = 0, \pm 1, \pm 2, \cdots, \pm l) \tag{12-28}$$

其中，m_l 称为磁量子数(magnetic quantum number)，它决定了电子轨道角动量在外磁场中的可能取向，如果当 $l=1$ 时，m_l 可取 0，±1 三个取向；当 $l=2$ 时，m_l 可有 0，±1，±2 五个取向。由此可知：L_x 不同，电子角动量在空间取向不同，电子的运动状态也不相同。角动量相同的电子，可以分别处于 $2l+1$ 种不同的状态。

综上所述，氢原子中的能量、角动量及角动量的分量都只能取一系列的分立值，其大小分别由主量子数、角量子数和磁量子数决定。

12.5.2　氢原子中电子的概率分布

电子的运动状态由波函数描述。在氢原子中，每一个表述稳定运动状态的波函数由三

个量子数标识，此时的波函数可记为 Ψ_{nlm_l}。例如：氢原子的基态 Ψ_{100} 就是 $n=1, l=0, m_l=0$ 的状态。对于不同的 n, l, m_l 值，通过求解定态薛定谔方程可以求得对应的波函数 Ψ_{nlm_l}。例如：可以求得基态的波函数为

$$\Psi_{100} = \frac{1}{\sqrt{\pi a_0^3}} e^{-\frac{r}{a_0}}$$

其中，$a_0 = \frac{4\pi\varepsilon_0 \hbar^2}{me^2} = 5.29 \times 10^{-11}(\mathrm{m})$，$a_0$ 是氢原子中最靠近原子核的电子轨道半径，被称为玻尔半径。

进一步，可以求得基态中电子的概率密度分布为

$$|\Psi_{100}|^2 = \frac{1}{\pi a_0^3} e^{-\frac{2r}{a_0}}$$

由此可知，这一概率密度具有球形对称，如果以原子核为球心，r 为半径，取一个单位厚的球壳层，其体积为 $4\pi r^2$，则在这个壳层内发现电子的概率应该为

$$P(r) = 4\pi r^2 \cdot |\Psi_{100}|^2 = \frac{4r^2}{a_0^3} e^{-\frac{2r}{a_0}}$$

即在不同距离处发现电子的概率是不同的。

如果进一步求 $P(r)$ 的极值，即

$$\frac{\mathrm{d}P(r)}{\mathrm{d}r} = 0$$

可得 $r = a_0$。

这一结果表明：在 $r = a_0$ 处，即在玻尔半径 a_0 处，电子出现的概率极大。

12.6 电子自旋

12.6.1 原子的能级分裂

人们知道碱金属（如钠、钾等）元素的原子，最外层有一个价电子，除了该价电子以外的其他电子与原子核将构成原子实。如果价电子完全地在原子实之外运动，价电子的能级将与氢原子相同，只是处于主量子数 $n>1$ 的较高能级上。但事实上，价电子的运动可以进入到原子实的内部运动，从而它将受到较大库仑力的作用，使得其能量降低。价电子的角动量越小，其价电子进入原子实的程度越大，能量就越低，因此，对这些碱金属原子中价电子的能量来说，它们不仅与主量子数 n 有关，还与角量子数 l 有关。原来同属于一个由主量子数 n 确定的能级，将会因为角量子数 l 的不同而分裂成 n 个子能级。例如，原来包含有角量子数 l 分别等于 0，1，2 的量子态的 $n=3$ 的能级，将分裂成三个子能级，这些子能级的能量将按照角量子数的大小从低到高排列，由于这种能级的分裂，当原子的状态由高能级跃迁到低能级的时候，所发出的光谱线就比氢原子复杂得多，不仅不同主能级的子能级之间可以跃迁，而且同一主能级的子能级之间也可以产生跃迁。

在 1896 年，物理学家塞曼（P. Zeeman）发现，当把光源放在外磁场中时，光源发出的光

谱线将分裂成相距很近的几条谱线，这一现象称为塞曼效应(Zeeman effect)。

为了解释塞曼效应，可以假设在原子中，电子的运动相当于一个闭合的电流，它将会产生磁场，其磁矩 $\boldsymbol{\mu}$ 的大小可以表示为

$$\mu = IS = -\frac{eV}{2\pi r}\cdot\pi r^2 = -\frac{e}{2m}\cdot mVr = -\frac{e}{2m}\cdot L \tag{12-29}$$

其中，r 为电子运动的轨道半径，e 为电子电量，m 为电子的质量，L 为电子运动的角动量。式(12-29)表明，电子轨道磁矩与轨道角动量成正比，但方向相反。

根据电磁理论可知：如果取磁矩垂直于磁场方向的位置为线圈与磁场相互作用势能的零点，则磁矩为 μ 的载流线圈放在外磁场 $\boldsymbol{B}$ 中，产生相互作用的附加势能为

$$U = -\mu B\cos\theta$$

其中，θ 为磁矩 $\boldsymbol{\mu}$ 与磁场 $\boldsymbol{B}$ 的夹角。

由式(12-29)代入上式可以得到

$$U = -\mu B\cos\theta = \frac{Be}{2m}\cdot L\cos\theta = \frac{Be}{2m}\cdot L_z$$

其中，假设了磁场方向为 z 轴正方向，L_z 为电子轨道角动量在外磁场方向的分量。

按照量子力学的理论，由式(12-28)可得 L_z 只能取下列分立值：

$$L_z = m_l\hbar \qquad (m_l = 0, \pm 1, \pm 2, \cdots, \pm l)$$

所以 U 也只能取一系列相应的分立值：

$$U = m_l\cdot\frac{Be\hbar}{2m} \tag{12-30}$$

由于轨道磁量子数 m_l 可以取 $2l+1$ 种不同的取值，则这个附加能量的大小随着磁量子数的不同而变化，会引起原子能级的分裂。

12.6.2 电子的自旋

为了验证上述结论，在 1921 年，斯特恩(D. Stern)和盖拉赫(W. Gerlach)设计了一个实验，其实验装置如图 12-9 所示。从加热炉中发射出金属银的原子射线束，通过狭缝 F 后射入在 z 方向上不均匀的磁场区域后，到达光屏 P 上。

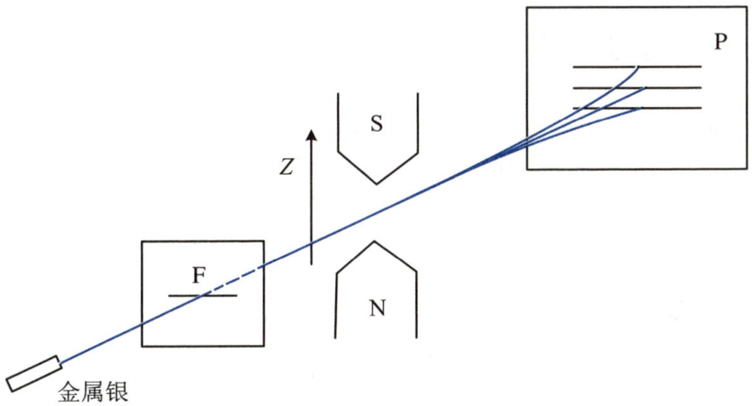

图 12-9　斯特恩-盖拉赫实验装置图

实验结果表明，原子射线束会发生偏转，如果当磁矩的方向发生连续变化(即由正向变

为负向和由负向再变为正向)时,实验发现原子射线束在屏上出现的是两条清晰可辨的斑,这就说明了原子具有磁矩,并且该磁矩在外磁场中只有两种取向,也即磁矩在空间的取向是量子化的。但是,按照前面我们讨论的结果可知:当角量子数 l 一定时,磁量子数 m_l 可取 $2l+1$ 个值,即在空间中有奇数个取向,这样与实验的结果相矛盾。

为了解决上述矛盾,在1925年,乌仑贝克(G. E. Uhlenbeck)和高德斯密特(S. Goudsmit)根据实验实事提出了关于电子自旋的假设:电子除了有轨道角动量之外,还存在电子绕自身轴线的转动,这种转动称为电子自旋(electron spin)。

电子有自旋就有自旋角动量 L_s,与轨道角动量一样,自旋角动量的大小为

$$L_s = \sqrt{s(s+1)} \cdot \hbar \tag{12-31}$$

其中,s 称为自旋量子数(spin quantum number)。自旋角动量的空间取向也是量子化的,即它在外磁场方向上的分量 L_{sz} 的取值为

$$L_{sz} = m_s \cdot \hbar \tag{12-32}$$

其中,m_s 称为自旋磁量子数(spin magnetic quantum number),它可以取 $m_s = 0, \pm 1, \pm 2, \cdots, \pm s$,共 $2s+1$ 个值。按照斯特恩-盖拉赫的实验结果,电子自旋磁矩在磁场方向的分量有两个取值,故自旋磁量子数 m_s 只能取两个值,即 $2s+1=2$,于是得到自旋量子数 $s=\frac{1}{2}$,自旋磁量子数为 $m_s=-\frac{1}{2}$ 和 $m_s=\frac{1}{2}$,自旋角动量的大小为

$$L_s = \frac{\sqrt{3}}{2}\hbar$$

引入电子自旋假设后,从理论上说明了斯特恩-盖拉赫实验就是电子自旋客观存在的直接证明。理论和实验研究表明:微观粒子都具有各自的自旋,例如:质子、中子和光子等都具有自旋。因此,自旋是微观粒子的重要特征之一。

12.7 多电子原子状态及元素周期律

12.7.1 多电子原子的状态

总结前面的讨论,可以知道:原子中电子的运动状态应该由四个量子数来确定,即主量子数 n、角量子数 l、磁量子数 m_l 和自旋磁量子数 m_s。由这四个量子数确定的电子态标记为 (n, l, m_l, m_s)。主量子数 n 的取值为正整数;当给定 n 的值,角量子数 l 可以取 0 到 $n-1$ 共 n 个不同的值;当给定 l 的取值,磁量子数 m_l 可以有 $2l+1$ 个不同的取值;在任何状态下,自旋磁量子数 m_s 都可以取 $\pm\frac{1}{2}$ 这两个值。

为了描述多电子原子中的电子运动状态,人们提出了多电子原子中核外电子按壳层分布的模型:即主量子数 n 相同的电子属于同一壳层,对应于 n 取值不同,各壳层分别可用下表字母表示,如表 12-1 所示;主量子数 n 相同而角量子数 l 不同的电子,分布在不同的支壳层上,同样,对应于不同的各支壳层亦可用标记来表示,如表 12-2 所示。

表 12-1　主量子数的标记符号

主量子数 n	1	2	3	4	5	6	7
标记	K	L	M	N	O	P	Q

表 12-2　角量子数的标记符号

角量子数 l	0	1	2	3	4	5	6	7	8
标记	s	p	d	f	g	h	i	j	k

多电子原子状态用各电子状态的集合来描述，在不考虑外场时可以忽略磁量子数 m_l 和自旋磁量子数 m_s。通过量子力学的计算表明，在主量子数 n 一定时，电子能量随着角量子数 l 的增大而增大；在角量子数 l 一定时，电子能量随着主量子数 n 的增大而增大，即电子能量是这两个量子数的单调增加函数。由此可知：电子的最低能量状态为 1s，以下依次为 2s 和 2p。原子的核外电子在各壳层和支壳层上的分布由泡利不相容原理和能量最低原理决定。

12.7.2　泡利不相容原理

在一个原子中不可能有两个或两个以上的电子处于完全相同的量子状态，或者说一个原子中不可能有两个或两个以上的电子具有完全相同的四个量子数，这一结果就是泡利不相容原理(Pauli exclusion principle)。

进一步的研究表明，泡利不相容原理并非仅局限于原子体系，也不是仅仅适用于电子，而是具有一定的普遍性。它是微观粒子运动的基本规律之一。

根据泡利不相容原理可以计算出原子中各壳层最多可容纳的电子数。当 n 给定时，l 的可能取值为 $0,1,2,\cdots,n-1$，共 n 个；当 l 给定时，m_l 的可能取值为 $0,\pm1,\pm2,\cdots,\pm l$，共 $2l+1$ 个；当 n,l,m_l 都给定时，m_s 可取 $\pm\frac{1}{2}$ 两个可能值。如此计算，可得出每个支壳层上最多可容纳的电子数为 $2(2l+1)$ 个，每个壳层上最多可容纳的电子数为 $2n^2$ 个。

12.7.3　能量最低原理和元素周期律

在正常情况下，原子系统中的各个电子总是尽可能先占据能量最低的支壳层，使得整个原子的能量最低(处于基态)，系统最稳定，这就是能量最低原理(primciple of least energy)。

各壳层中电子的能量可以按照量子数 n 和 l 来计算，其计算的经验公式为 $n+0.7l$，这是我国科学工作者根据大量实验总结出来的。由此可以计算出不同支壳层中电子能级的能量，如表 12-3 所示。

表 12-3　原子中各支壳层的能量

壳层	支壳层	能量(按 $n+0.7l$ 计算)
K	1s	1.0
L	2s	2.0
	2p	2.7
M	3s	3.0
	3p	3.7
	3d	4.4
N	4s	4.0
	4p	4.7
	4d	5.4
	4f	6.1
O	5s	5.0
	5p	5.7
	5d	6.4
	5f	7.1
	5g	7.8
P	6s	6.0
	6p	6.7
	6d	7.4
	6f	8.1
	6g	8.8
	6h	9.5
Q	7s	7.0

由表 12-3 可知,原子各支壳层的能级由低到高的次序为 1s,2s,2p,3s,3p,4s,3d,4p,5s,4d,5p,6s,4f,5d,…。

这样,就可以很好地解释元素周期律,元素的周期性是电子组态周期性的反映,每个周期的第一个元素都对应着开始填充的一个新壳层;每个周期的最后一个元素都对应着一个支壳层被填满。利用电子的壳层结构可以很好地解释元素的周期律,这也进一步说明了量子力学理论的正确性。

12.8 量子力学与医学

量子力学在阐明原子结构的理论方面取得突出成就，并为元素周期律建立了严格的科学的基础。根据量子力学的观点，自然界物质之间存在四种最基本的力：弱力、强力、电磁力、重力。世界上物质的构成方式只有两种，即“粒子”和“场”。电子、质子、中子等都属于基本粒子，即量子，它与周围环境有明确的分界面。而“场”，包括电磁场、声场、引力场等，其特点是与周围环境没有明确的分界面，只有强度的变化。量子与场总是相伴存在。量子力学反映了微观粒子的运动规律，为我们提供了对物质世界新的思维方式，并为其后一系列学科的建立奠定了理论基础。

量子医学就是量子力学与医学相结合而产生的一门前沿学科，是利用量子力学的理论、概念与方法来研究生命现象。生物在新陈代谢过程中会产生生物磁场，量子医学就是根据体内微弱电磁场波动能量的变化来解析人体健康与病态的相互关系。量子共振检测则是具体应用探测此种磁场变化的技术，也可用于解析与判断各种药品对人体状态的影响，即进行药效分析。

众所周知，DNA是生命的重要组成物质，但是，DNA双螺旋结构的发现却是受量子力学启发的结果。在人类尚未发现DNA的时候，薛定谔于1944年就在名为《生命是什么》的经典著作中论述道：尽管无法对生命下一个确切的定义，但我们最终可以用物理和化学原理来说明它。薛定谔说，生命是一个好似结晶体的东西，一种奇特的、无周期性可言的晶体，在成长的过程中不断重复着自身的结构；但生命又远比任何晶体矿石迷人和变幻莫测。

《生命是什么》这本书曾深刻地影响了一批物理学家和生物学家的思想，促成了分子生物学诞生出了三个基本的学派，这就是比德尔代表的化学学派、德尔布吕克代表的信息学派以及肯德鲁代表的结构学派。X射线晶体衍射的实验手段，为结构学派认识生物大分子的晶体结构提供了有力的工具。三联体密码方案，有力地推动了信息学派的成长。三个学派共同合作，揭示生命现象的整体奥秘。结构是重要的，生命现象内部以及内外之间的信息传递，也是重要的。生命现象的信息传递、能量传递、物质传递，许多是通过化学方法转化的。

习　题

12-1 绝对黑体是指什么？

12-2 物质波的本质是什么？

12-3 什么是不确定关系？

12-4 波函数的统计意义是什么？它应满足什么条件？

12-5 氢原子中电子的运动状态可以用四个量子数来描述，这四个量子数分别是什么？

12-6 用频率为 ν 的单色光照射某种金属，逸出光电子的最大动能为 E_k；若改用频率为 2ν 的单色光照射此种金属时，则逸出光电子的最大动能为多少？

（$h\nu+E_k$）

12-7 已知金属钨的逸出功 $A=7.2\times10^{-19}$ J，分别用频率为 7×10^{14} Hz 的红外光和 5×10^{15} Hz 的紫外光照射钨的表面，请问能否产生光电效应？

（红外光不能产生光电效应，紫外光能产生光电效应）

12-8 某黑体单位表面积上的辐射度为 5.6×10^{4} W · m^{-2}，则该黑体的温度是多少？

（1 000 K）

12-9 在加热黑体过程中，其辐射度最大的波长由 650 nm 变化到 500 nm，其总辐射度增大了多少倍？

（2.86）

12-10 若电子和光子的波长相同，则它们的动能之比和动量之比分别是多少？

$\left(\frac{h}{2m_e\lambda c};1\right)$

12-11 试求氢原子光谱巴尔末谱线系中能量最小的光子波长和巴尔末谱线系中极限波长（即最小波长）。

（0.66 μm；0.37 μm）

12-12 有两个电子分别经过 400 V 和 1 600 V 的电场加速，那么这两个电子的物质波波长之比为多少？

（2 ∶ 1）

12-13 一维运动的粒子，假设其动量的不确定量等于它的动量，试计算此粒子位置的不确定量与它的物质波波长的关系。

$\left(\Delta x\geqslant\frac{\lambda}{4\pi}\right)$

12-14 设有一个电子处于原子某能态的时间为 10^{-8} s，试计算该能态的能量最小不确定量。再设电子从上述能态跃迁到基态所对应的光子能量为 3.39 eV，试确定所辐射的电子波长及此波长的最小不确定量（$h=6.63\times10^{-34}$ J · s）。

（3.297×10^{-8} eV；3.67 10^{-7} m；3.57×10^{-15} m）

12-15 某原子中具有 n 和 l 量子数相同的最大电子数是多少？

（$2(2l+1)$）

12-16 对应角量子数 $l=3$ 的电子，动量矩在外磁场中有多少种可能的取向？

（7 种）

（陈月明）

本章课件

第 13 章　X　射　线

课程思政

X 射线（X-ray）是波长在 10^{-3}～100 nm 之间的电磁波。1895 年伦琴（W. K. Röntgen）在研究稀薄气体放电时发现了 X 射线。因当时不知其性质，故称之为 X 射线，也称为伦琴射线。X 射线对于物质微观结构的探索在理论和技术上都有重要的意义，在生产和科研领域以及生物医学应用领域也有着广泛的应用。

本章简要介绍 X 射线的产生及性质、X 射线与物质的相互作用及其应用。

【本章学习要求】

了解：X 射线在医学上的应用。

熟悉：X 射线衍射。

掌握：X 射线强度和硬度的概念、X 射线谱及 X 射线产生机制；X 射线与物质的作用、衰减规律。

13.1　X 射线的产生及强度与硬度

13.1.1　X 射线的产生

X 射线一般由高速电子流撞击适当的物体（也称为靶）而产生。如图 13-1 所示，在真空管（X 射线管）内装有两个电极。C 为钨丝制成的阴极（cathode），通电使之加热，便会发射电子。A 是通常由钨或钼制成的阳极（anode），也称为阳极金属靶。X 射线管工作时，根据需要在两电极间加上几万至几十万伏的直流高压（称为管电压）。阴极灯丝发射的电子被电场加速，形成管电流，撞击阳极金属靶。高速运动电子流突然受阻，其动能的一部分转变成

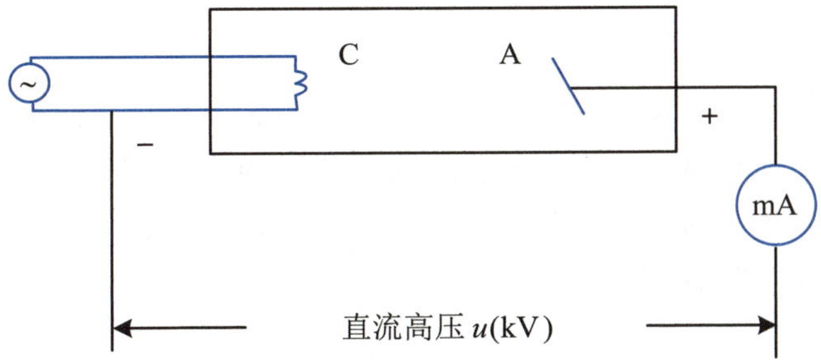

图 13-1　X 射线产生示意图

X射线而辐射出来,这种辐射也称为轫致辐射(bremsstrahlung)。由于高速电子流打在阳极靶上会产生大量热量,所以阳极靶一般由熔点高的金属制成并伴有其他散热措施。另外,靶原子序数 z 愈大,产生X射线的效率愈高,所以靶材料常为钨($z=74$)或钼($z=42$)。

13.1.2 X射线的强度与硬度

1. 强度

X射线是波长很短的电磁波,或能量($h\nu$)很大的光子流。X射线强度指单位时间内通过与射线垂直的单位面积的辐射能量。改变管电流或管电压可改变X射线强度。增大管电流,可增加单位时间内撞击阳极靶的电子数,故可增加X射线的强度;增大管电压 u,可增大电子在电场中获得的能量($E=eu$),使其产生的光子能量也随之增大,故也可增加X射线强度。在应用上,通常在一定管电压下,通过调节管电流大小来改变X射线强度,所以在医用上常用管电流(mA)大小反映其强度。

2. 硬度

X射线硬度反映X光子的能量或其贯穿本领。作为能量很大的光子流,X射线可在介质中通过一定距离,即具有一定的贯穿本领。X光子能量大,在介质中通过的距离长,则称其贯穿本领强或其硬度大。X光子能量与管电压有关。调节管电压,可改变X射线的硬度,所以在医用上常用管电压(kV)表示其硬度。表13-1列出了医学上X射线按硬度的分类及其主要用途。

表13-1 医用X射线按硬度的分类

名称	管电压(kV)	最短波长(nm)	主要用途
极软X射线	5～30	0.25～0.041	软组织摄影
软X射线	30～100	0.041～0.012	体部或脏器的透视和摄影
硬X射线	100～250	0.012～0.005	体内软组织治疗
极硬X射线	250以上	0.005以下	深部组织治疗

13.2 X射线谱

X射线管产生的X射线含有各种波长(或频率)成分,其强度 I 随波长 λ 的分布变化,称为X射线谱(X-ray spectrum)。X射线谱由两部分组构成:一部分连续变化,称为连续谱(continuous X-rays);另一部分是具有一定波长的分立的线状谱,也称为标识谱(characteristic X-rays),如图13-2所示,下面分别讨论。

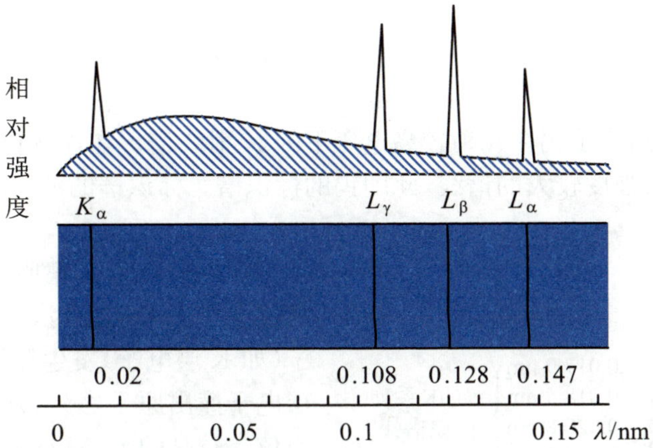

图 13-2　X 射线谱示意图

13.2.1　连续 X 射线谱

如图 13-3 所示给出了钨靶在四种较低电压下得到的连续谱分布曲线。由图可见，在一定管电压下，连续谱存在一个最短的波长 λ_{min}，称为短波极限。当管电压增大时，短波极限及最大强度所对应的波长均向短波方向移动。

连续谱产生于韧致辐射。阴极灯丝发射的电子在电场中获得一定动能，设电子的电量、质量、速度分别为 e，m，v，则其动能

$$E = \frac{1}{2}mv^2 = eu$$

高速电子流撞击阳极金属靶时，电子受靶原子核电场的作用，其速度的大小和方向均发生急剧变化，致使其动能的一部分转变成 X 光子的能量 $h\nu$，其中，ν 为光子频率。显然 $0 \leqslant h\nu \leqslant eu$。由于不同电子受原子核作用不同，其速度的变化各不相同，因而辐射出的 X 光子的能量也各不相同，于是产生了连续 X 射线谱。当电子能量全部转化为 X 光子能量时，相应的 X 光子能量最大为 eu，即

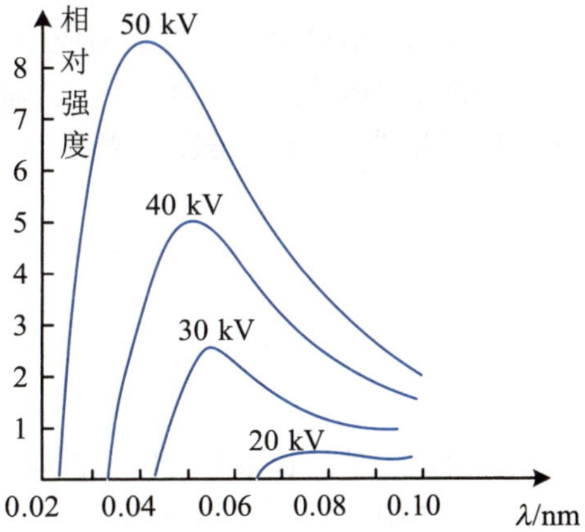

图 13-3　钨的连续射线谱

$$h\nu_{max} = eu$$

故短波极限

$$\lambda_{min} = \frac{hc}{eu} \tag{13-1}$$

若波长以 nm 为单位，管电压以 kV 为单位，将普朗克常数 h、光速 c、电子电量 e 之值代入式(13-1)，可得

$$\lambda_{min} = \frac{1.24}{u}\ \text{nm}$$

13.2.2 标识谱

如图 13-4 所示给出了钨在几种较高电压下的 X 射线谱。在连续谱的 0.02 nm 附近出现了几条分立的相对强度较大的谱线,此即钨的标识谱。标识谱的波长与电压无关,仅与靶材料元素有关。

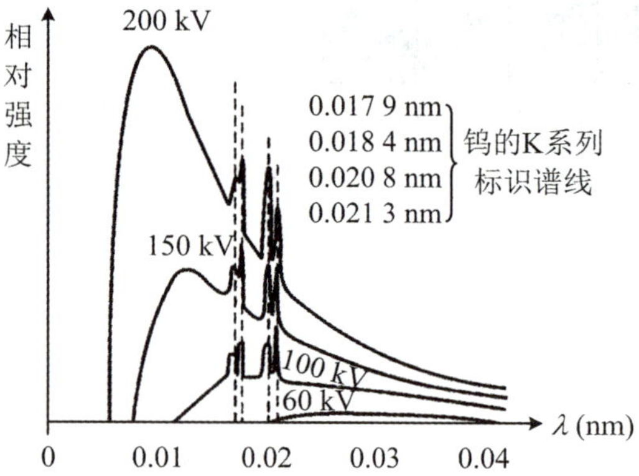

图 13-4　不同管电压下钨靶的 X 射线谱

标识谱产生于靶原子内层电子的跃迁。高速电子进入靶内时,若与靶原子的内层电子(如 K 层电子)发生碰撞,就有可能将该 K 层电子撞出原子之外,从而在该层出现一个空位。较高的 L,M 或更高层电子便会跃迁至该空位填充,并发射 X 光子,形成 K 系标识谱线。若将 L 层电子撞出原子之外,便会产生 L 系标识谱线。X 光子的能量等于跃迁前后的两能级的能量差。可见,标识谱波长只与原子的内层结构有关。不同元素原子因内部原子能级结构不同,因而产生不同的标识谱。所以标识谱可作为该元素的标识,故称标识谱。

X 射线标识谱可用于物质结构成分的显微分析。将高能细束电子流打在样品上,据样品所发射的标识谱的波长和强度,可以确定该样品的元素成分和含量。但在普通医用 X 光机发出的 X 射线中,主要是连续谱,标识谱成分相对较少。

13.3　X 射线衍射

X 射线是一种波长很短的电磁波。将 X 射线照射于晶体上,便会产生反射、衍射、干涉等现象。晶体中原子(离子或分子)结构呈现规则的周期性点阵排列,如图 13-5 所示。相邻原子间的距离 d 称为晶格常数。规则的空间点阵构成一组平行等距的平面,称为晶面(如平面Ⅰ,Ⅱ,Ⅲ)。晶格常数约在 0.1 nm 数量级,在数量级上与 X 射线波长相仿。所以晶体可作为 X 射线衍射的合适的光栅。

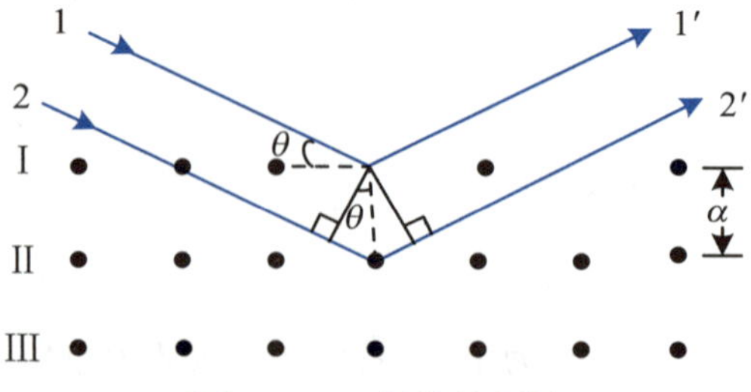

图 13-5　X 射线的衍射

当一束波长为 λ 的射线以入射角 θ 入射于各组平行晶面时,根据惠更斯原理,每个原子都相当于子波源向周围发射子波,其中沿反射定律方向发射的子波如反射线 1′,2′最强。相邻两晶面上的入射、反射线的光程差为 $2d\sin\theta$,所以 X 射线衍射波干涉加强的条件为

$$2d\sin\theta = k\lambda \qquad (k = 1,2,3,\cdots) \tag{13-2}$$

式(13-2)也称为布拉格(Bragg)方程。

晶体的 X 射线衍射应用广泛。若已知晶格常数 d，并测定衍射角 θ，则可计算 X 射线的波长 λ。事实上，1912 年劳厄(Laue)正是利用晶体的 X 射线衍射现象首次证实 X 射线是一种波长很短的电磁波。若入射的 X 射线含有不同的波长成分，则不同波长成分的 X 射线衍射加强的 θ 角也各不相同，这样在照相底片上便可将 X 射线谱展示开来，这正是 X 射线摄谱仪的工作原理。若已知 X 射线波长，则可测得晶体的内部结构。1913 年 Bragg 首次通过 X 射线衍射测定了氯化钠和金刚石的晶体结构。1953 年 Crick 和 Watson 正是通过脱氧核糖核酸(DNA)的 X 射线衍射图样建立了 DNA 的双螺旋结构模型，这是分子生物学诞生的标志。利用 X 射线衍射分析物质的结构，已经发展成一门独立的学科，称为 X 射线结构分析，在生物医学领域有着广泛的应用。

13.4　X 射线与物质的作用、衰减规律及应用

13.4.1　X 射线与物质的相互作用

X 射线是能量很大的光子流。X 射线可使被照射的物质原子或分子电离，称为电离作用。X 射线能使物质原子或分子处于激发态，当它们回到基态时发出荧光，称为荧光作用。X 光子和电子碰撞也可改变光子的传播方向及能量，产生康普顿散射现象。X 射线还能使某些物质发生化学反应，如使照相底片感光，称为光化学作用，可用于 X 射线摄影。

X 射线若照射于生物组织，因电离、激发等作用会使生物组织产生物理、化学及生物学的变化，导致生物组织的损伤，称为生物效应。X 射线的生物效应可用于破坏某些敏感度高、分裂旺盛的癌细胞，用于临床治疗，但 X 射线对正常组织亦有破坏作用，应当注意对 X 射线辐射的防护。

13.4.2　X 射线的衰减

X 射线具有一定的贯穿本领，但在贯穿过程中其强度逐渐减弱。X 射线在介质中传播时强度逐渐减弱的现象，称为 X 射线的衰减。当 X 射线在介质中传播时，由于不断和物质相互作用，使 X 光子不断被吸收和散射，导致 X 射线的衰减。

单色平行 X 射线束通过物质的衰减服从朗伯定律，即

$$I = I_0 e^{-\mu x} \tag{13-3}$$

其中，I_0 为初始($x=0$)强度，I 为通过距离 x 后的强度，μ 称为线性衰减系数。

若将 X 射线强度衰减一半时所通过的距离称为半价层，记作 $x_{1/2}$，则 X 射线衰减规律亦可表示为

$$I = I_0\left(\frac{1}{2}\right)^{\frac{x}{x_{1/2}}} \tag{13-4}$$

其中，$x_{1/2}=\frac{\ln 2}{\mu}$。$\mu$（或 $x_{1/2}$）反映 X 射线衰减快慢程度，与物质的密度、原子序数及波长有关。

13.4.3 衰减系数的相关因素及应用

研究表明，在一定的波长范围内，衰减系数 μ 与物质密度 ρ，原子序数 Z 及 X 射线的波长 λ 的关系近似为

$$\mu = C\rho Z^4\lambda^3 \tag{13-5}$$

式中，C 大致是常数，由此可见以下几种特性。

1. μ 与 ρ 成正比

ρ 越大，光子在单位体积内碰到原子而被吸收或散射的概率越大，故衰减得越快，μ 与 ρ 的比值称为质量吸收系数

$$\mu_m = \frac{\mu}{\rho}$$

质量吸收系数 μ_m 更便于表示各种物质对 X 射线的吸收本领且不会因物态的变化而有明显改变，应用上更为常用。

2. Z 越大 μ（或 μ_m）越大

人体肌肉组织的主要元素成分是 H，O，C 等，而骨的主要成分是 $Ca_3(PO_4)_2$，由于 Ca，P 的原子序数较大，所以骨的衰减系数比肌肉组织的大。在 X 射线照片或透视荧光屏上显示出明显的阴影，此即 X 射线透视的基本原理。在胃肠透视时服食钡盐，是因为钡的原子序数较高（$Z=56$），衰减系数较大，可以显示胃肠阴影，此即“钡餐”造影术。

利用 Z 较大的物质对 X 射线的吸收这一性质也可有效地进行对 X 射线的防护。铅（$Z=82$）的原子序数高，所以在 X 射线防护中常用铅板或铅制品作防护材料。

3. 波长越长的 X 射线，越容易被吸收

所以在浅部治疗时可用较低的管电压，在深部治疗时应使用较高的管电压。若 X 射线含有各种波长，则在物质中传播时长波成分衰减得快，短波成分所占比例越来越大，即随着 X 射线在物质中的传播，其硬度越来越大，这种现象称为 X 射线的硬化。利用 X 射线的硬化，可以得到频谱范围相对较窄的 X 射线束。

13.4.4 X 射线的医学应用简介

X 射线在医学上的应用主要有治疗和诊断两个方面。

X 射线照射生物组织，由于电离和激发，会产生一系列的生物效应，可用于对某些肿瘤的治疗，但对正常细胞亦有伤害作用，应注意适当的防护。

X 射线在诊断方面的应用主要有 X 射线常规摄影、透视及 X-CT。X-CT 是 X 射线计算机辅助断层扫描（X-ray computer aid transverse tomography）的简称，其基本原理是用探测器收集 X 射线透过人体所产生的投影信号，通过电脑系统进行数据处理，采用特定的数学方法重建人体断面的解剖学图像。1972 年 X-CT 的诞生，是医学影像诊断技术的重大进展，使医学界用无创伤方法显示人体内部任一断层的梦想变成了现实。

X 射线在医学治疗和诊断及生物研究领域有着广泛的应用，若要了解其具体应用，可参阅相关书籍。

习　　题

13-1 简述 X 射线产生过程及强度和硬度的调节方法。

13-2 X 射线连续谱和标识谱是怎样产生的？何谓短波极限？

13-3 什么是 X 射线的生物效应？

13-4 简述 X 射线透视的基本原理，什么是 X 射线的“硬化”？

13-5 已知 X 射线的管电压为 80 kV，试计算光子的最大能量及 X 射线的最短波长。

（1.28×10^{-14} J；1.55×10^{-2} nm）

13-6 用波长为 0.154 nm 的 X 射线入射于氯化钠晶体表面，在掠射角为 $15^\circ58'$ 时，可观察到第 1 级衍射极强，求氯化钠的晶格常数。

（0.28 nm）

13-7 对波长为 0.154 nm 的 X 射线，铝的衰减系数为 $1.32\times10^4\ \mathrm{m^{-1}}$，铅的衰减系数为 $2.61\times10^5\ \mathrm{m^{-1}}$，要得到和 1 mm 厚的铅层同样的防护效果，铝板的厚度应该为多大？

（19.8 mm）

13-8 X 射线被衰减时，要经过几个半价层，强度才减少到原来的 1%？

（6.6）

（柴林鹤）

本章课件

课程思政

第 14 章　原子核与放射性

原子由位于中心的原子核及核外电子组成。原子核占原子的体积极小，但却包含了原子的几乎全部质量。关于原子核的结构、变化规律及其应用的研究构成了原子核物理学的主要内容。这些研究不仅涉及物质结构的基本问题，同时涉及原子能和放射性的应用，具有重要的意义。

本章简要讨论原子核的组成及性质、原子核的放射性及其规律；射线与物质的相互作用，射线的防护及其医学应用。

【本章学习要求】

了解：原子核的基本性质，放射性核素在医学上的应用。
熟悉：射线与物质相互作用、射线剂量的定义及射线的防护。
掌握：原子核的衰变类型、原子核的衰变规律及应用。

14.1　原子核的基本性质

14.1.1　组成

原子核（nucleus）由质子（proton）和中子（neutron）组成。质子和中子统称为核子（nucleon）。质子带正电，电量与电子电量大小相等；中子不带电。中子质量比质子质量大千分之一左右，两者质量几乎相等。通常用 A 表示原子核中的核子数，用 Z 表示质子数，用 N 表示中子数，显然，$Z+N=A$。由于原子是电中性的，所以质子数 Z 等于核外电子数，也等于该原子的原子序数。

原子核常用符号 $^A_Z\mathrm{X}$ 表示，其中 X 为元素符号，A 为原子核的核子数，Z 为核中质子数，如氦核记为 $^4_2\mathrm{He}$，又如 $^{235}_{92}\mathrm{U}$ 表示质子数为 92，核子数为 235 的铀核，有时也简记为 $^{235}\mathrm{U}$。Z 和 N 都相同的原子核称为某种核素。Z 相同而 N 不同的原子核称为同位素（isotope）（处于元素周期表的同一位置上），如氢核 $^1_1\mathrm{H}$、氘核 $^2_1\mathrm{H}$、氚核 $^3_1\mathrm{H}$ 为氢原子的三种同位素。

14.1.2　质量亏损与结合能

核子的质量很小，为了表示的方便，常用 $^{12}_{6}\mathrm{C}$ 原子质量的 $\frac{1}{12}$ 为度量单位，称为原子质量单位，记作 u。

$$1\ \text{u} = 1.660\,565 \times 10^{-27}\ \text{kg}$$

质子质量 $m_p = 1.007\,276\ \text{u}$，中子 ${}_0^1\text{n}$ 的质量 $m_n = 1.008\,665\ \text{u}$，氢原子 ${}_1^1\text{H}$ 质量为 1.007 825 u，氦原子 ${}_2^4\text{He}$ 质量为 4.002 603 u，铀原子 ${}_{92}^{238}\text{U}$ 质量为 238.050 816 u。用原子质量单位度量原子或原子核质量时，其数值接近于核子数 A，所以整数 A 也称为原子核的质量数。

精确测量表明，原子核 ${}_Z^A\text{X}$ 的质量 m_X 总是小于其核子质量之和，其差值

$$\Delta m = Zm_p + (A - Z)m_n - m_X \tag{14-1}$$

称为质量亏损。由于一般实验测量的是原子质量，所以计算时常用氢原子质量和该元素原子质量代替质子质量 m_p 及该原子核质量，差值不变，如氦原子 ${}_2^4\text{He}$ 的质量为 4.002 603 u，氢原子质量为 1.007 825 u，所以氦核的质量亏损

$$\begin{aligned}\Delta m &= 2 \times 1.007\,825 + (4 - 2) \times 1.008\,665 - 4.002\,603 \\ &= 0.030\,377\ (\text{u})\end{aligned}$$

质量亏损与质子和中子结合成原子核时放出的能量有关。据相对论原理，Δm 的质量亏损所释放的能量为

$$\Delta E = \Delta mc^2 \tag{14-2}$$

其中，c 为光速。该能量在数值上也等于将原子核拆成质子和中子所需最小能量，称为结合能(binding energy)，如氦核的结合能为

$$\begin{aligned}\Delta E &= \Delta mc^2 = 0.030\,377c^2 \\ &= 0.030\,377 \times 931.441 = 28.294\ (\text{MeV})\end{aligned}$$

也就是说，质子和中子结合成氦核时放出能量

$$\Delta E = 28.294\ \text{MeV}$$

相当于减少质量 0.030 377 u，或者是，将氦核拆成质子和中子至少需要能量为 28.294 MeV。这表明原子核通常是一个相对稳定的系统。

原子核的结合能除以核子数 A，称为平均结合能

$$\varepsilon = \frac{\Delta E}{A}$$

平均结合能反映了原子核的稳定程度，ε 越大，原子核越稳定。图 14-1 给出了平均结合能 ε 与质量数 A 的关系。

由图 14-1 可见，质量数 A 在 30 以下的轻核的平均结合能呈现周期性变化，核子数为 ${}_2^4\text{He}$(α 粒子)的倍数时，ε 有极大值，比较稳定。由两个 ${}_1^2\text{H}$ 合成 ${}_2^4\text{He}$ 时，会释放出大量的能量，这就是利用核聚变获取核能的依据。中等质量数(A 在 40～120 之间)的核平均结合能 ε 较大，且近似相同，为 8.6 MeV 左右，其核较为稳定。重核区($A>200$)的 ε 逐渐下降，稳定性减弱。天然放射性核素都是原子序数较大的重核。重核分裂成两个中等质量的核时，ε 由小变大，也会释放出能量。这也是利用重核裂变获取核能的依据。

14.1.3　核的大小及核力

实验表明，原子核可近似看成密度均匀，半径为 R 的球，球半径为

$$R = R_0 A^{\frac{1}{3}} \tag{14-3}$$

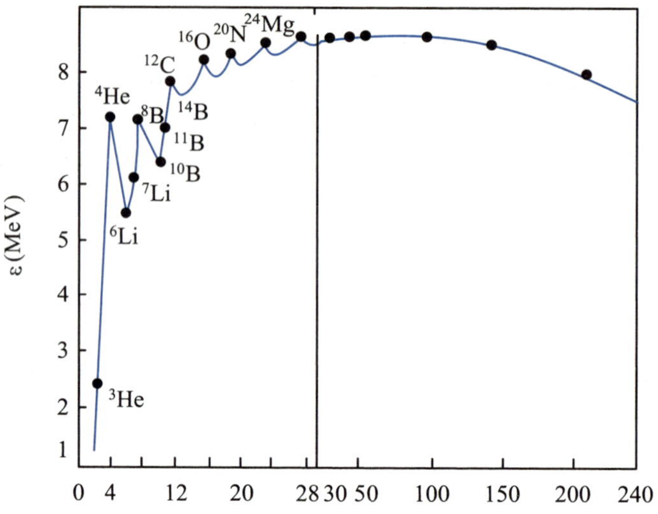

图 14-1　原子核的平均结合能曲线

式中，A 为质量数，$R_0 \approx 1.2 \times 10^{-15}$ m = 1.2 fm，“fm”称为飞米，1 fm = 1.0×10^{-15} m。可见原子核占原子的体积很小(原子半径约 10^{-10} m 数量级)，因而质量密度很大，约为 10^{17} kg · m^{-3} 数量级。

核子间存在作用力。除万有引力外，质子间存在电磁斥力，核子仍紧密结合在一起形成原子核，所以核子间肯定存在一种更强的作用力，这就是核力。研究发现，核力属于强相互作用类型，比库仑力约大 100 倍。核力是一种短程力，其作用距离只有 10^{-15} m 数量级。核力与电荷无关，质子之间，中子之间，质子与中子之间的核力是相同的。当核子间距离很小时，核力表现为斥力，使核子间不能无限接近。

14.1.4　原子核的能级、自旋、磁矩及宇称

由于核子间的相互作用，主要包括强相互作用(核力)及电磁相互作用，原子核具有一定的能量。原子核所处的各种能量状态，称为原子核的能级(nuclear energy levels)。

原子核具有角动量，也称为核自旋(nuclear spin)，核自旋源于核子的自旋及核子间的相对运动的轨道自旋。核自旋的大小为

$$P_I = \sqrt{I(I+1)}\hbar$$

式中，$\hbar = \dfrac{h}{2\pi}$，I 为整数或半整数，称为核自旋量子数。与原子角动量类似，原子核自旋在任一选定方向的投影也是量子化的。

由于原子核是一个带电体系，核子的运动会产生磁场，所以原子核具有核磁矩(nuclear magnetic moment)。核磁矩与核自旋 $\boldsymbol{P}_I$ 成正比：

$$\boldsymbol{\mu}_I = g\frac{e}{2m_p}\boldsymbol{P}_I$$

式中，m_p 为质子质量，g 称为原子核 g 因子。

核磁矩在外磁场中产生附加能量，导致原子核能级的分裂。如在外磁场中氢核的某个能级分裂成两个能级，设其能级差为 ΔE，当外磁场的频率 ν 满足 $h\nu = \Delta E$ 时，会产生强烈的

被吸收现象。这种现象称为核磁共振(nuclear magnetic resonance,NMR)。人体组织含有大量水和碳氢化合物,不同组织所含比例不同,即氢核密度不同,磁共振信号强度就有差异;病变组织与正常组织的磁共振信号强度也不同。利用这些差异将体内某一层面上各点处的磁共振信号强度分布用计算机处理成二维图像,就是磁共振成像的基本原理。利用磁共振成像技术可得到人体内任意层面的解剖图像,可用于疾病的诊断。

宇称反映粒子在空间反演下的性质。

设原子核的波函数为 $\psi(\boldsymbol{r})$,若

$$\psi(-\boldsymbol{r}) = \psi(\boldsymbol{r})$$

称为偶宇称;若

$$\psi(-\boldsymbol{r}) = -\psi(\boldsymbol{r})$$

称为奇宇称。在强相互作用(如核力)下,体系的宇称不变,称为宇称守恒。但在弱相互作用中(如 β 衰变),宇称并不守恒。这一结论由李政道和杨振宁提出,经吴健雄等人用 β 衰变实验证实。

14.2　原子核的放射性及其衰变规律

14.2.1　放射性衰变

原子核自发地放射出各种射线(粒子)的现象,称为放射性(radioactivity)。所放射出的射线主要有 α 射线、β 射线和 γ 射线等。此外,放射出的粒子还常有正电子、质子、中子、中微子等其他粒子。具有放射性的元素称为放射性元素。

原子序数很高的一些元素,如铀、镭、钋等能够产生放射性,称为天然放射性。原子核(亦称母核)在放出 α 粒子或 β 粒子后,变成另一种元素原子核(亦称子核)的现象,称为原子核的放射性衰变。在衰变过程中,电量、质量、动量和能量等均遵守守恒定律。

1. α 衰变

原子核放射出 α 粒子的衰变,称为 α 衰变。α 粒子即氦核 ^4_2He,如 $^{238}_{92}\text{U}$ 放射出 α 粒子后,成为新核 $^{234}_{90}\text{Th}$,即为 α 衰变。其衰变反应式为

$$^{238}_{92}\text{U} \longrightarrow {}^{234}_{90}\text{Th} + {}^4_2\text{He} + Q$$

其中,Q 为 α 衰变过程中释放出的能量,称为衰变能。α 衰变能等于 α 粒子的动能与子核反冲动能之和,主要为 α 粒子的动能。α 粒子的能量往往不止一组,主要原因为 α 衰变后的子核可以处于基态或其他激发态。

2. β 衰变

原子核放射出 β 粒子(电子)或俘获轨道电子的衰变,称为 β 衰变。主要有三种类型:放射出负电子 e^- 的衰变,称为 β^- 衰变;放射出正电子 e^+ 的衰变,称为 β^+ 衰变;俘获核外轨道电子的衰变,称为轨道电子俘获(如俘获 K 层电子的 K 俘获)。β 衰变中,原子核质量数不变,电荷数改变一个单位。

原子核中不存在电子。质子和中子可以相互转变(可看作同一种粒子的两个不同的量子态),引起β衰变的作用属于弱相互作用。质子转变为中子时,产生β^+衰变,中子转变为质子时,产生β^-衰变,质子俘获核外电子变为中子时,产生轨道电子俘获,内层电子被核俘获后,外层电子会立即填充这一空位,从而产生标识X射线,或使另一外层电子电离而发射电子,这种电子称为俄歇电子(Auger electron)。所以轨道电子俘获总伴有X射线或俄歇电子的产生。

β衰变中不仅放出电子,同时放出一种质量几乎为零的中性粒子,称为中微子,用${}^{0}_{0}\nu$表示,如

$$ {}^{32}_{15}P \longrightarrow {}^{32}_{16}S + e^- + {}^{0}_{0}\nu + Q $$

由于β衰变中同时放出中微子,衰变能可以在电子、中微子和子核间任意分配,所以β射线的能谱是连续的。

3. γ跃迁

处于激发态的原子核从激发态跃迁到较低能级并发射γ光子的过程,称为γ跃迁。α衰变和β衰变后的子核往往处于激发态,所以在α衰变和β衰变过程中往往伴有γ射线的发射。如${}^{60}_{27}Co$经β^-衰变后的子核${}^{60}_{28}Ni$处于2.50 MeV的激发态,当跃迁到${}^{60}Ni$ 1.33 MeV较低激发态时,发射1.17 MeV的γ光子,再发射1.33 MeV的γ光子而跃迁至基态。

处于激发态的原子核向较低能级跃迁时,也可将其能量转给核外电子,使其脱离原子,这种过程称为内转换。与电子俘获相似,内转换也常伴有标识X射线或俄歇电子的发射。

4. 放射系

设放射性元素A经放射衰变为B,若B还具有放射性,又衰变为C,这样依次衰变,直至一种稳定的元素为止,就形成了一个放射系。如${}^{238}_{92}U$经α衰变成${}^{234}_{90}Th$,${}^{234}_{90}Th$也有放射性,经β衰变后成${}^{234}_{91}Pa$等,经8次α衰变和6次β^-衰变后变成稳定的核素${}^{206}_{82}Pb$,形成放射系铀系。除铀系外,还存在另外两个天然放射系(钍系、锕系)和一个人工放射系(镎系)。

14.2.2 衰变规律

放射性原子核的衰变是一个随机过程。设在dt时间内衰变的核数为$-dN$,则单位时间内的核衰变数应与该时刻t的总核数N成正比。

$$ \frac{-dN}{dt} = \lambda N $$

积分得

$$ N = N_0 e^{-\lambda t} \tag{14-4} $$

式中,N_0为$t=0$时的核数,λ称为衰变常数,反映衰变的快慢程度。此即放射性核素的衰变规律。

衰变的快慢程度也可用半衰期表示。放射性核数衰减至原数一半所需的时间T称为半衰期。所以衰变规律也可表示为

$$ N = N_0 \left(\frac{1}{2}\right)^{\frac{t}{T}} \tag{14-5} $$

显见

$$ T = \frac{\ln 2}{\lambda} = \frac{0.693}{\lambda} $$

衰变的快慢程度还可用平均寿命表示。经过时间 t 衰变的原子核，我们称其寿命为 t。放射性原子核的寿命长短不一。其平均寿命为

$$\tau = \frac{1}{N_0}\int_0^{+\infty} \lambda N t \, \mathrm{d}t = \frac{1}{\lambda} \tag{14-6}$$

衰变常数 λ，半衰期 T，平均寿命 τ 均可反映衰变的快慢程度。λ 越小，T 及 τ 越大，衰变就越慢。

单位时间内原子核的衰变数，称为放射性活度，记作 A：

$$A = \frac{-\mathrm{d}N}{\mathrm{d}t} = \lambda N = \lambda N_0 \mathrm{e}^{-\lambda t} = A_0 \mathrm{e}^{-\lambda t} \tag{14-7}$$

式中，A_0 为 $t=0$ 时的放射性活度。可见，放射性活度 A 也服从指数衰减规律。放射性活度的国际单位是贝可（Bq，1 Bq = 1 次核衰变 · 秒$^{-1}$），原单位是居里（Ci，1 Ci = 3.7×10^{10} Bq）。

14.3　射线与物质的相互作用

原子核在衰变过程中会发出 α、β、γ、中子等各种射线，它们通过物质时与物质发生相互作用。这些作用是射线探测、防护、医学诊断和治疗的基础。

14.3.1　带电粒子与物质的相互作用

α 射线和 β 射线为高速带电粒子流。它们通过物质时，由于静电力的作用，会产生电离、激发、散射及韧致辐射等现象。射线使物质原子或分子中的电子脱离出来，产生正离子和自由电子的现象，称为电离。电离出来的电子损失动能后附在原子或分子上，使之成为负离子。因而在带电粒子通过的路径周围产生很多正负离子对。每厘米路径上所产生的离子对数目称为电离比值。电离比值反映了电离作用的强弱。若粒子带电量大，速度小，物质密度大，则电离比值也大。显然，能量相同的 α 粒子比 β 粒子的电离比值大。

高速带电粒子也可使原子或分子处于激发态，这种现象称为激发。处于激发态的原子或分子可发射光子或将激发能转变为热运动的能量。若带电粒子与原子核碰撞而改变运动方向，则称为散射。若带电粒子与原子核碰撞而突然减速，并产生电磁辐射，则称为韧致辐射。

带电粒子与物质相互作用过程中其能量不断减小，最终停在物质层内，这种现象称为粒子的吸收。粒子在被吸收前所通过的距离称为射程。能量耗尽后，α 粒子将俘获两个自由电子而成为中性氦原子，β^- 粒子则成为普通电子，而 β^+ 粒子则与自由电子结合转化为两个能量均为 0.511 MeV 的光子。显然，能量相同的 α 粒子比 β 粒子射程小。在空气中，α 粒子射程为 2～10 cm，β 粒子射程达数百厘米；在生物体内，α 粒子射程只有 0.03～0.13 mm，而 β 粒子射程达几毫米到几十毫米。因此，外照射时，α 粒子易于防护，而 β 粒子的危害大得多；至于内照射，由于 α 粒子的电离比值大，伤害很集中，应特别注意防护。

14.3.2 光子与物质的相互作用

X射线和γ射线都是能量很大的光子流。光子与物质的相互作用主要有三种方式:光电效应、康普顿散射和电子对生成。当光子与物质中原子作用时,将其全部能量传递给原子中的一个电子,使其脱离原子,而光子本身消失,这种现象称为光电效应。当光子与自由电子或原子外层电子碰撞时,光子将一部分能量传递给电子,而光子本身的能量减少了,且改变了运动方向,这种作用称为康普顿散射。当入射光子的能量大于1.022 MeV时,在原子核电场作用下,光子转化为一个电子和一个正电子的现象,称为电子对生成。光子能量除转化为两个电子的静质量外,其余能量转化为电子的动能。正电子射程很短,会很快与另一电子结合而产生湮灭辐射。光子与物质的相互作用主要有上述三种形式,其发生的概率与光子的能量及物质的原子序数有关。

14.3.3 中子与物质的相互作用

中子不带电,可以在物质中穿行很长距离。中子与物质相互作用的主要形式为与原子核碰撞。中子与原子核碰撞时,将部分能量传递给原子核,引起原子核的反冲,并改变自身运动的方向和速度,这种作用称为中子的弹性散射。能量低的中子与轻核的作用主要为弹性散射。核越轻,弹性散射时中子转移给轻核的能量越多,所以常用含氢核多的水、石蜡等物质使中子减速,防护中子照射。若中子与原子核碰撞时,引起核反应并放射出其他射线,称为非弹性碰撞。能量为1 MeV以上的中子与重核的作用主要为非弹性碰撞。如原子核俘获中子并发射γ射线,称为中子俘获反应,例如,${}_1^1\text{H} + {}_0^1\text{n} \rightarrow {}_1^2\text{H} + \gamma$。若中子能量大于20 MeV,则有些重核可能被中子击碎,放射出各种射线或核碎片。核反应放出的各种射线均可导致生物组织的损伤,所以应特别注意防护中子对正常组织的损伤。

14.4 射线的剂量、防护及医学应用

α、β、γ及中子等各种射线通过物质时,会与物质发生一系列的相互作用。这些射线照射于生物组织,会产生物理、化学及生物学变化,导致生物组织的损伤,称为生物效应。射线的生物效应可以损伤正常组织,故需防护;生物效应也可杀伤肿瘤组织,这是肿瘤放射性治疗的依据。生物效应的程度与射线的种类及“剂量”有关。本节简介辐射剂量与防护以及放射性核素的医学应用。

14.4.1 射线的剂量

1. 照射量

照射量用于表示X或γ射线在空气中产生电离作用的大小。设射线在质量为$\mathrm{d}m$的干燥空气中产生的正(或负)离子的总电量为$\mathrm{d}Q$,则照射量E定义为

$$E = \frac{dQ}{dm}$$

照射量的国际单位为库仑·千克$^{-1}$（$C \cdot kg^{-1}$），暂时并用单位为伦琴（R，$1\ R = 2.58 \times 10^{-4}\ C \cdot kg^{-1}$）。单位时间内的照射量称为照射量率。

2. 吸收剂量

单位质量受照射物质所吸收的辐射能量，称为吸收剂量。设质量为 dm 的受照物质吸收的辐射能量为 dE，则吸收剂量为

$$D = \frac{dE}{dm}$$

吸收剂量的国际单位为戈瑞（Gy，$1\ Gy = 1\ J \cdot kg^{-1}$），暂时并用单位为拉德（rad，$1\ rad = 10^{-2}\ Gy$，）单位时间内的吸收剂量称为吸收剂量率。

3. 剂量当量

射线对生物组织的损伤程度不仅与吸收剂量有关，还与射线的种类有关。如 1 rad β 射线对肌体的伤害程度约为 1 rad 中子射线的$\frac{1}{10}$。剂量当量反映了不同种类射线对肌体的损伤程度。定义剂量当量为

$$H = W \cdot D$$

其中，D 为吸收剂量，W 为不同种类射线的权重因子。对 X，γ 及 β 射线，$W = 1$；对能量为 2～20 MeV 的中子，$W = 10$；对 α 粒子，$W = 20$。剂量当量的单位为希沃特（Sv，$1\ Sv = 1\ J \cdot kg^{-1}$），暂时并用单位为雷姆（rem，$1\ rem = 10^{-2}\ Sv$）。

14.4.2　辐射防护

射线的生物效应可使人体产生一系列不良反应，甚至可使生殖细胞发生突变，引起遗传变异，因此特别需要加以防护。

放射源在体外对人体进行照射，称为外照射。对于外照射，应当在放射源与人体间设置恰当的屏蔽物，或者尽可能远离放射源并减少在放射源附近停留的时间。放射性核素进入人体内对人体进行照射，称为内照射。除因诊疗的需要，按规章操作外，任何内照射都应尽量避免。

我们周围存在来自宇宙和地球上的自然条件下的各种射线。小剂量射线照射并不影响人体健康。国际上规定经长期积累或一次性照射后，对机体既无损害又不发生遗传危害的最大照射剂量，称为最大容许剂量（maximum permissible dose，MPD），各国对这一剂量的规定不完全相同。我国现行规定的 MPD 为每年不超过 50 mSv。

14.4.3　放射性核素的医学应用

放射性核素在医学上有着广泛的应用，如治疗、诊断及医学研究等，并形成了一门学科——核医学，这里仅举几例。

将放射性同位素^{131}I 体内注射，利用它所发出的 β 射线可治疗甲状腺功能亢进和部分甲状腺癌；利用^{60}Co 放射的 γ 射线照射相关部位，可治疗体内肿瘤，这是因为癌细胞生长迅速，

对射线的敏感性高于正常细胞，利用这种敏感性的差异，可杀死癌细胞或抑制其生长；^{60}Co 放射的 γ 射线经聚焦定位于某一局部组织，可使之发生放射性坏死而被“切除”，称为“γ”刀。

将放射性核素制成标记药物注入体内，由于它会发出射线因而很容易被探测到踪迹。通过探测器就可以检测标记药物在体内吸收、分布及代谢的踪迹，这种方法称为同位素示踪法。该方法使用简单，且灵敏度很高。若在体外对体内核素发射的 γ 射线进行跟踪探测，还可获得放射性核素在脏器和组织中的浓度分布及其随时间变化的图像，这就是核医学成像的基本原理。

习　题

14-1 计算两个^{2}H 原子核结合成 1 个^{4}He 原子核时释放的能量（以 MeV 为单位）。

14-2 试计算原子核的质量密度。

14-3 写出$^{226}_{88}$Ra 的 α 衰变反应式。

14-4 ^{32}P 的半衰期为 14.3 天，试计算其衰变常数 λ、平均寿命 τ 以及 1 mg 纯^{32}P 的放射性活度。

14-5 ^{60}Co 的半衰期 $T=5.27$ 年，钴源初时的活度为 6 040 Ci，试计算其质量，并计算其 5 年后的活度。

14-6 解释下列名词：

(1) 核磁共振；

(2) 放射性衰变；

(3) 电离比值；

(4) 电子对生成、电子对湮没；

(5) 核力 ；

(6) 剂量当量。

（柴林鹤）

本章课件

课程思政

第15章　核磁共振

1946年美国人Bloch和Purcell领导的课题组首先发现了核磁共振(nuclear magnetic resonance,NMR)现象。NMR是物质原子核磁矩在外磁场中时,发生能级分裂,并在外加射频场作用下产生共振吸收、能级跃迁的现象。这一发现为探索物质微观结构增添了一项重要的技术手段,此二人于1952年获诺贝尔物理学奖。1946—1972年NMR主要用于对有机化合物的分子结构分析,即磁共振谱分析(magnetic resonance spectroscopy,MRS)。1973年美国人Lauterbur用反投影法完成了磁共振成像(magnetic resonance imaging,MRI)的实验室模拟工作,紧接着Mansfield又发表了"选择激发序列"的成像方法,从此MRI得到空前发展。1978年在英国第一台头部MRI设备投入临床使用,1980年全身的MRI研制成功。

本章主要讨论核磁共振的基本概念、核磁共振谱、磁共振成像原理等内容。

【本章学习要求】

了解:磁共振技术在医学中的应用。

熟悉:核磁共振波谱的基本原理以及磁共振成像临床诊断的物理学依据和磁共振成像过程。

掌握:核磁共振的基本概念。

15.1　核磁共振的基本概念

核磁共振成像是一种多参数、多核种的成像技术。目前主要是氢核密度 ρ,弛豫时间 T_1,T_2 和组织流动的成像。MRI系统探测人体各种不同组织的氢核在共振吸收射频电磁波后所产生的感应信号,经计算机处理和图像重建,得到人体的断层图像。由于氢核吸收和发射电磁波时,受周围化学环境的影响,所以由磁共振信号得到的人体断层图像,不仅可以反映形态学的信息,还可以从图像中得到与生化、病理有关的信息,因此被认为是一种研究活体组织,诊断早期病变的医学影像技术。

核磁共振的基本概念主要包括原子核的自旋和磁矩、核磁矩在外磁场中的能量状态、产生核磁共振的条件、拉莫尔(Larmor)旋进、宏观磁矩、射频电磁波对宏观磁矩的作用、弛豫过程和弛豫时间。

15.1.1 原子核的磁矩

1. 磁场中的磁矩

我们知道将一根条形磁铁放在均匀外磁场中时，磁铁两端会受到磁场力的作用，两端的磁场力对磁铁形成力矩。再根据前面稳恒磁场章节中介绍的知识，我们知道载流环形线圈有磁矩，其在均匀外磁场中也会受到力矩的作用(其实条形磁铁本身也有固有磁矩)。磁矩是矢量，这里用 $\boldsymbol{\mu}$ 表示，具有磁矩的线圈在磁场中具有势能 E(磁势能)。势能与磁矩 $\boldsymbol{\mu}$ 和外磁场 $\boldsymbol{B}_0$ 成正比，还与它们的夹角 θ 有关，即

$$E = -\boldsymbol{\mu} \cdot \boldsymbol{B}_0 = -\mu B_0 \cos\theta$$

2. 原子核的磁矩

人体和其他物体一样，也是由分子、原子组成。组成人体的元素有 C、H、O、Ca、P 及其他微量元素。每个原子都有一个原子核，很像一个做自旋运动的小陀螺，绕自旋轴运动，一般具有自旋角动量(简称自旋)，用 $\boldsymbol{P}_I$ 表示，是一个矢量。原子核又具有电荷，因而做自旋运动的核(等效于一个环形电流)具有磁矩，称为核磁矩，用 $\boldsymbol{\mu}_I$ 表示，$\boldsymbol{\mu}_I$ 与 $\boldsymbol{P}_I$ 的方向一致。由原子核与放射性一章我们知道，它们的大小有如下关系：

$$\mu_I = g \cdot \frac{e}{2m_{\mathrm{p}}} \cdot P_I \tag{15-1}$$

即

$$\mu_I = \gamma P_I \tag{15-2}$$

其中，$\gamma = g \cdot \dfrac{e}{2m_{\mathrm{p}}}$称为核自旋磁旋比，$g$ 是原子核 g 因子，$g>0$，m_{p}是质子的质量。γ 是一个与原子核性质有关的常数，不同种类的原子核，γ 不同。例如，$^{1}\mathrm{H}$ 的 γ 为 42.58 MHz・T^{-1}，$^{31}\mathrm{P}$ 的 γ 为 17.24 MHz・T^{-1}，$^{23}\mathrm{Na}$ 的 γ 为 11.26 MHz・T^{-1}。

按量子力学理论，核自旋是量子化的，只能取一系列不连续的值，即

$$P_I = \sqrt{I(I+1)}\hbar \tag{15-3}$$

式中，$\hbar$ 为约化普朗克常数，I 称为核自旋量子数，I 只能取整数和半整数，每种核都有一个确定的 I 值。对于偶偶核 $I=0$，奇偶核 I 都是半整数，奇奇核 I 都是整数。P_I的大小由 I 值决定，不同的核 I 值不同。自旋核处于磁场中时，它的自旋轴向与磁场方向成某角度，由于力矩的作用，自旋核在自身旋转的同时，又以磁场方向为轴进动。P_I在外磁场中的空间取向是量子化的，P_I在外磁场方向(z 方向)的分量 P_{Iz} 也取一系列不连续值。

$$P_{Iz} = m\hbar \qquad (m = I, I-1, I-2, \cdots, -I) \tag{15-4}$$

m 为核自旋磁量子数，共有 $2I+1$ 个可能取值，这对应核自旋、核磁矩在外磁场中有 $2I+1$ 个可能的取向。对于一个 $I=\dfrac{3}{2}$的核，在磁场中的自旋状态可以有 4 个取向，即 $m=\dfrac{3}{2}, \dfrac{1}{2}, -\dfrac{1}{2}$和$-\dfrac{3}{2}$。

把式(15-3)代入式(15-1)，则得量子化的核磁矩 μ_I

$$\mu_I = g \cdot \sqrt{I(I+1)} \cdot \frac{e\hbar}{2m_{\mathrm{p}}} = g \cdot \sqrt{I(I+1)} \cdot \mu_{\mathrm{N}} \tag{15-5}$$

其中，$\mu_N=\frac{e\hbar}{2m_p}=5.050\ 95\times10^{-27}\ \mathrm{J\cdot T^{-1}}$，称为核磁子，一般作为核磁矩单位使用，它远比玻尔磁子 μ_B 小。核磁矩的 z 分量为

$$\mu_{Iz}=g\cdot\frac{e}{2m_p}P_{Iz}=g\cdot\frac{e}{2m_p}\cdot m\hbar \tag{15-6}$$

即

$$\mu_{Iz}=m\cdot g\cdot\mu_N \tag{15-7}$$

对氢核（^{1}H），自旋 $I=\frac{1}{2}$，故 $m=\frac{1}{2},-\frac{1}{2}$，$\mu_{Iz}$ 的可能取值为 $\frac{1}{2}g\mu_N$，$-\frac{1}{2}g\mu_N$，^{1}H 的 $g=5.585\ 5$。

15.1.2　磁矩受外磁场的作用

自旋不为零的原子核置于外磁场 $\boldsymbol{B}_0$ 中时，原子核与外磁场相互作用的结果出现了两方面的变化，一方面是受到磁力矩的作用，产生核磁矩绕 $\boldsymbol{B}_0$ 的进动，另一方面产生了核的附加能量。

1. 旋进角频率

核磁矩绕外磁场的进动又称旋进，如同陀螺在旋转的时候一样，当其转动轴偏离垂直方向时，就会一边自旋，一边又绕垂直方向旋进。陀螺旋进是受地球重力场的作用，而磁矩的旋进是受外磁场 $\boldsymbol{B}_0$ 的作用，氢核旋进如图 15-1(a)所示。

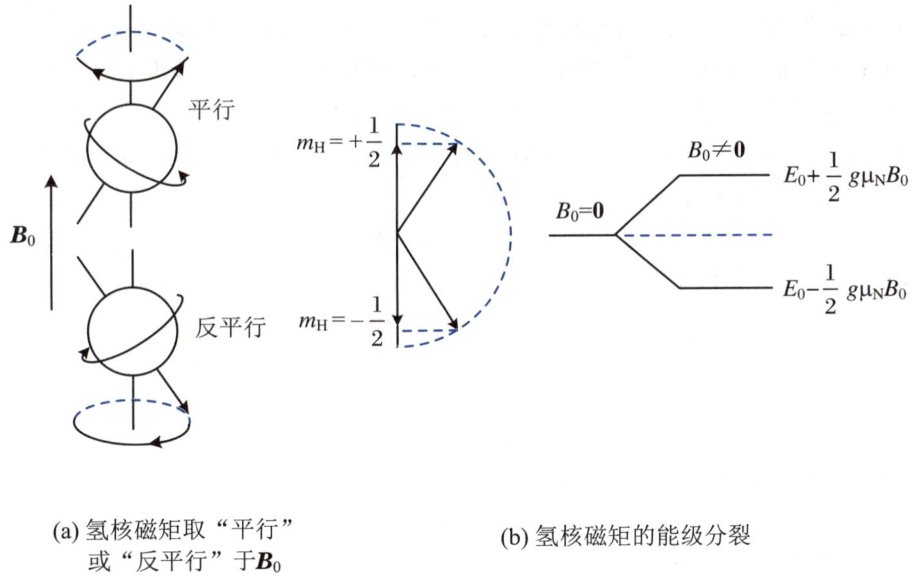

图 15-1　^{1}H 核磁矩旋进及核能级分裂

经计算其核磁矩绕外磁场 $\boldsymbol{B}_0$ 旋进的角频率 ω（即 $\boldsymbol{\mu}_I$，$\boldsymbol{P}_I$ 的矢端绕外磁场的转动角频率），由著名的拉莫尔方程给出

$$\omega=\gamma B_0 \tag{15-8}$$

核旋进角频率 ω，又称为拉莫尔频率，大小与外磁场 $\boldsymbol{B}_0$ 的大小成正比，比例系数 γ 即磁旋

比。从拉莫尔方程可知，对同一种原子核，因 γ 相同，磁场愈强，原子核的旋进频率愈高；对不同种类的原子核，即使在相同的磁场作用下，因 γ 不同，其旋进频率也不同。

2. 核能级劈裂裂距

核磁矩受外磁场作用，原子核具有磁势能，使核能级产生附加能量

$$E = -\boldsymbol{\mu}_I \cdot \boldsymbol{B}_0 = -\mu_I B_0 \cos\theta = -\mu_{Iz} B_0 = -m \cdot g \cdot \mu_N \cdot B_0 \tag{15-9}$$

有了附加能量造成原子核能级劈裂。由于磁量子数 m 有 $2I+1$ 个可能取值，所以在外磁场 $\boldsymbol{B}_0$ 的作用下核能级将劈裂为 $2I+1$ 层。相邻能级间的能量差（裂距）

$$\Delta E = g \cdot \mu_N \cdot B_0 \tag{15-10}$$

对于同一种核，在相同的磁场中，劈裂后相邻核能级间的能量差都相等。在核磁共振波谱和磁共振成像的开始阶段，主要是研究氢核 ^1H，这是因为在人体和各种有机化合物中氢核占的比例大，核磁共振信号强度和灵敏度高。氢核磁矩又称质子磁矩，处在外磁场中时，对氢核而言，其方向取两种平衡旋进状态：平行或反平行于外磁场，如图 15-1(a)所示，上图为稳定平衡，势能低；下图为不稳定平衡，势能高。其能级的劈裂及裂距如图 15-1(b)所示。以上讲的都是自旋核处在外磁场中的情况。在无外磁场时，因热运动，组成物体的原子核系统的各个核的磁矩 $\boldsymbol{\mu}$（即 $\boldsymbol{\mu}_I$）的方向杂乱无章分布，每个磁矩的方向都是随意的，磁矩间的磁性相互抵消，对外不表现磁性，核能级也不会发生劈裂。

15.1.3 核 磁 共 振

有关理论指出：处于磁场中的核磁矩，若在垂直于 $\boldsymbol{B}_0$ 的方向上再施加一个射频交变磁场，即射频电磁波(RF)，当 RF 的角频率 ω_{RF} 等于拉莫尔频率（旋进频率）ω 时，核磁矩将有可能吸收 RF 的能量，使部分氢核被激发，这种现象称为共振吸收。停止 RF 照射，处于激发态的核磁矩将会回到低能级，同时发射 RF，这称为共振发射。整个吸收和发射过程称为核磁共振(nuclear magnetic resonance，NMR)，简称磁共振。由于能级的跃迁法则为 $\Delta m = \pm 1$，所以投照的 RF 量子 $h\nu_{RF}$ 等于裂距 ΔE，即

$$h\nu_{RF} = g \cdot \mu_N \cdot B_0 \tag{15-11}$$

产生 NMR 时，施加的 RF 角频率 ω_{RF} 应为

$$\omega_{RF} = 2\pi\nu_{RF} = 2\pi \cdot \frac{g \cdot \mu_N \cdot B_0}{h} = \gamma B_0$$

即

$$\omega_{RF} = \omega \tag{15-12}$$

使原子核发生共振吸收，在实验中一般采用两种方法：一种是固定外磁场 $\boldsymbol{B}_0$，连续改变 RF 的频率或用射频脉冲，当 $\omega_{RF} = \omega = \gamma B_0$，满足拉莫尔方程时，就发生共振吸收，这种方法叫扫频法；另一种是保持射频波的频率不变，连续改变外磁场强度 $\boldsymbol{B}_0$ 大小，当 $\boldsymbol{B}_0$ 满足拉莫尔方程时，就发生共振吸收，这种方法叫扫场法。扫频法多见于获取样品的磁共振谱，在磁共振成像中主要是使用扫场法，但在具有在体波谱的 MRI 设备中也用到扫频法。

但是个别原子核的行为是观测不到的。我们能观测的只能是大量原子核的集体表现，即宏观现象。首先设定样品中各个很小的体积元内单位体积的自旋核数目为 ρ（自旋核的数密度）。在宏观的 NMR 中，与外磁场发生作用的是大量自旋核的作用。我们引入磁化强度矢量，并以该矢量在磁场中的运动表现来表征核的集体行为。体元内自旋核磁矩的矢量

总和为样品的磁化强度矢量(又称宏观磁矩),用符号 $\boldsymbol{M}$ 表示,按定义

$$\boldsymbol{M} = \sum_{i=1}^{n} \boldsymbol{\mu}_i \tag{15-13}$$

当样品不受外磁场约束时,因热运动使大量的核磁矩 $\boldsymbol{\mu}_i$ 的空间取向是杂乱无章分布的,每个磁矩的方向都是随意的,各 $\boldsymbol{\mu}_i$ 互相抵消,不显示宏观磁效应,磁化强度矢量 $\boldsymbol{M}=0$,样品置于外磁场 $\boldsymbol{B}_0$ 中时,$\boldsymbol{M}\neq 0$,且取 $\boldsymbol{B}_0$ 方向(z 方向),分析如下。

在磁共振成像中,一般主磁场 $\boldsymbol{B}_0$ 沿 z 轴方向,对于 ^{1}H 核,核磁矩只有两种取向。可以想象出,众多的表示核磁矩的矢线会绕外磁场方向旋进形成两个喇叭筒,如图 15-2 所示,位于上一个喇叭筒的氢核能级低,位于下一个喇叭筒的氢核能级高。按玻尔兹曼能量分布律,在热平衡状态下,位于上喇叭筒旋进的氢核较多,使得氢核磁矩不能完全互相抵消,$\boldsymbol{M}\neq \boldsymbol{0}$。

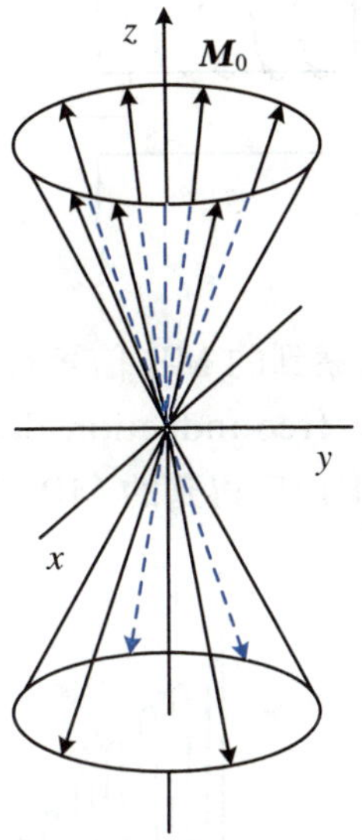

图 15-2　样品的磁化强度矢量

但如果再施加某种作用,使磁化强度矢量 $\boldsymbol{M}$ 偏离 z 方向,由于受到力矩作用,$\boldsymbol{M}$ 将变化,产生绕 $\boldsymbol{B}$ 的旋进,其中,$\boldsymbol{B}$ 应包括所有对 $\boldsymbol{M}$ 产生影响的磁场。处于磁场中的氢核系统,若在垂直于前述的 $\boldsymbol{B}_0$ 方向上施加一个射频电磁波 RF(射频场),随着这些氢核与射频波发生共振吸收,磁化强度矢量 $\boldsymbol{M}$ 与 $\boldsymbol{B}_0$ 的夹角 α 会发生变化。$\boldsymbol{M}$ 的矢端运动轨迹为从球面顶点开始的逐渐展开的球面螺旋线(参考有关书籍),如图 15-3(a)所示。$\boldsymbol{M}$ 与 $\boldsymbol{B}_0$ 之间的夹角 α 随着 RF 照射时间的增加线性增大。$\boldsymbol{M}$ 在 xy 平面上有横向分量 $M_{xy}=M\sin\alpha$,M_{xy} 的形成可看作由原先相位均匀分布的核磁矩向某一方向逐渐集中的结果(由于射频场的作用)。如果使用某时间宽度的射频脉冲,可使 $\boldsymbol{M}$ 偏离 z 轴的角度 α 等于 90°,这种射频脉冲称为 90°角脉冲;使 $\boldsymbol{M}$ 偏离角度 α 等于 180°的脉冲,称为 180°角脉冲,一般都是窄脉冲。如图 15-3 所示为各种射频脉冲作用示意图。

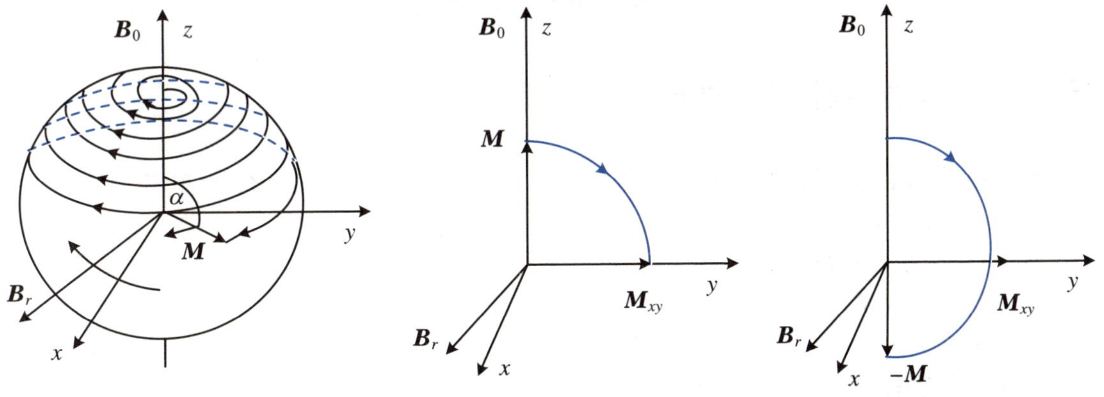

(a) α角RF脉冲使 M 偏离 z 轴 α 角　　(b) 90°角RF脉冲作用　　(c) 180°角RF脉冲作用

图 15-3　α 角 RF 脉冲的作用

射频脉冲作用之后,一些氢核磁矩又会把吸收的能量辐射出去,即共振发射,大量氢核

磁矩吸收和辐射能量，都会在环绕样品（氢核系统）的接收线圈上产生感生电动势（由于 $\boldsymbol{M}$ 切割线圈导线），这就是磁共振信号（MR signal），其强度与参与共振的氢核数目和射程脉冲过后提取信号的时刻有关。如图 15-4 所示为检测 MR 信号的框图。

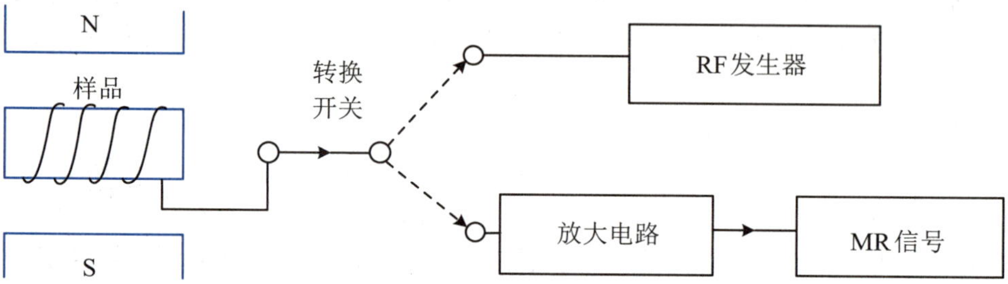

图 15-4　检测 MR 信号框图

观察到的 MR 信号有两种形式，一种是 MR 信号强度随时间的变化，叫作自由感应衰减信号（free induction decay，FID）；另一种是由 FID 信号经傅里叶变换（Fourier transform，FT）后得到的 MR 信号频谱，如图 15-5 所示为氢核 MR 信号的两种波形。

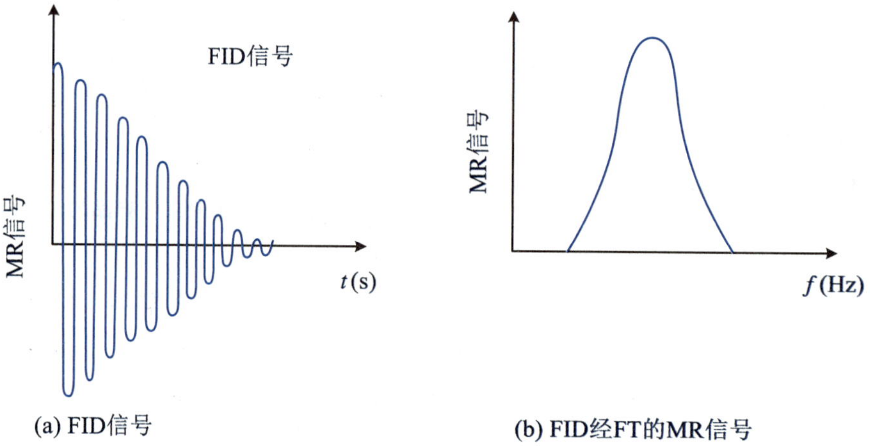

图 15-5　MR 信号的波形

15.1.4　弛豫过程和弛豫时间 T_1，T_2

射频脉冲结束后，核磁矩摆脱了射频场的影响，而只受到主磁场 $\boldsymbol{B}_0$ 的作用，进行“自由旋进”。所有核磁矩力图恢复到原来的热平衡状态。这一从“不平衡”状态恢复到平衡状态的过程，称为弛豫过程（relaxation process）。这一过程将发生相对独立的两种弛豫：第一步是氢核之间先达到平衡，即氢核磁矩首先在水平方向相位趋于完全错乱，称横向弛豫，这是针对磁化强度矢量的横向分量 M_{xy} 说的。弛豫启动之初，一般 $M_{xy} \neq 0$，现射频脉冲已过，各核磁矩 $\boldsymbol{\mu}_i$ 只绕 $\boldsymbol{B}_0$ 旋进。但各自旋核的磁相互作用，各自旋核所处的局部磁场实际上有差异，各磁矩旋进的相位会很快完全错乱，此时各磁矩 $\boldsymbol{\mu}_i$ 在水平方向的分量互相抵消，从宏观上看 M_{xy} 趋于零，所以称为横向弛豫过程。这个过程是同种核相互交换能量的过程，又叫自旋-自旋弛豫过程。

第二步是整个氢核磁矩系统与周围环境之间恢复到平衡状态，称为纵向弛豫（事实上是与横向弛豫同时启动的)。由于自由旋进时,各核磁矩力图顺 $\boldsymbol{B}_0$ 取向,愈来愈多的核磁矩克服热骚扰而跃迁到上旋进圆锥绕 $\boldsymbol{B}_0$ 旋进,其结果必然使得磁化强度矢量的纵向分量 M_z 增加,最后达到平衡时的 $M_z = M_0$。由于这个过程是自旋核与周围物质进行热交换,最后达到热平衡的,又叫自旋-晶格弛豫过程。

图 15-6 形象地反映了这两种过程最终使宏观磁矩恢复到平衡状态的情况。

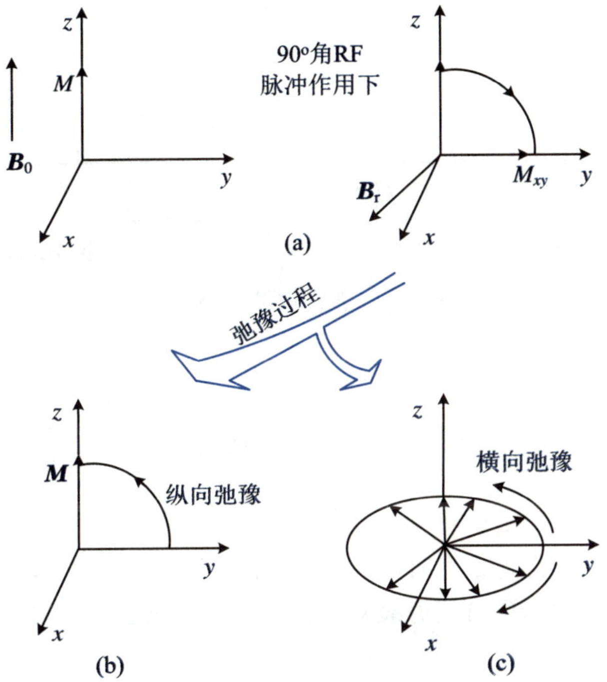

图 15-6　两种弛豫使 $\boldsymbol{M}$ 恢复到平衡态过程

从图中可以看出 $\boldsymbol{M}$ 偏离开 $\boldsymbol{B}_0$ 方向(平衡位置)是由于吸收了外界射频脉冲的能量,而它的恢复过程必然伴随着能量的释放,所以 M_z 的恢复与 M_{xy} 的衰亡对应着不同的能量交换机制,这个过程有各自的规律。对 90°角脉冲来说,纵向 M_z 并不是以恒定速率增长的,而是按指数规律增长的。

图 15-7(a)表示了 M_z 的恢复过程,并按下式随时间变化:

$$M_z = M_0(1 - e^{-\frac{t}{T_1}}) \tag{15-14}$$

式中,M_0 是 90°角 RF 脉冲作用前氢核的宏观磁矩,T_1 称为纵向弛豫时间,习惯上用 M_z 达到最大值 M_0 的 63%时所需的时间来确定其大小,不同组织的 T_1 值有很大差异。

宏观磁矩的横向分量 M_{xy} 的衰减也不是以恒定速率减弱的,用图 15-7(b)表示 M_{xy} 衰减过程,并按下式随时间变化:

$$M_{xy} = M_{xy\max} e^{-\frac{t}{T_2}} \tag{15-15}$$

式中,$M_{xy\max}$ 是 90°角脉冲过后,宏观磁矩在水平方向的最大值,T_2 称为横向弛豫时间,它是 $M_{xy\max}$ 损失 63%时所需时间,所以经过一个 T_2 时间,M_{xy} 还存在 37%。不同组织的 T_2 值也不相同。从图 15-7 中可知,恢复到平衡状态时,M_z 与 M_{xy} 是同时进行的两个过程,开始时变化非常快,以后逐渐减慢。说明 T_1,T_2 小的组织,弛豫进行得快,而 T_1,T_2 大的组织,弛豫进行得慢。一般 T_2 比 T_1 小得多,虽然好像先发生横向弛豫再发生纵向弛豫的,但是实际上它们发生的时刻是相同的，只不过快慢不同。

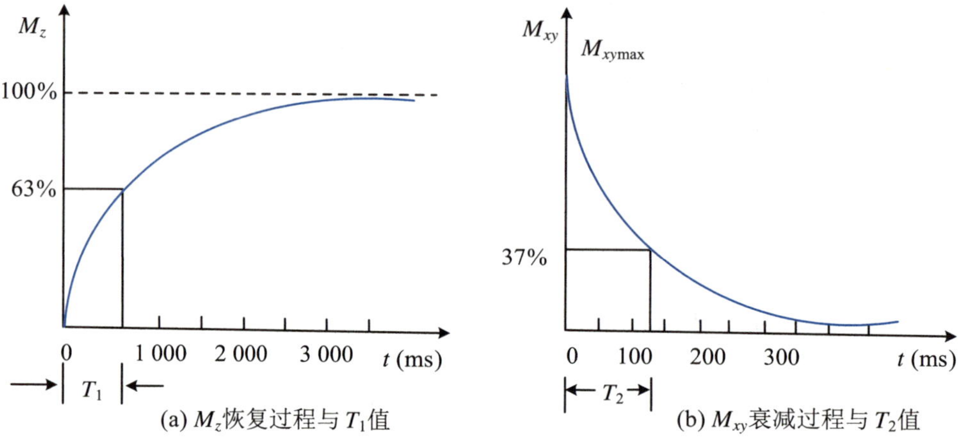

图 15-7 弛豫过程 T_1 和 T_2

15.2 核磁共振谱

当我们分析核磁共振图像信息时，除了要考虑质子密度 ρ，弛豫时间 T_1，T_2以及血流速度影响外，化学位移甚至自旋-自旋劈裂对图像产生的影响也是不可忽略的；这两种作用同时也是核磁波谱分析的基础。

15.2.1 化学位移

从拉莫尔方程人们可以认为对同一种核，因其 γ 和g 相同，它就只能在一个与 ω 相对应的外磁场 B_0处发生共振吸收。但实际情况是在不同分子中的同种自旋核，在相同的外磁场中会有不同的共振频率。造成这种现象的原因是，自旋核不是孤立的，而是被核外带磁性的电子云所包围，这些原子核具有不同的电子环境，使自旋核上的磁场相比外磁场可以大些也可以小些。自旋核所在位置上的核磁场 B_N 为

$$B_N = (1-\sigma)B_0 \tag{15-16}$$

式中，B_0为外磁场，σ 称为屏蔽系数，σ 可正、可负。当 $\sigma>0$ 时，$B_N<B_0$；当 $\sigma<0$ 时，$B_N>B_0$。同种自旋核处于不同分子之中时，会有不同的 σ，这就是它们会有不同的共振频率的原因。我们定义同种自旋核在相同的外磁场情况下，测试样品中的自旋核的共振频率与标准样品中的自旋核共振频率之差为化学位移(chemical shift)，即

$$\Delta\nu = \nu - \nu_s \tag{15-17}$$

其中，ν 为测试样品自旋核的共振频率，ν_s 为标准样品自旋核的共振频率。氢核处于不同化合物中，发生磁共振的频率不同，相差范围 10～600 Hz。如图 15-8 所示为几种化合物中的^{1}H 的化学位移。

在核磁共振中，因为化学位移是由外磁场所感生的，另外还随着其他测量条件和每套设

备而有所不同，因此很难用 $\Delta\nu$ 或 ΔB 来表示化学位移的大小。为了消除这种影响，通常用 δ 来表示化学位移：

$$\delta = \frac{B - B_s}{B_s} \tag{15-18}$$

式中，B，B_s 分别表示在 RF 频率维持不变的情况下，使测试样品、标准样品中同种自旋核发生 NMR 所需的外磁场大小。δ 一般很小，约在 ppm（百万分之一）数量级，这是化学位移另一定义。对 ^1H 谱，标准样品常用四甲基硅 $(CH_3)_4Si$（tetramethylsilaue，TMS），因为它只有一个峰，而且一般化合物的峰大都出现在它的左边，所以用它的信号作化学位移的零点。

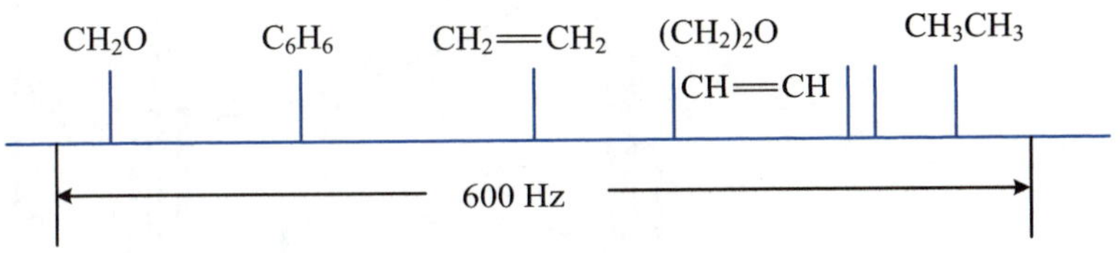

图 15-8　几种化合物中 ^1H 核的化学位移

如图 15-9 所示为乙基苯的质子谱线。乙基苯有 C_6H_6—，—CH_2—，CH_3—三个化学基团，属于这三个基团中的氢核，由于它们的结合状态（电子环境）不同，其谱线位移的程度也不相同，结果产生了与这三个基团中的氢核相对应的三条吸收谱线。

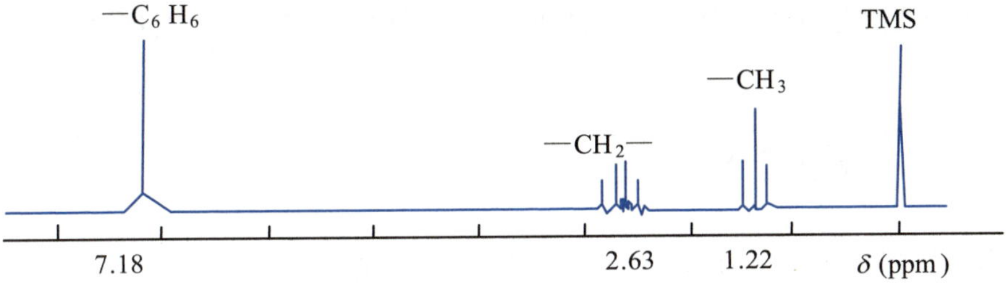

图 15-9　乙基苯 ^1H 核的磁共振谱

化学位移可反映分子结构。如对某未知样品的磁共振谱，如果在某一化学位移处出现谱线，就说明可能有某一分子或化学基团存在。图 15-9 中—CH_3 基团的谱线出现在 1.22 ppm 处，—CH_2—基团的谱线出现在 2.63 ppm 处，C_6H_6—基团的谱线出现在 7.18 ppm 处，于是可推知是 $C_6H_6CH_2CH_3$（乙基苯）的磁共振谱。

15.2.2　自旋-自旋劈裂

图 15-10 所示为硝基丙烷的磁共振谱，从图中可看到—CH_3 基团实际上有三条谱线，—CH_2—基团有 6 条谱线，而靠近—NO_2 基团的次甲基—CH_2—则有三条谱线。这种吸收峰分裂为多重线是由基团间核自旋磁矩的相互作用引起的，这种作用称为自旋-自旋劈裂（图 15-9 中也标示了这种情况）。这种分裂与化学位移不同，它与外磁场强度无关。图中 CH_3—基团通过结合电子与—CH_2—中的两个氢核发生相互作用，使由于化学位移已经分裂的谱线又进一步劈裂成三条谱线，其旁边的—CH_2—基团则受到—CH_3 和靠近—NO_2 的次甲基共五个氢核的作用而裂分成六条谱线，靠近—NO_2 基团的次甲基则只受到左边

— CH_2—基团中两个氢核的作用而裂分成三条谱。对自旋量子数 $I=\frac{1}{2}$ 的氢核，分裂谱线的条数有一个简单的规律，即某一原子核基团的等价核数为 n，则另一基团的原子核的谱线受到这几个等价核的作用就分裂为 $n+1$ 条谱线。从这个规律，也很容易解释图 15-9 中乙基苯的吸收谱线进一步裂分的谱线数目。从谱线分裂可以了解分子中基团间彼此关系，确定相对排列位置，提供分子结构信息。

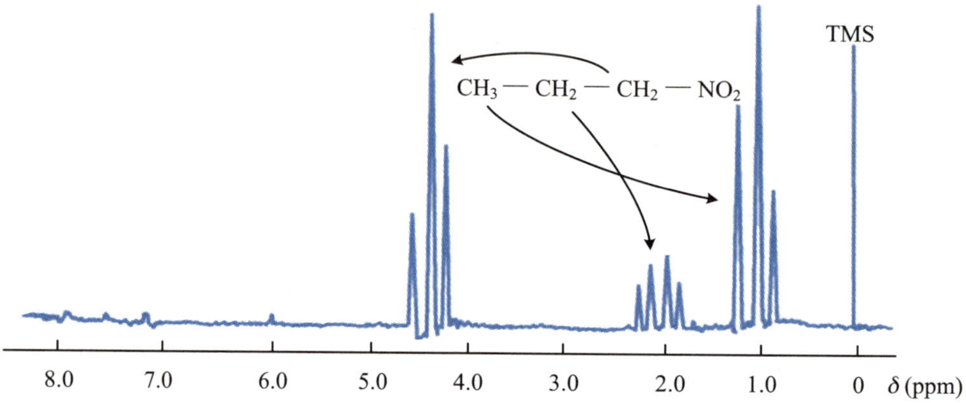

图 15-10　硝基丙烷的磁共振谱

化学位移、自旋-自旋劈裂和第一节介绍的核磁弛豫过程是磁共振在化学应用中的基础，它在磁共振波谱分析中是十分重要的，但对它的解释是较为专门的理论，这里只作简要介绍。

15.2.3　磁共振波谱仪

磁共振波谱仪是用来观测在磁场和射频电磁波作用下的原子核，按连续波扫频和扫场的程序，使处于不同化学环境的原子核分别发生能级跃迁，而获得原子核对射频的共振吸收图的仪器。检测这种吸收的方法有两种：一种称为吸收法，它是当样品中的原子核由低能级跃迁到高能级而吸收能量时，发射回路的负载发生变化，将这种变化记录下来；另一种称为感应法，它是原子核向邻近能级跃迁吸收能量、同时又返回低能级时放出的射频波，在样品周围设有接收线圈，测量这个线圈中由于样品吸收放出能量时产生的感生电动势，即磁共振信号。由于研究对象和要求不同，仪器的结构也不完全一样，下面只介绍常用于测量化学位移和谱线分裂用的高分辨磁共振波谱仪。

1. 仪器组成部分

(1) 磁场系统

仪器要求有一个高场强、高均匀度和稳定度的主磁场。保持主磁场强度 B_0 不变，并在其上叠加一个可以在小范围内连续改变磁场强度的装置，如图 15-11 所示用的扫描线圈，叫赫姆霍兹线圈(Helmholt's coil)，使磁场缓慢地改变 ΔB 而进行 $B_0\pm\Delta B$ 的扫描。

(2) 射频发生器

辐射频率从 30～1 000 MHz。对射频发生器要求辐射频率和振幅的稳定性高，并尽可能低的噪声。常见的 ^1H 核谱仪，其射频波频率和相应的磁场见表 15-1。

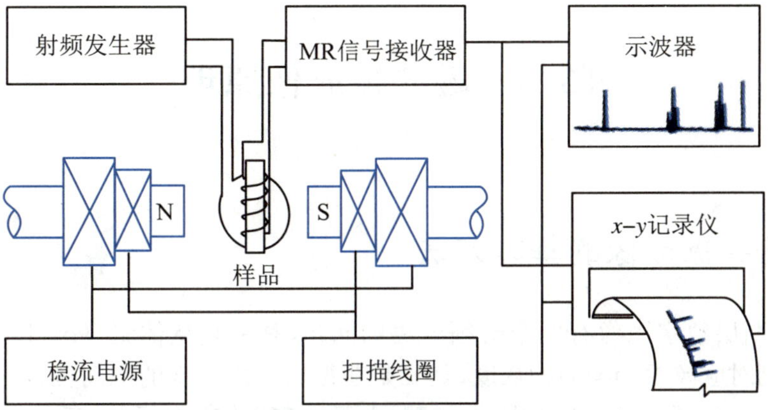

图 15-11 磁共振谱仪示意图

表 15-1 常见^{1}H 核谱仪射波频率及磁场

射频波频率(MHz)	21.290	63.870	85.160	149.030	323.608
外磁场强度(T)	0.50	1.50	2.00	3.50	7.60

(3) 射频接收器

当射频的角频率 ω 与外磁场强度满足样品的核跃迁条件时,原子核吸收能量。磁场中与辐射线圈垂直放置的接收线圈(主磁场、射频磁场和接收线圈三个方向彼此垂直。垂直放置是为了缩小彼此间的耦合)感应到磁共振 MR 信号,经放大、检波、再放大,最后送到显示系统。

(4) 显示系统

经放大后的信号,可在示波器显示出来,或用与扫描线圈作同步运动的自动记录装置描绘成曲线。此曲线就是按样品中核发生共振吸收的位置和参与吸收的核的数目,用 x,y 坐标显示出来而获得该样品的磁共振谱图。图中横坐标表示射频频率或磁感应强度,是相对值,计量符号是 ppm,纵坐标是共振吸收强度。

2. 仪器灵敏度的提高

仪器的主要性能指标有工作频率、稳定度、分辨率、灵敏度等。灵敏度是仪器检出弱信号的能力,是磁共振谱仪的重要性能指标之一。

提高灵敏度可采用计算机累加法、脉冲傅里叶变换法。所谓计算机累加法,是用计算机将多次扫描的波谱叠加起来,由于噪声是无规则的,而信号是每次叠加的,按统计规律,在多次叠加后,信噪比 S/N 得以很大提高。

脉冲傅里叶变换法是用短而强的射频脉冲激发所有此类核,产生的共振信号组成一个复合信号,脉冲过后,接收的这个复合信号 $f(t)$是一个时间的函数,而用连续波扫频所得到的信号 $f(\omega)$是频率的函数,两者间的关系是

$$f(\omega) = \int_0^{\infty} f(t)\mathrm{e}^{-\mathrm{j}\omega t}\,\mathrm{d}t \tag{15-19}$$

满足傅里叶变换关系。从一个脉冲信号可得到一个 $f(t)$时间函数,同一系列脉冲所得到的 $f(t)$再用计算机累加,最后进行傅里叶变换得到 $f(\omega)$,可显著提高信噪比。

15.3　磁共振成像原理

15.3.1　磁共振成像的基本方法

任何一种断层数字图像有两个必须解决的问题，其一是从体素（voxel）上测得成像参数，并用以控制对应像素（pixel）的灰度；其二是获得层面内体素的空间位置，这包括层面以及体素在层面上的位置。在MRI中前一问题主要是MR信号的采集，后一问题是体素的空间位置编码。MRI的空间位置编码的理论基础是拉莫尔方程，旋进频率大小正比于磁场B，如果人为在样品中建立一个由体素空间坐标x,y,z决定的磁场$B(x,y,z)$，则此体素上发生的核磁共振频率υ就与x,y,z有相关关系，也就是说有可能用υ去表示体素的空间坐标。MRI体素的空间位置标定是分布进行的，如首先标定层面位置z，而后标定体素在层面内的(x,y)坐标位置。位置标定需提供加在主磁场B_0上的分别与x,y,z有线性关系的梯度磁场。

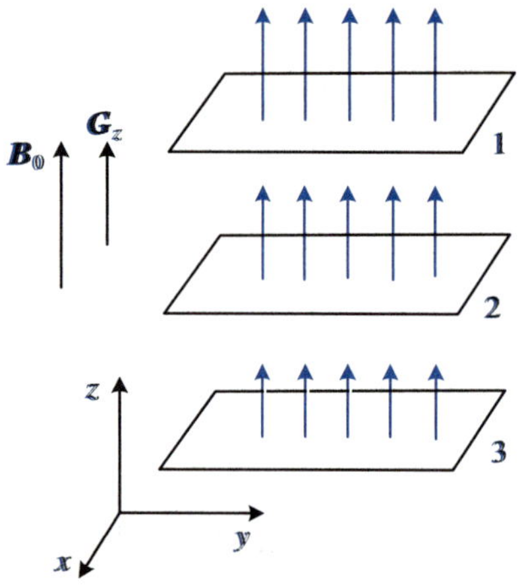

图15-12　层面的选择

1．层面的选择

置成像物体于沿z轴方向的均匀磁场$\boldsymbol{B}_0$中，在均匀磁场的基础上，叠加一个同方向的线性梯度场$\boldsymbol{G}_z$，磁感应强度沿z轴方向由小到大均匀改变，如图15-12所示。

由图可知，垂直于z轴方向同一层面上的磁感应强度相同，不同层面（图中的1,2,3层面）梯度场的强度不同（层面箭头的长短不同），方向是箭头所指方向。按拉莫尔方程，可设计RF脉冲的频率，使某层面，如2层面的氢核发生共振，1,3层面的氢核因不满足拉莫尔方程而不发生共振。若把RF脉冲的频率设计为其他层面的拉莫尔频率时，也可以使其他层面的氢核发生共振，这一过程称为层面的选择，也称为选片（selected silce），所以$\boldsymbol{G}_z$称为选片梯度场。

2．相位及频率编码

这里的编码（coding）就是把研究的物体断层分为若干个体素，把每个体素标定一个标记，就像一张电影票，上面标有几楼及几排几号的记号，有了编号，观众可以对号入座。图15-13是经过选片后取出层面的若干个体素，由于整个层面处于相同的磁场中，故每个体素中的宏观磁矩（磁化强度矢量$\boldsymbol{M}$）在磁场中的旋进的频率和相位相同。此时沿x轴方向施加一个梯度很小的线性梯度场$\boldsymbol{G}_x$（梯度方向沿x轴方向，但梯度场$\boldsymbol{G}_x$的方向还是沿z轴方向），磁场沿x轴由小逐渐变大，显然层面中垂直于x轴方向的同一条直线上的磁场均相同，而不同直线上的磁场略有差异，磁矩旋进的速度也不一样，这就使各体素中磁矩旋进的相位有差异，用这种相位差作为一种标记，可识别沿 x 轴方向每一条垂直直线上各体素的 MR 信号，这一过程称为相位编码(phase coding)。图 15-14 只取了 x 轴方向一条直线的若干体素。在一定的时间后去掉 $\boldsymbol{G}_x$，此时各体素的磁矩保持原来的相位差，继续以相同的频率在磁场中旋进。若在接收信号时，再沿 y 轴方向施加一个梯度较大的线性梯度场 $\boldsymbol{G}_y$。这时，层面上垂直于 y 轴方向的同一条直线的磁场相同，而不同直线上的磁场则不同，磁矩旋进频率也有差异，图 15-15 只取了沿 y 轴方向一条直线的若干体素，把磁矩旋进频率的差异作为一种标记，以识别垂直于 y 轴的各条直线，这一过程称为频率编码(frequency coding)。应该说明的是，由于每个体素具有一定的大小，故体素中各处的磁场也略有差异，但当体素取得很小时，从宏观上看这种差异在理解成像过程时可以不作考虑。须注意的是，两梯度场 $\boldsymbol{G}_x$，$\boldsymbol{G}_y$ 的梯度方向分别沿 x 轴、y 轴方向，但两梯度场的方向都是沿 z 轴方向。

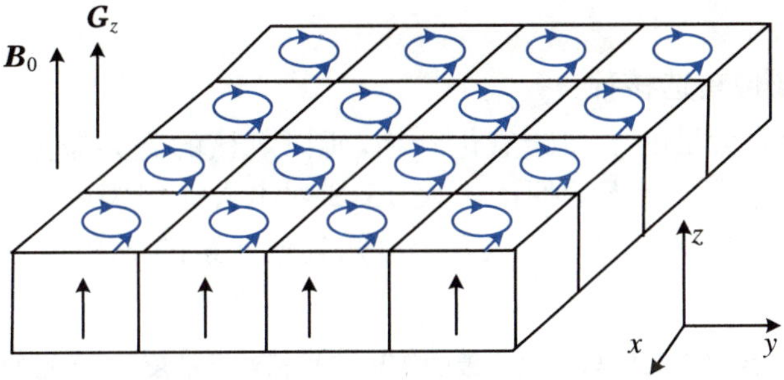

图 15-13　选片后层面的若干个体素

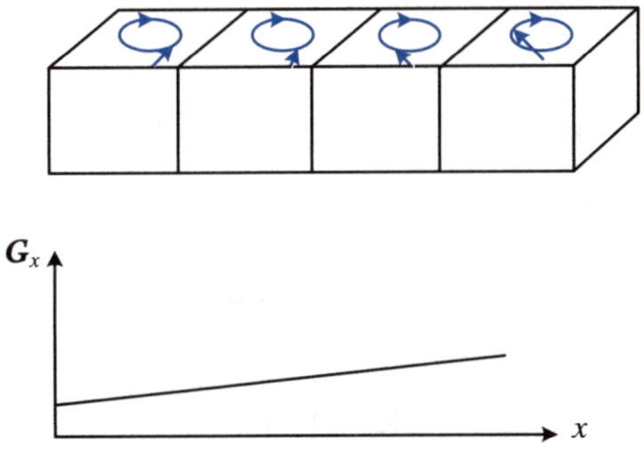

图 15-14　磁矩旋进相位的差异

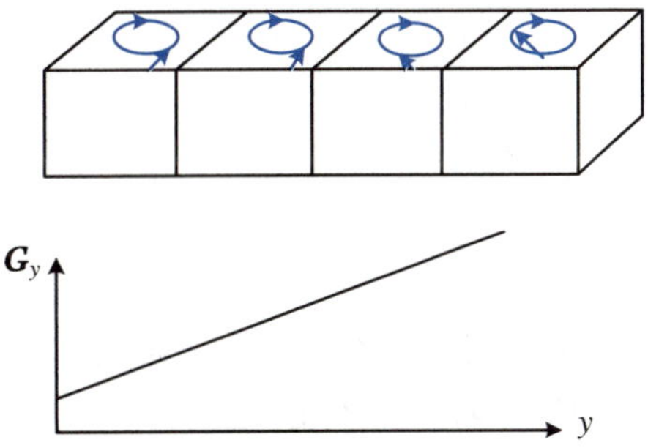

图 15-15　磁矩旋进频率的差异

3. 解码与图像重建

经过选片、相位编码和频率编码，把整个层面的体素一一进行标定。由于观察层面中的磁矩是在 RF 脉冲激励下施进，停止 RF 脉冲照射时，各体素的宏观磁矩在回到平衡状态的过程中，磁矩的方向发生变化，在接收线圈中产生感应信号，这个信号是各体素带有相位和频率特征的 MR 信号的总和。为取得层面各体素的 MR 信号大小，需要利用信号所携带的相位编码和频率编码的特征，把各体素的信号分离出来，该过程叫解码(decoding)。这一工作完全由计算机来完成，即计算机对探测到的 MR 总和信号进行二维傅里叶变换(2 dimension Fourier transform，2DFT)处理，得到具有相位和频率特征的各体素 MR 信号大小，最后根据与层面各体素编码的对应关系，把体素的信号大小与像素对应依次显示在荧光屏上，信号大小用灰度等级表示，信号大，像素亮度大；信号小，像素亮度小。这就可以得到一幅反映层面各体素 MR 信号大小的图像。图 15-16 所示是成像过程框图。

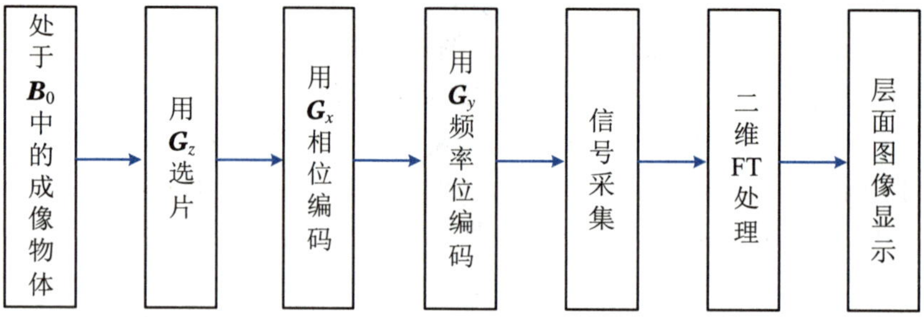

图 15-16　磁共振成像过程框图

15.3.2　人体的磁共振成像

1. 氢核是人体成像首选核种

人体各种组织含有大量的水和碳氢化合物,所以氢核的磁共振灵敏度高、信号强,这是人们首选氢核作为人体成像元素的原因。表 15-2 列出人体组织中氢核与其他元素的磁共振相对灵敏度,并以氢的相对值为 1。从表中可知其他元素的 MR 信号都比较弱,而且相差在 1 000 倍以上。

表 15-2　人体组织中氢核与其他元素的 MR 信号相对灵敏度(规定氢的相对值为 1)

元　素	相对灵敏度	元　素	相对灵敏度
^{1}H	1.000	Na	1×10^{-3}
C	2.5×10^{-4}	P	1.4×10^{-3}
^{14}N	3.1×10^{-4}	K	1.1×10^{-4}
O	4.9×10^{-4}	Ga	9.1×10^{-6}
F	6.3×10^{-5}	Fe	5.2×10^{-9}

2. 人体各种组织含水比例不同

表 15-3 列出人体几种组织和脏器的含水比例。MR 信号强度与样品中氢核密度有关,人体中各种组织和脏器含水比例不同,即含氢核数的多少不同,MR 信号强度就有差异,利用这种差异作为特征量,把各种组织区分开,这就是氢核密度的 MR 图像。

表 15-3　几种人体组织、脏器含水比例

组织名称	含水比例	组织名称	含水比例
皮　肤	69%	肾	81%
肌　肉	79%	心	80%
脑灰质	83%	脾	79%
脑白质	72%	肝	71%
脂　肪	80%	骨	13%

3. 人体不同组织的 T_1,T_2 值

表 15-4 和表 15-5 列出人体几种正常组织和病变组织的 T_1,T_2 值。从表中可以看出人

体各种组织的 T_1，T_2值是不同的，这就提供了用 T_1，T_2值来建立人体组织的分布图像的可能性。这种图像还与氢核的密度有关，所以称为 T_1，T_2加权或 T_1，T_2权重图像。人体正常组织与病变组织的含水量和 T_1，T_2值均有所不同，所以可从图像中把病变组织识别出来，从中还可以判断病变的不同发展阶段，为临床诊断提供依据。

表 15-4　几种正常组织在 0.5 T 情况下的 T_1，T_2值范围

组织名称	T_1(ms)	T_2(ms)	组织名称	T_1(ms)	T_2(ms)
脂肪	240±20	60±10	主动脉	860±510	90±50
肌肉	400±40	50±20	骨髓(脊柱)	380±50	70±20
肝	380±20	40±20	胆道	890±140	80±20
胰	398±20	60±40	尿	2 200±610	570±230
肾	670±60	80±10			

表 15-5　几种病变组织在 0.5 T 情况下的 T_1，T_2值范围

组织名称	T_1(ms)	T_2(ms)	组织名称	T_1(ms)	T_2(ms)
肝癌	570±190	40±10	前列腺癌	610±60	140±90
胰腺癌	840±130	40±10	膀胱癌	600±280	140±110
肾上腺癌	570±160	110±40	骨髓癌	770±20	220±40
肺癌	940±460	20±10			

人体组织的 MR 信号强度取决于这些组织中氢核密度和氢核周围的环境。这里所说的环境是指人体组织结构和生化、病理状态。磁共振原理告诉我们，T_1，T_2反映了氢核周围环境的信息。换句话说，人体不同组织之间，正常组织与该组织中的病变组织之间氢核密度 ρ 和 T_1，T_2三个参数的差异，是 MRI 用于临床诊断最主要的物理学基础。

15.3.3　磁共振成像系统

现代的磁共振成像系统大体结构都很相似，可以用图 15-17 表示。

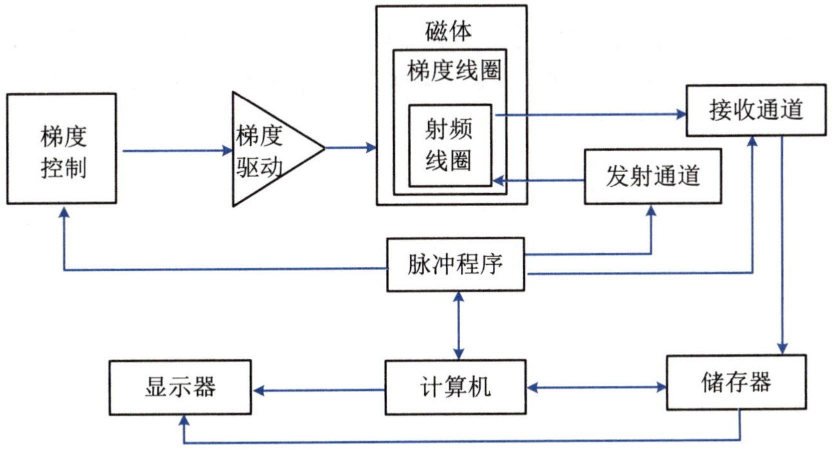

图 15-17　磁共振成像系统的框图

1. 磁体系统

这是磁共振成像系统的关键部件，用来产生一个高度均匀、稳定的静磁场，可以是永久磁体、常导磁体和超导磁体。一般把主磁体做成圆柱形或矩形腔体，里面不仅可以安装主磁体的线圈，还可以安装 x，y，z 方向梯度磁场的线圈和全身的射频发射线圈及接收线圈，病人借助于扫描床进入其中。整体成像设备的膛孔直径在 1 m 左右，主磁场强度一般在 0.15～3.0 T，膛孔成像范围内磁场的均匀度要求在 10^{-6}～10^{-5}，即要求在成像体积范围内达到百万分之几的量级的均匀度。目前使用的超导磁体，磁场有 0.5 T，1.0 T，1.5 T，1.8 T，2.0 T，3.0 T 等，有很高的均匀度，但造价较高，维护也比较复杂。

2. 梯度磁场系统

用来产生并控制磁场中的梯度，以实现磁共振信号的空间编码，这个系统有三组线圈，产生 x，y，z 三个梯度方向的梯度场 $\boldsymbol{G}_x$，$\boldsymbol{G}_y$，$\boldsymbol{G}_z$。这里值得一提的是近几年，许多厂家出于介入诊断、治疗和增加病人舒适感等的需要，推出了一种开放式的磁共振成像仪，其主要是在主磁场、梯度磁场和扫描床架等的布局上做了改进，其功能几乎与封闭式的磁共振成像仪一样，但其主磁场的磁感应强度都不超过 0.3 T，不具有在体获得波谱的功能。

3. 射频系统

用来发射射频磁场（射频电磁波 RF），激发样品的宏观磁矩 $\boldsymbol{M}$ 产生磁共振，同时接收样品磁共振 MR 信号。因此射频系统包括发射射频磁场部分和接收射频信号部分。

（1）发射射频磁场部分

由发射线圈和发射通道组成。发射通道由射频频率产生、功率放大及发射控制等组成，可得到所需频率范围和功率的射频脉冲。其中的发射控制器，用以形成或转换射频系统所需要的控制信号，如控制 RF 脉冲的持续时间，形成 90°角、180°角 RF 脉冲序列等。

（2）接收射频信号部分

由接收线圈和接收通道组成。当由发射部分发射的射频满足共振条件时，射频场与成像层面各体素中的氢核发生磁共振，使宏观磁矩 $\boldsymbol{M}$ 偏离平衡态，射频脉冲过后，在接收线圈中感应出 MR 总和信号。这个信号经接收通道的低噪声前置放大、混频、检波后得到模拟的含 ρ，T_1，T_2 特征的 MRI 信号。

4. 图像重建系统

这部分的作用是进行图像重建，给出所激发层面的组织分布图像。工作过程如下：由射频接收部分送来的信号经 A/D 转换器，把模拟信号转变为数字信号，便于贮存和用计算机进行累加计算。由经过累加的 MRI 信号，在目前的 MRI 中都采用傅里叶变换或快速傅里叶变换，得到具有相位和频率特征的层面中各体素 MRI 信号大小，然后根据与观测层面体素的对应关系，经计算机运算和处理，得到层面体素数据，再经过 D/A 转换，加到图像显示器，按信号的幅度用不同的灰度等级显示出所欲观测的层面图像。

15.4 氢核三种图像的获取及进行诊断的物理学依据

在一般情况下，MRI 的主要成像参数是自旋核密度 ρ，T_1，T_2，但 ρ，T_1，T_2并不能在 MR 中直接测得，它们是隐含在弛豫过程样品的宏观磁矩 $\boldsymbol{M}$ 在接收线圈中感应出的电压信号中。成像参数 ρ，T_1，T_2只能通过人为手段提高权重，以 MR 信号的形式表现出来，这种获得成像参数的方法与其他成像有很大不同。

15.4.1 如何产生氢核密度 ρ 和 T_1，T_2加权图像

为了提高 MR 信号的幅度及消除客观条件对时间常数的影响，RF 脉冲多数是由 90°角、180°角脉冲组成的脉冲序列。在 MRI 系统中，序列是由脉冲程序对射频进行控制产生，最常使用的是自旋-回波（spin-echo，SE）序列和反转恢复（inversion-recovery，IR）序列。

1. 自旋-回波序列

图 15-18 给出了 RF 脉冲序列和用该序列得到的 MR 信号。

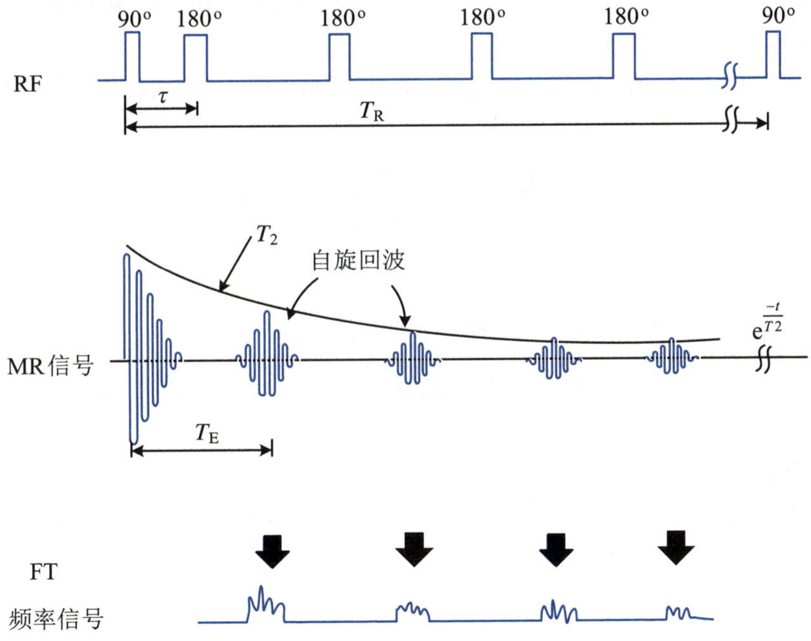

图 15-18 自旋-回波序列

图中第一个 RF 脉冲为 90°，在该脉冲作用下，宏观磁矩 $\boldsymbol{M}$ 倒向 xy 平面，接着绕 z 轴旋进。从微观上看各氢核磁矩的水平分量 μ_{xy}在 xy 平面内逐渐散开，最后达到彼此的相位完全错乱的状态，M_{xy}变为零。90°角脉冲过后 τ 时间，再施加一个 180°角脉冲，这时其旋进的速度和方向不变，故原来散开的氢核磁矩又重新聚集起来（参考有关书籍），于是 M_{xy} 由零开始增大，但达到最大后又散开，后又变为零，这段时间 T_E称为自旋-回波时间，这个信号称为自旋回波信号。每施加一个 180°角脉冲后，使得在 xy 平面相位错乱的氢核磁矩又重新聚

集，并发出新的自旋-回波信号。这个信号的幅度与施加的180°角脉冲的时刻有关，并随时间 t 的变化以 T_2 为时间常数按指数规律衰减。在重复时间 T_R 内，宏观磁矩 $\boldsymbol{M}$ 同时完成纵向弛豫过程，即以 T_1 为时间常数按指数规律由零恢复到 M_0 的过程。在自旋-回波脉冲序列作用下，MR 回波信号的幅度满足下式：

$$I = K \cdot B_0 \cdot \rho \cdot e^{-\frac{T_E}{T_2}} \cdot (1 - e^{-\frac{T_R}{T_1}}) \tag{15-20}$$

如果自旋核有宏观移动（如在血管中流动），信号幅度还与运动状态有关。其中，K 是与主磁场、自旋核种类有关的常数，ρ 是氢核密度。从公式可以看出，回波信号幅度 I 实际上由多个参数决定。假定自旋核静止不动，核种类、主磁场均不变，I 还与 T_1，T_2，T_R，T_E 及 ρ 有关。

2. 加权图像

成像参数可以简单地理解为决定像素明暗程度的量。目前在 MRI 中，出于分析图像的方便，希望一幅 MRI 的断面图像主要由一个成像参数决定，这就是 MRI 中图像加权的概念。

(1) ρ 加权

当 $T_R \gg T_1$，$T_E \ll T_2$ 时，前面式子中的因子 $(1 - e^{-\frac{T_R}{T_1}}) \to 1$，因子 $e^{-\frac{T_E}{T_2}} \to 1$，则 $I = KB_0\rho$，K，B_0 均为不变量，即 MR 信号幅度仅由 ρ 决定与 T_1，T_2 相关不大，这就是 ρ 加权。用这种信号重建的图像称为氢核密度图像。一般 T_R 取 1 500～2 500 ms，T_E 取较小值 15～25 ms。

(2) T_1 加权

当 $T_R \leqslant T_1$、$T_E \ll T_2$ 时，例如，T_E 选取 15～25 ms，而 T_R 选取中等大小如 200～300 ms，则

$$I = K \cdot B_0 \cdot \rho \cdot (1 - e^{-\frac{T_R}{T_1}}) \tag{15-21}$$

I 主要由 ρ，T_1 决定，称为 T_1 加权。在 T_1 加权中，若氢核密度 ρ 差别不大，当 T_R 一定时，如 $T_{1(1)}$ 小于 $T_{1(2)}$，有

$$\begin{aligned} I_{(1)} &= K \cdot B_0 \cdot \rho \cdot (1 - e^{-\frac{T_R}{T_{1(1)}}}) \\ > I_{(2)} &= K \cdot B_0 \cdot \rho \cdot (1 - e^{-\frac{T_R}{T_{1(2)}}}) \end{aligned} \tag{15-22}$$

就是说，T_1 大的组织呈弱信号（暗），T_1 小的组织呈强信号（亮）。

(3) T_2 加权

当 $T_R \gg T_1$、$T_E \geqslant T_2$ 时，例如，T_R 取 1 500～2 500 ms，T_E 适当的长，在 90～120 ms 中选取，此时

$$I = K \cdot B_0 \cdot \rho \cdot e^{-\frac{T_E}{T_2}}$$

其中，I 由 ρ，T_2 决定，称 T_2 加权；在 T_2 加权情况下，当 T_E 一定时，T_2 大的组织有强信号（亮），T_2 小的组织表现为弱信号（暗）。

用自旋-回波序列的优点是选用适当的 T_E 和 T_R，可以用一个脉冲序列获得 ρ 图像或 T_1，T_2 加权图像，或者获得不同 T_1，T_2 加权程度的图像。

MRI 成像选用的脉冲序列，可有多回波脉冲序列，还有反转恢复序列、部分饱和序列等，通过对周期序列中产生的各 MR 信号幅度的测量，还可具体算出检查层面各体素组织中氢核的 T_1，T_2 等参数大小，从而据此得到更逼真的相应参数影像。

15.4.2　磁共振成像临床诊断的物理学依据

利用脉冲序列激励获取 MR 信号，从而重建出层面中不同组织、脏器（包括病灶）的 ρ 及 T_1，T_2图像，据此可进行临床诊断。特别地 T_1，T_2加权图像还能反映氢核周围分子结构及生化、病理特征的信息，这是 MRI 诊断的突出特点。下面对用 SE 脉冲序列得到的三种图像加以说明。

脂肪的氢核密度较高，在密度图像中比较明亮；脂肪的 T_1值比其他组织短，所以在 T_1加权图像中非常明亮；脂肪的 T_2值与其他组织相差不大，所以在 T_2图像中明暗对比不大。正常的肝组织与肝癌、肝脓肿由于氢核密度相差无几，所以在密度图像中没有明显差别；在 T_1加权图像中，由于肝脓肿 T_1很长，肝癌次之，正常肝较短，所以三者灰度等级有明显差别，即肝脓肿最暗、肝癌次之，正常肝较明亮；在 T_2加权图像中，由于肝脓肿 T_2最长，肝癌和正常肝的 T_2值相近，所以肝脓肿在图像中变得相当明亮，肝癌和正常肝差别却很小。上面的几个例子告诉我们，用三种图像进行诊断分析的物理学依据，在实际临床诊断中，情况要复杂得多，还要凭借长期的识图经验，才能做出正确的诊断。

MR 信号的幅度还与受激发的氢核宏观移动有关，如氢核移动很多，激发后采集数据时受激发的氢核已运动至选片层面之外，MR 信号必然为零。所以活体动脉血管的截面图像全是黑的，静脉的血流较慢，故其截面图像还不全黑，这方面研究也有进展。

关于 MRI 选用造影剂问题。通常 MRI 不需要使用反差增强剂便可以得到相当令人满意的图像。但在少数情况下，特别是在 T_2加权图像中，医生仍觉得反差不够，难以作出诊断，这时可以给病人注射反差增强剂。这种增强剂一般含有顺磁性物质，其本身并不显影，它的作用在于可以改变组织内部氢核系统的弛豫时间，从而和周围组织形成对比影像。

习　　题

15-1 解释下列名词：

(1) 核磁矩；

(2) 进动（旋进）；

(3) 拉莫尔频率；

(4) 磁旋比；

(5) 宏观磁矩（磁化强度矢量）；

(6) 共振吸收和共振发射；

(7) 自由感应衰减信号；

(8) 回波信号。

15-2 具有自旋的原子核置于外磁场中能级劈裂的间距等于什么？能级劈裂的数目由什么决定？

15-3 试说明纵向弛豫、横向弛豫和 T_1，T_2的物理意义。

15-4 试简述化学位移、自旋-自旋劈裂在磁共振谱中位置不同的机制。

15-5 什么叫选片、相位编码和频率编码？

15-6 简述用自旋-回波序列得到氢核密度 ρ 及 T_1，T_2加权图像的物理原理。

15-7 MRI 系统主要由哪几部分组成？并说明各部分的作用。

15-8 设在 MRI 系统中主磁场和梯度场之和的磁感应强度是在 1.500～1.501 T 范围内，试估算氢核成像应施加的射频脉冲所包含的频谱范围。

(10.170～10.177 MHz)

（吴跃胜　陈月明）

本章课件

附录　基本物理常量

重力加速度	$g=9.80\ \mathrm{m\cdot s^{-2}}$
引力常量	$G=6.67\times10^{-11}\ \mathrm{N\cdot m^2\cdot kg^{-2}}$
地球的质量	$M_g=5.975\times10^{24}\ \mathrm{kg}$
阿伏伽德罗常量	$N_A=6.022\times10^{23}\ \mathrm{mol^{-1}}$
普适气体常量	$R=8.31\ \mathrm{J\cdot mol^{-1}\cdot K^{-1}}$
玻尔兹曼常数	$k=1.38\times10^{-23}\ \mathrm{J\cdot s^{-1}}$
元电荷(基本电荷电量)	$e=1.60\times10^{-19}\ \mathrm{C}$
库仑定律常量	$K=8.99\times10^{9}\ \mathrm{N\cdot m^2\cdot C^{-2}}$
电子的静止质量	$m_e=9.11\times10^{-31}\ \mathrm{kg}$
真空中的光速	$c=3.00\times10^{8}\ \mathrm{m\cdot s^{-1}}$
真空中的介电常数	$\varepsilon_0=8.85\times10^{-12}\ \mathrm{C^2\cdot N^{-1}\cdot m^{-2}}$
真空中的磁导率	$\mu_0=4\pi\times10^{-7}\ \mathrm{T\cdot m\cdot A^{-1}}$
斯特藩-玻尔兹曼常量	$\sigma=5.67\times10^{-8}\ \mathrm{W\cdot m^{-2}\cdot K^{-4}}$
维恩位移常数	$b=2.898\times10^{-3}\ \mathrm{m\cdot K}$
普朗克常数	$h=6.626\times10^{-34}\ \mathrm{J\cdot s}$
电子康普顿波长	$\lambda_e=2.426\times10^{-12}\ \mathrm{m}$
玻尔半径	$a_0=0.5292\times10^{-10}\ \mathrm{m}$
里德堡常数	$R=1.097\,373\,156\ \mathrm{m^{-1}}$
中子静止质量	$m_n=1.675\times10^{-27}\ \mathrm{kg}$
质子静止质量	$m_p=1.673\times10^{-27}\ \mathrm{kg}$

参 考 文 献

[1] 胡新珉.医学物理学[M].6版.北京:人民卫生出版社,2004.
[2] 张三慧.大学基础物理学[M].北京:清华大学出版社,2004.
[3] 赵凯华.光学[M].北京:高等教育出版社,2004.
[4] 喀蔚波.医用物理学[M].北京:高等教育出版社,2005.
[5] 陈仲本,况明星.医用物理学[M].北京:高等教育出版社,2005.
[6] 张泽宝,吉强.医学影像物理学[M].2版.北京:人民卫生出版社,2005.
[7] 易明.光学[M].北京:高等教育出版社,1999.
[8] 姚启钧.光学教程[M].北京:高等教育出版社,1984.
[9] 童家明.医学物理学[M].北京:人民卫生出版社,2007.
[10] 陈月明.医用物理学[M].3版.合肥:中国科学技术大学出版社,2019.
[11] 程守洙,江之永.普通物理学[M].6版.北京:高等教育出版社,2006.
[12] 王磊,冀敏.医学物理学[M].9版.北京:人民卫生出版社,2018.